U0267507

美容皮肤科学系列丛书

原著丛书主编　Jeffrey S. Dover　Murad Alam

光声电能量源美容治疗学

Procedures in Cosmetic Dermatology: Lasers, Lights, and Energy Devices

（第5版）

原著　Elizabeth L. Tanzi　Jeffrey S. Dover

主译　杨蓉娅　廖　勇　夏志宽

北京大学医学出版社

GUANGSHENGDIAN NENGLIANGYUAN MEIRONG ZHILIAOXUE (DI 5 BAN)

图书在版编目（CIP）数据

　　光声电能量源美容治疗学：第5版/（美）伊丽莎白·L.坦兹
（Elizabeth L. Tanzi），（美）杰弗里·S.多佛（Jeffrey S. Dover）原著；
杨蓉娅，廖勇，夏志宽主译. —北京：北京大学医学出版社，2024.4
　　书名原文：Procedures in Cosmetic Dermatology: Lasers, Lights, and
Energy Devices（fifth edition）
　　ISBN 978-7-5659-3108-6

　　Ⅰ.①光… Ⅱ.①伊… ②杰… ③杨… ④廖… ⑤夏… Ⅲ.
①美容术 Ⅳ.① R625

　　中国国家版本馆CIP数据核字（2024）第049908号

北京市版权局著作权合同登记号：图字：01-2023-4491

Elsevier (Singapore) Pte Ltd.
3 Killiney Road, #08-01 Winsland House I, Singapore 239519
Tel: (65) 6349-0200; Fax: (65) 6733-1817

Procedures in Cosmetic Dermatology: Lasers, Lights, and Energy Devices, fifth edition
Copyright © 2023 by Elsevier Inc. All rights are reserved, including those for text and data mining, AI training, and similar technologies.
Previous Editions 2013, 2009, and 2005.
ISBN-13: 9780323829052

This translation of Procedures in Cosmetic Dermatology: Lasers, Lights, and Energy Devices, fifth edition by Elizabeth L. Tanzi, Jeffrey S. Dover was undertaken by Peking University Medical Press and is published by arrangement with Elsevier (Singapore) Pte Ltd.
Procedures in Cosmetic Dermatology: Lasers, Lights, and Energy Devices, fifth edition by Elizabeth L. Tanzi, Jeffrey S. Dover 由北京大学医学出版社进行翻译，并根据北京大学医学出版社与爱思唯尔（新加坡）私人有限公司的协议约定出版。

《光声电能量源美容治疗学》（第 5 版）（杨蓉娅　廖　勇　夏志宽　主译）
ISBN: 978-7-5659-3108-6
Copyright © 2024 by Elsevier (Singapore) Pte Ltd. and Peking University Medical Press.
All rights reserved. No part of this publication may be reproduced or transmitted in any form or by any means, electronic or mechanical, including photocopying, recording, or any information storage and retrieval system, without permission in writing from Elsevier (Singapore) Pte Ltd and Peking University Medical Press.

光声电能量源美容治疗学（第 5 版）

主　　译：杨蓉娅　廖　勇　夏志宽
出版发行：北京大学医学出版社
地　　址：（100191）北京市海淀区学院路 38 号　北京大学医学部院内
电　　话：发行部 010-82802230；图书邮购 010-82802495
网　　址：http://www.pumpress.com.cn
E-mail：booksale@bjmu.edu.cn
印　　刷：北京金康利印刷有限公司
经　　销：新华书店
责任编辑：李　娜　　责任校对：靳新强　　责任印制：李　啸
开　　本：889mm×1194mm　1/16　　印张：14　　字数：370 千字
版　　次：2024 年 4 月第 1 版　　2024 年 4 月第 1 次印刷
书　　号：ISBN 978-7-5659-3108-6
定　　价：180.00 元
版权所有，违者必究
（凡属质量问题请与本社发行部联系退换）

主译 杨蓉娅　廖　勇　夏志宽

译者（按姓名汉语拼音排序）

敖俊红（解放军总医院第七医学中心）

陈　桐（解放军总医院第七医学中心）

范运龙（解放军总医院第七医学中心）

葛　格（解放军总医院第七医学中心）

廖　勇（华熙生物药械线医学中心）

刘丽红（北京研塑医疗美容诊所）

刘媛媛（解放军总医院第七医学中心）

刘振锋（南方医科大学皮肤病医院）

王聪敏（解放军总医院第七医学中心）

夏志宽（解放军总医院第七医学中心）

谢宜彤（解放军总医院第七医学中心）

徐　阳（北京美莱医疗美容医院）

杨蓉娅（解放军总医院第七医学中心）

杨　鑫（解放军总医院第七医学中心）

张名望（陆军军医大学西南医院）

张星月（解放军总医院第七医学中心）

赵良森（华熙生物药械线医学中心）

周剑峰（广州美联体医疗美容）

祝　贺（解放军总医院第七医学中心）

原著者名单

Murad Alam, MD, MSCI
Associate Professor of Dermatology,
Otolaryngology, and Surgery; Chief,
Section of Cutaneous and Aesthetic Surgery,
Northwestern University, Chicago, IL,
United States

Macrene Alexiades, MD, PhD
Associate Clinical Professor, Yale University
School of Medicine
Adjunct Clinical Professor,
Syngros Hospital, University of Athens
Founder and Director, Dermatology and Laser Surgery
Center of New York
CEO, Founder, Dr. Macrene Skin Results
New York, NY, United States

Rawaa Almukhtar, MD, MPH
ASDS Cosmetic and Laser Fellow Dermatology
Cosmetic and Laser Dermatology,
San Diego, CA, United States

Lisa Arkin, MD
Director of Pediatric Dermatology; Associate Professor
of Dermatology and Pediatrics, University of
Wisconsin School of Medicine,
Madison, WI, United States

Bradley S. Bloom, MD
Clinical Assistant Professor, Ronald O. Perelman
Department of Dermatology at NYU
Grossman School of Medicine
New York, NY, United States

Erica G. Baugh, BA
Dermatology Resident, University of California
Irvine, CA, United States

Lauren Meshkov Bonati, MD
Mountain Dermatology Specialists Edwards, CO,
United States

Jeremy Brauer, MD
Clinical Associate Professor, Ronald O.
Perelman Department of Dermatology,
NYU School of Medicine, New York
Founder and Director, Spectrum Skin and Laser,
New York, United States

Emily Wood, MD
Westlake Dermatology, Austin, TX, United States

Anne Chapas, MD
Dermatology, Union Square Laser Dermatology,
New York, NY, United States

Joel L. Cohen, MD
Director, AboutSkin Dermatology and DermSurgery
Director, AboutSkin Research
Associate Clinical Professor, University of California
Irvine Department of Dermatology
Greenwood Village, Colorado, CO, United States

Kelly O'Connor, BS, MD
South Shore Skin Center
Plymouth, MA, United States

Shraddha Desai, MD, FAAD
Adjunct Clinical Professor, Dermatology Loyola
University, Maywood, IL, United States
Director of Dermatologic Cosmetic &
Laser Surgery Duly Health and Care
Naperville, IL, United States
Instructor, Department of Otolaryngology,
Division of Dermatology, Rush University Chicago,
IL United States

Karen J. Dover, MD
Physician, CEO & President, Dr. Karen J. Dover, Laser
and Cosmetic Medicine and Surgery

Dover Medicine Professional Corporation
Ottawa, ON, Canada

Jeffrey S. Dover, MD, FRCPC
Director, SkinCare Physicians, Chestnut Hill, MA,
United States
Associate Clinical Professor of Dermatology,
Yale University School of Medicine
Adjunct Associate Professor of Dermatology, Brown
Medical School, Providence, RI, United States

David J. Goldberg, MD, JD
Skin Laser & Surgery Specialists
Director, Cosmetic Dermatology and
Clinical Research
Schweiger Dermatology Group
Clinical Professor of Dermatology
Former Director of Mohs Surgery and
Laser Research
Icahn School of Medicine
Adjunct Professor of Law
Fordham Law School
New York, NY, United States

Mitchel Goldman, MD
Volunteer Clinical Professor, Dermatology University
of California, San Diego, CA, United States
Medical Director, Cosmetic Laser Dermatology,
San Diego, CA, United States
Medical Director, West Dermatology, CA,
United States

Courtney Gwinn, MD
Physician, Dermatology, Advanced Dermatology
and Skin Surgery, Spokane WA and Coeur d'Alene,
ID, United States

Kerry Heitmiller, MD, FAAD
Allura Skin & Laser Center, San Mateo,
California, CA, United States

Omar A. Ibrahimi, MD, PhD
Medical Director, Connecticut Skin Institute, Stamford,
CT, United States

Omer Ibrahim, MD
Associate and director of research Chicago Cosmetic
Surgery and Dermatology
Chicago, IL, USA

Jacob J. Inda, MD
Associate Consultant, Department of Dermatology,
Mayo Clinic Health System, La Crosse, WI,
United States

Michael S. Kaminer, MD
Associate Clinical Professor of Dermatology,
Yale University School of Medicine
New Haven, CT, United States
Adjunct Assistant Professor of Medicine
(Dermatology), Dartmouth Medical School, Hanover,
NH, United States
Adjunct Assistant Professor of Dermatology,
Brown Medical School
Managing Partner, SkinCare Physicians,
Chestnut Hill, MA, United States

Kristen M. Kelly, MD
Chair Department of Dermatology,
Professor, Dermatology and Surgery, University of
California, Irvine, CA, United States

Shilpi Khetarpal, MD
Assistant Professor of Dermatology,
Cleveland Clinic Foundation, Cleveland,
OH, United States

Suzanne L. Kilmer, MD
Director, Laser and Skin Surgery Center of Northern
California, Sacramento, CA, United States
Clinical Professor, Department of Dermatology
University of CA, Davis School of Medicine
Sacramento, CA, United States

Steven Krueger, MD
Resident Physician, Department of Dermatology
University of Massachusetts Medical School
Worcester, MA, United States

Kachiu Lee, MD, MPH
Cosmetic Dermatologist and Laser Specialist, Main
    Line Center for Laser Surgery,
    Ardmore, PA, United States
    Assistant Professor, Department of Dermatology,
    Temple University Philadelphia, PA United States

Jennifer MacGregor, MD
Dermatologist, Union Square Laser Dermatology,
    Columbia University Medical Center, New York,
    NY, United States Assistant Professor, Department of
    Dermatology, Temple University
    Philadelphia, PA United States

Farah Moustafa, MD, FAAD
Director of Laser & Cosmetic Center, Assistant
    Professor, Tufts Medical Center, Boston,
    MA, United States

Deborah Paul, MD
Mohs Surgery Fellow, Mayo Clinic
    Rochester, MN, United States

John Peters, MD
Staff Dermatologist, Department of Dermatology,
    Naval Medical Center Portsmouth, Portsmouth, VA,
    United States

Saleh Rachidi, MD, PhD
Skin Laser and Surgery Specialists, New York, NY,
    United States

Thomas E. Rohrer, MD
Director of Dermatologic Surgery, SkinCare Physicians,
    Chestnut Hill, MA, United States

Mona Sadeghpour, MD
Co-Founder, SkinMed Institute,
    Denver, Colorado, CO, United States

Leah Spring, DO, FAAD
Head of Procedural Dermatology, Mohs Micrographic
    Surgery, Cosmetic Dermatologic Surgery
    Naval Medical Center Portsmouth, Portsmouth, VA,
    United States
    Commander, United States Navy

Marcus G. Tan, MD, FRCPC
Division of Dermatology, University of Ottawa and The
    Ottawa Hospital, Ottawa, ON, Canada

Elizabeth L. Tanzi, MD, FAAD
Director, Capital Laser & Skin Care,
    Chevy Chase, MD, United States
Associate Clinical Professor of Dermatology,
    George Washington University School of Medicine,
    Washington, DC, Unites States

Jennifer M. Tran, MD
Dermatology Resident, University of Wisconsin School
    of Medicine and Public Health, Madison, WI,
    United States

Mara Weinstein Velez, MD
Assistant Professor, Dermatology Department,
    University of Rochester,
    Rochester, NY, United States
Director, Cosmetic and Laser Dermatology
    University of Rochester Medical Center
    Rochester, NY, United States

Jacqueline Watchmaker, MD
Physician, Dermatology, SouthWest Skin Specialists,
    Scottsdale, AZ, United States

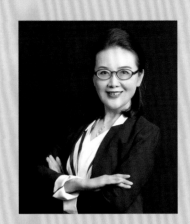

杨蓉娅　博士，主任医师，教授，博士生导师，专业技术少将军衔，享受国务院政府特殊津贴。现任解放军总医院第七医学中心全军皮肤损伤修复研究所所长、皮肤科主任、国家临床重点专科（军队项目）学科带头人。曾任第八、九、十、十一届全国人大代表。先后承担国家及军队科研课题 21 项，发表学术论文 496 篇，主编及参编专业书籍 35 部；获得军队和地方医学科技成果奖 19 项，获得国家（实用新型）发明专利 24 项；创办国家级专业学术期刊《实用皮肤病学杂志》并任总编辑。

学术任职：泛亚地区面部整形与重建外科学会中国分会副主席，中国整形美容协会副会长兼微创与皮肤整形美容分会、激光美容分会副会长，中国女医师协会副会长，中华预防医学会皮肤病与性病预防与控制专业委员会主任委员，中华医学会医学美学与美容学分会候任主任委员，全军皮肤病专业委员会主任委员，中华医学会皮肤性病学分会常委兼医学激光学组组长，《中华医学美学美容杂志》副总编，《中华皮肤科杂志》《中国皮肤性病学杂志》《临床皮肤科杂志》《感染、炎症、修复》《中国真菌学杂志》《解放军医药杂志》等 10 余种学术期刊编委。

所获荣誉：第五届"全国十佳优秀科技工作者"称号，"全国妇女创先争优先进个人"称号，首届中国女医师协会五洲女子科技奖·临床医学科研创新奖，全军首届杰出专业技术人才奖，全国"三八红旗手"称号，国之名医·卓越建树奖，首届中国医美行业科技人物"终身成就奖"，中国女医师杰出贡献奖，解放军医学院教学先进个人、优秀医学专家；获得中央军委授予的荣誉称号 1 次，荣立个人二等功 2 次、三等功 1 次；所带领的全军皮肤损伤修复研究所于 2011 年被全国妇联授予"全国三八红旗集体"称号，荣立集体三等功 4 次，先进党支部、先进基层单位和先进科室等 11 次。

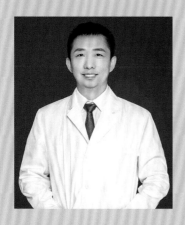

廖 勇 现任华熙生物药械线医学事务中心医学总监，原解放军总医院第七医学中心皮肤科主治医师，医学博士。硕士阶段师从廖万清院士，博士阶段师从杨蓉娅教授。长期致力于问题皮肤和面部年轻化综合诊疗方案的制订及临床应用。在国内外期刊发表论文30余篇，其中SCI收录论文20篇。《微针治疗操作规范团体标准》（2021年版）、《微针治疗临床应用中国专家共识》（2022年版）执笔人。主译专著6部。作为主研人获得国家自然科学基金及北京市自然科学基金支持，并入选北京市科技新星培养计划。任中华医学美容培训工程专业委员会委员、北京医学会皮肤性病学分会青年委员、中华预防医学会皮肤病与性病预防与控制专业委员会青年委员、中国非公立医疗机构协会整形与美容专业委员会青年委员。

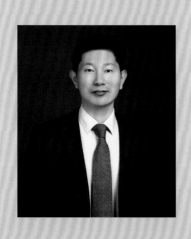

夏志宽 博士，现任解放军总医院第七医学中心皮肤激光美容中心主任，解放军医学院、南方医科大学硕士研究生导师。本科毕业于第四军医大学，硕士毕业于第三军医大学，博士毕业于陆军军医大学。主要从事皮肤病的光电治疗、激光美容与微创抗衰老，擅长损容性皮肤问题和面部衰老的个性化诊疗。

主持国家自然科学基金面上项目2项、北京市自然科学基金面上项目1项，主研国家级与省部级重大课题等10项。主译、参译或参编专著8部。执笔或参与制定专家共识10部。获省部级以上奖励8项，包括军队医疗成果一等奖和二等奖各1项、中华医学科技奖二等奖和三等奖各1项、北京医学科技奖二等奖2项。发表论文78篇（其中SCI收录23篇），单篇最高影响因子34.915分。荣立个人三等功1次、集体二等功1次、集体三等功2次，嘉奖5次，荣获"解放军总医院优秀医师"、第六届"国之名医·优秀风范"称号。

现任中华医学会医学美学与美容学分会副秘书长，中国医师协会美容与整形医师分会常委，中华医学会皮肤性病学分会激光学组秘书长，中国整形美容协会理事，中国整形美容协会激光美容分会常委，中国整形美容协会微创与皮肤整形美容分会常委，国家药品监督管理局医疗器械分类技术委员会无源手术器械专业组委员。担任《中华医学美学美容杂志》《实用皮肤病学杂志》编委，《中华皮肤科杂志》《临床皮肤科杂志》等国内期刊及多本国际期刊审稿专家。

自 1983 年 Anderson 和 Parish 提出"选择性光热作用"理论以来,激光与光学技术在临床应用中不断取得成果与技术迭代。这一理论是激光医学特别是激光美容医学发展史上的一个重要里程碑,为该领域的发展奠定了坚实的理论基础。2004年,Manstein 提出"点阵光热作用"理论,对传统理论进行了拓展,进一步推动了激光美容医学的发展。

本书是全球医学美容领域备受推崇的经典之作,自 2005 年出版以来不断更新再版。我们分别于 2016 年和 2020 年翻译出版了第 3 版和第 4 版,其间多次重印,在广大皮肤科和美容外科医生心中享有较高的知名度。

第 5 版仍然由该领域的权威专家编写,是对前几版的全面修订,并整合了最新的技术突破。新版仍然聚焦于为读者提供全面而实用的信息,强调了如何正确选择患者、治疗注意事项、实用技巧和专家建议,并概述了潜在的不良反应与并发症。新增章节包括射频微针疗法、光动力疗法、肌肉调节和塑形,以及光和能量源设备治疗痤疮。

第 5 版延续了前几版的风格,通过临床照片、图表、病例讨论以及实用要点等,以简洁明了的方式介绍了基础和高阶技术,充分体现了近年来光声电医学理论和技术手段日新月异的成果,既适合初学者学习,也适合希望进一步提高治疗水平的医生阅读。因此,我们的专家团队决定对第 5 版进行翻译,及时将其呈现给国内的同道们一同交流学习。

我们相信本书可以成为医学美容领域的重要参考资料,读者也能从中获得作者对于技术和思维过程的宝贵见解。由于我们的翻译水平有限,书中难免存在不足之处,敬请广大读者批评指正。

杨蓉娅

原著前言

激光、光和基于设备的皮肤病治疗领域取得了飞速的进展，即使是最勤勉的皮肤科医生也难以跟上该领域内最重要的发展动态。《美容皮肤科学系列丛书》是由该领域的专家以一种简明扼要的方式撰写而成，旨在为读者提供实用的信息。第 5 版囊括了自上一版出版以来该领域的众多进展，由皮肤激光手术领域的权威专家编写，并对各章节进行了全面修订和补充，涵盖了每个主题在临床技术和设备方面的最新突破。

这一版新增了多个章节，介绍了在上一版撰写期间尚未应用的新型治疗方法。新增章节包括射频微针疗法、光动力疗法、肌肉调节和塑形，以及光和能量源设备治疗痤疮。对色素特异性激光、文身的激光治疗以及强脉冲光的应用进行了扩展论述。新版延续了之前版本的风格，开篇全面概述了皮肤激光、光和基于设备的外科技术的基本原理及基础科学。关于剥脱性激光换肤和有色皮肤的激光治疗章节，则结合当前的最新进展对内容进行了更新。本书最后对皮肤激光和基于设备的治疗方法的并发症及法律事项进行了综述。

秉持整个系列丛书的理念，本书旨在就各类主题提供全面而实用的信息。各章节重点关注了如何正确选择患者、治疗注意事项、实用技巧和专家建议，并概述了潜在的不良反应和并发症。作者以简明扼要的方式讨论了初级和高级技术，旨在使初学者和有经验的皮肤激光外科医生都能从中受益。除了临床照片、示意图、实用要点、表格、病例讨论和关键点外，相信读者能够从书面文字中获得宝贵的见解。本书新扩充的视频资源部分*与文字内容相辅相成，便于读者深入了解技术并洞察该领域专家的思维过程。我们相信第 5 版《光声电能量源美容治疗学》围绕激光、光和其他能量源设备在快速发展的美容皮肤学领域的应用，为读者提供一个及时而又出色的概述。

Elizabeth L. Tanzi, MD, FAAD

Jeffrey S. Dover, MD, FRCPC

---

* 中文版不包含视频资源。

自从本系列丛书的第 1 版出版以来，发生了很多变化。由皮肤科医生倡导的无创和微创美容技术越来越多地被广大医生采用，也越来越多地被患者所接受。

美容皮肤外科手术技术不断被改进和完善。随着收益与风险比的增加，治疗方法变得更有效、更安全，患者也更容易耐受。新的设备和技术不断被开发出来。

如何紧跟进展并确保你的技术始终处于领先和前沿，最新版的《美容皮肤科学系列丛书》将助你一臂之力，帮助你迅速获取该领域的前沿信息，拓展你的全球视野。每个分册都以简明易懂的方式介绍了基本技能和先进理念。

我们关注的不是理论，而是实践。我们的专业图书编辑和章节作者将引导你高效地学习，以便能迅速地转化成临床实践。

该系列丛书的作者均为该领域顶尖的皮肤科医生。皮肤科医生在美容医学中的角色越来越重要。研究表明，初级保健医生和普通大众均认为皮肤科医生是微创美容技术专家。一个全国范围内的美容皮肤外科高级奖学金项目已经启动，目标是按照最高标准来培训新一代的皮肤科医生。

医生对治疗技术的方向更清晰、简明和符合时代特点的需求是没有改变的。医生需要精通最新的治疗方法来改善患者的外观和掩饰可见的衰老迹象。

鉴于此，我们希望读者们能从该系列丛书中找到阅读的乐趣并有所收获。我们要感谢那些为该系列丛书的出版做出贡献的人们，也祝愿你们在今后的学术探索中一切顺利。

Jeffrey S. Dover, MD, FRCPC

Murad Alam, MD, MSCI

虽然皮肤科医生从专业学习开始就在治疗操作上有所倾向，但在过去的 25 年里发生了翻天覆地的变化。冷冻切片技术的出现和莫氏皮肤肿瘤手术黄金时代的到来，使得外科手术被正式纳入皮肤科课程。最近，微创皮肤外科的技术突破为老龄化人群提供了改善受损皮肤外观的新选择。

我们的患者一直在积极寻求使皮肤和邻近区域年轻化的治疗方法。值得注意的是，皮肤科医生开创了设备、技术和药物的先河，而且它们持续以惊人的速度在发展。皮肤科医生已经发明或开发并迭代了许多重大进展，包括几乎所有的皮肤激光和基于光源的治疗、肉毒毒素、软组织增容、稀释麻醉吸脂术、腿部静脉治疗、化学剥脱术和毛发移植术。皮肤科医生了解这些治疗操作，并对皮肤的结构、功能和运转有着特殊的洞察力。美容皮肤科医生通过强调安全性和减少手术创伤，使得风险意识强的患者能够实现皮肤年轻化。没有一个专业比皮肤科更适合领导皮肤外科领域的发展，同时又能满足患者的需求。

随着皮肤科作为一门专业逐渐发展，越来越多的皮肤科医生将熟练地提供不同的治疗操作。并不是所有的皮肤科医生都能掌握所有的治疗操作，有些人会做得很少，但即使是我们中间不那么热衷于治疗操作的医生，也必须精通细节，才能指导和教育我们的患者。无论您是一个熟练的皮肤外科医生且有兴趣进一步拓展您的外科技能，还是一个希望学习一些简单操作的外科新手，或介于两者之间，这本书和这套系列丛书就是为您而准备的。

您手中的这本书是《美容皮肤科学系列丛书》的一个分册。每个分册都是围绕美容皮肤科学某个主要主题领域的实用入门读物。如果您想确保找到自己需要的书，您可能希望知道这本书的主要内容。

它不是一个基于理论基础的综合性图书。它没有详尽地引用文献。它并没有被设计成对全球有关这一主题的文献进行完备的评述。同时，它不是一个美容治疗操作的概述（概述通常只是描述治疗的基本情况，而未能提供足够的可以指导您施行实际治疗操作的具体信息）。重要的是，这本书厚薄适宜，不是一个能充当门面或填满书架的大部头著作。本书和本系列丛书提供的是一个渐进式的皮肤外科操作实用指南。每个分册都是由该领域的权威人士编辑。每个编辑都召集了同样务实和经验丰富的一线临床医生来撰写各章节。大多数章节都有两位编者，以确保纳入不同的方法和广泛的意见。另外，两位编者和编辑共同提供了一致的表述。每个章节都使用了统一的体例，这样读者就可以轻松地浏览本系列中的所有书籍。在每一章中，编者们都以简洁的方式表述治疗内容，就像他们的临床操作一样。重点是讲述治疗技术。治疗方法的讨论主要围绕合理的适应证、不良反应以及少见案例。最后，这本书简明扼要，在长途飞行中就能完整阅读。我们认为，简洁反而带来了更多的信息传递，因为从头到尾都是精髓。

希望您喜欢本书和本系列中的其他书籍，并能从这数小时的阅读中受益。它是经过提炼出来的临床智慧。希望它能成为一本您能触手可及的枕边书。

Jeffrey S. Dover, MD, FRCPC

Murad Alam, MD, MSCI

感谢我的父母 Joe 和 Lyn，他们以身作则地教授了我朴实但坚定不移的职业道德。

感谢我的好丈夫 Big Pete，他的爱、支持和态度激励我总能面对下一个挑战。

感谢我的孩子们 Peter 和 Katie，他们每天都提醒我什么是生活中真正重要的。啊，我多么喜欢那些微笑！

Elizabeth L.Tanzi MD, FAAD

感谢我生命中的女人们：我的祖母 Bertha 和 Lillian，我的母亲 Nina，我的女儿 Sophie 和 Isabel，尤其是我的妻子 Tania。

感谢她们坚持不懈的鼓励、耐心、支持、爱和友谊。

感谢我的父亲 Mark，他是一个伟大的老师和榜样；感谢我的导师 Kenneth A. Arndt，他是那么慷慨、善良，充满幽默感和对生活的乐趣，以及最重要的是好奇心和热情。

Jeffrey S. Dover, MD, FRCPC

爱思唯尔敬业的编辑人员使得这个雄心勃勃的项目能获得持续的成功。由 Charlotta Kryhl 和制作人员领导的团队已经完善了这个新版本的理念，同时保持了该系列内容的质量和前沿性的声誉。在这方面，他们得到了图像供应商的有力支持，它们创作了有签名的高质量插图和版面，这是每本书的基本保障。我们也非常感谢系列丛书的编辑们，他们慷慨地在日程安排中抽出时间，愉快地接受了我们对系列丛书的指导原则，并召集了最有学识的各章节作者。我们特别感谢各章节的作者，如果没有他们的工作，本书就不可能面世。最后，我还要向我的老师 Kenneth Arndt、Jeffrey Dover、Michael Kaminer、Leonard Goldberg 和 David Bickers 以及我的父母 Rahat 和 Rehana Alam 表达我的感激之情。

Murad Alam, MD, MSCI

目 录

第 **1** 章

理解激光、光源和其他基于能量的技术

/ 1

第 **2** 章

血管性病变的激光治疗

/ 10

第 **3** 章

色素性病变和文身的激光治疗

/ 23

第 **4** 章

激光脱毛

/ 48

第 **5** 章

强脉冲光皮肤治疗

/ 63

第 **6** 章

非剥脱性点阵激光换肤

/ 75

第 **7** 章

非手术紧肤技术

/ 92

第 **8** 章

光动力疗法

/ 113

第 **9** 章

剥脱性激光换肤

/ 122

第 **10** 章

非手术身体塑形技术

/ 136

第 **11** 章

肌肉调节和塑形

/ 150

第 **12** 章

射频微针疗法

/ 158

第 **13** 章

有色皮肤的激光治疗

/ 172

第 **14** 章

光和能量源设备治疗痤疮

/ 186

第 **15** 章

激光和光电治疗的并发症及法律事项

/ 199

专业词汇中英文对照 / 205

第 1 章
理解激光、光源和其他基于能量的技术

廖 勇 杨 鑫 王聪敏 杨蓉娅 译

📝 概要和关键点

- 激光（laser）是"Light Amplification by Stimulated Emission of Radiation"的简写，意为光受激辐射放大。
- 激光是一束集中的电磁辐射光束，其波长单一。
- 激光的治疗价值在于皮肤中的特定化合物（色基）在特定波长下更容易吸收激光光束。这个过程称为选择

性光热作用。
- 术者可以调节激光参数，如能量密度、脉冲持续时间和光斑大小，以优化对靶色基的破坏。
- 了解激光的特性有助于指导激光选择，确定临床治疗终点并避免不良反应。

一、光的特性

光是由光子构成的能量形式，光子是以电磁波形式在空间中传播的粒子。光子最终会与存在于自然界中处于最低能量状态的原子（即"基态"）发生接触。当原子吸收光子时，它们跃迁至更高的能量状态，因为其轨道上的电子跃迁至离原子核更远的位置。当光子不再撞击原子时，原子会瞬间回到基态，同时以光子的形式释放能量。从高能原子经由发射光子回到它们的静息状态的能量传

递过程称为电磁辐射，它最初由阿尔伯特·爱因斯坦（Albert Einstein）在《辐射量子理论》（*The Quantum Theory of Radiation*）中描述。

二、电磁波谱

作为电磁辐射释放的光子具有一定的波长和频率，其取决于发射原子的特性。电磁波谱是光子在自然界传播的频率范围（图1.1）。它涵盖了低频

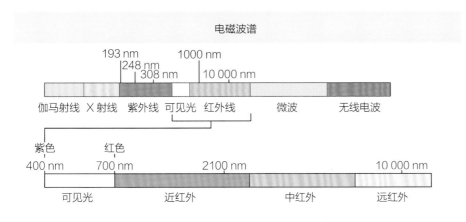

图 1.1 电磁波谱。电磁波谱是光子在空间传播的波长集合（引自：Sakamoto FH, Avram MM, Anderson RR. Lasers and other energy-based technologies—principles and skin interactions. In: Bolognia JL, Schaffer JV, Cerroni L, eds. Dermatology. 4th ed. Philadelphia: Elsevier; 2018.）

无线电波、可见光、紫外线和高频伽马射线。

由光子流组成的光以真空中的恒定速度"光速"传播。光速是波长和频率的乘积（$c=\lambda \cdot f$）。由于光速恒定，因此光子的能量与其频率呈正比，与其波长呈反比。因此，高能光子具有更高的频率和更短的波长。激光利用光子频率和波长的不同特性来治疗各种皮肤病。

三、激光

（一）概述

激光（laser）是"Light Amplification by Stimulated Emission of Radiation"的简写，意为光受激辐射放大。激光由能量源和光学谐振腔组成。能量源可以是电流、闪光灯或另一个激光，其作用是激发光学谐振腔内的原子进入高能态。光学谐振腔包含一种介质（气体、液体、固体或晶体），该介质提供发射电磁辐射的光子源（图1.2）。介质决定所发射的光子的波长。激光通常采用包含特定介质的名称，如钕：钇铝石榴石（Nd：YAG）、红宝石（ruby）、二氧化碳（CO_2）等。

介质被夹在两个平行反射镜间的管道中，其中一个镜子是完全反射，另一个是半透明。能量源向介质中的原子发射光子，使得原子周围的电子离开原子核并跃迁至更高的能级。当原子回到基态时，它们会发射特定波长的光子。如果发射的光子与已经处于激发态的原子碰撞，将会发射另一束相同波长的光子。这种链式反应会导致相同波长的光子在光学谐振腔内的反射镜上反射运行，直到它们与半透明镜子平行并具有相同的相位和方向。半透明镜子作为过滤器，只发射特定波长的光子，这些光子具有相同的相位和方向。射出的光子流称为激光束。

（二）激光的特性

激光束的独特之处在于其单色性，这意味着光子流由一种单一波长的光组成。这与其他光源如阳光、灯泡和强脉冲光不同，后者发出具有多种不同波长的光子。单色性具有重大的治疗意义，因为它使激光束能够针对皮肤中特定的化合物。

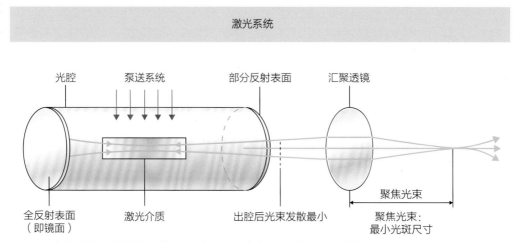

激光系统

光腔　泵送系统　部分反射表面　汇聚透镜

全反射表面（即镜面）　激光介质　出腔后光束发散最小　聚焦光束

聚焦光束：最小光斑尺寸

图1.2　光学谐振腔的结构。能量源（泵送系统）刺激激光介质发射光子。腔体两端的反射镜反射行进中的光子，直到它们与部分反射面的滤光片对准。然后，离开腔体的光子在汇聚透镜上相遇，透镜将光束聚焦到一个特定的光斑大小（引自：Sakamoto FH, Avram MM, Anderson RR. Lasers and other energy-based technologies—principles and skin interactions. In: Bolognia JL, Schaffer JV, Cerroni L, eds. Dermatology. 4th ed. Philadelphia: Elsevier; 2018.）

激光束还具有相干性和平行性的特点（图1.3）。相干性是指光子在时间和空间上高度统一的状态，而平行性是指光子彼此之间平行传播的状态。具有相干性和平行性的光能够在不显著发散或强度衰减的情况下传播更长的距离。因此，激光能够处理与光波长相近的光斑大小。

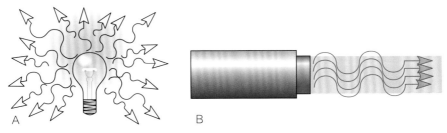

图 1.3　激光的特性。A. 传统白炽灯发出的光由多个波长组成，沿不同的时间和空间相位传播，同时朝多个方向传播；B. 激光发出的光单色、相干且聚焦（引自：Flint PW, Haughey BH, Lund VJ, et al. Laser surgery: basic principles and safety considerations. In Cummings Otolaryngology Head and Neck Surgery. 6th ed. Philadelphia: Saunders; 2015.）

四、强脉冲光

激光的独特之处在于其单色性。强脉冲光（intense pulsed light，IPL）设备并非激光，它们是产生跨越 500～1200 nm 波长范围电磁辐射的光源。不同的滤光片被插入到 IPL 设备中，以获得不同波段的光。特定的滤光片允许该波长和更长波长的光通过。例如，560 nm 滤光片允许 560 nm 及以上波长的光从设备中射出。

五、电磁辐射的测量

能量密度（fluence，单位面积内通过的能量或粒子数量）是激光能量传递至皮肤区域的测量值，以 J/cm² 为单位表示。能量传递的时间称为脉冲持续时间，以秒（s）为单位表示。能量传递速率称为功率，以瓦特（W）为单位表示（1 W=1 J/s）。

六、光束类型

激光光束可以连续或脉冲方式传输。连续光束在脉冲持续时间内没有或极少有功率输出变化。光束可以通过遮光板间歇性地被阻挡，以防止光线从装置中逃逸。连续光束的主要缺点是它们在一定时间内能够产生的功率受限。

与闸门式连续光束相反，脉冲光束是激光束离散和间歇性地输出。通过限制产生和发射光束的时间，脉冲光束能够产生比连续光束更高的功率输出。更高的峰值功率可以产生更有针对性的破坏和临床改善效果。

Q 开关激光是脉冲激光的一种极端形式。它们通过允许激光腔中的能量在纳秒域内非常短的脉冲持续时间内被释放出来，从而产生更高的峰值功率。通过使用衰减器，在不改变能量波形的情况下防止能量的释放，从而实现了激光腔内的能量积累。最常见的衰减器是声光或电光器件。前者使用声波使光束偏离腔内的镜子，而后者则向非线性晶体（与激光介质分离）施加电压，以阻止光束通过出口的传输。当衰减器关闭时，高能量激光束将快速从器件腔体中释放出来。这类似于摇动一瓶汽水——能量在瓶子内积累，因为它没有逃离瓶子的途径；一旦顶部被拧开，水（能量）会比之前未摇动时更快地冲出瓶子，且带有更大的功率。Q-switching 中的 "Q" 表示光学谐振器的特性（quality）因子，并由能量释放速率与能量损失速率定义。

激光技术进一步的进展已经产生了脉冲持续时间在皮秒范围内的激光，介于 300~750 皮秒。这些激光具有超过 Q 开关激光的峰值功率，组织效应更具机械性，热效应更小，潜在地增加了受益并减少了不必要的组织热效应。

七、激光-组织相互作用

当激光束照射组织时，会出现以下四种情况：吸收、反射、透射和散射（图 1.4）。当光子束与皮肤的某些组分相互作用并将能量从光子转移到这些组分时，就会发生吸收。吸收光能的皮肤成分称为色基。

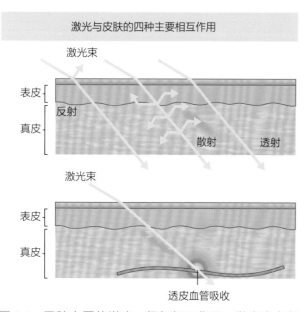

图 1.4　四种主要的激光-组织相互作用。激光束在组织中可能会被反射、散射、透射或吸收。吸收作用是激光产生临床疗效的决定因素（引自：Sakamoto FH, Avram MM, Anderson RR. Lasers and other energy-based technologies—principles and skin interactions. In: Bolognia JL, Schaffer JV, Cerroni L, eds. Dermatology. 4th ed. Philadelphia: Elsevier; 2018.）

当激光以一定角度照射皮肤时，光线会被反射。即使激光垂直照射皮肤，由于角质层中成分的微小曲率，最多有 5% 的光线会被反射。反射是为什么需要防护眼镜来阻挡相应波长的激光束以保护眼睛的主要原因。

散射是光与皮肤微小成分相互作用时的偏离。这些成分可能包括非常小的颗粒，如细胞器和细胞膜，或较大的成分，如毛囊和汗腺。散射的程度取决于光的波长和光斑大小。较短的波长和较小的光斑大小会产生更多的散射。

透射是未被组织吸收的激光束的延续。透射取决于波长和光斑大小：较长的波长和较大的光斑大小时，更容易发生透射。值得注意的是，在波长大于 1100 nm 的情况下，激光束的穿透深度与光波长之间的关系被反转。在波长大于 1100 nm 时，穿透深度实际上会降低，因为激光束开始被存在于所有皮肤层中的水分子吸收。

八、组织损伤类型

当激光光线被皮肤中的颗粒吸收时，会发生几种不同类型的能量转移和反应，包括光化学反应、光声反应和光热反应。光化学反应会在吸收色基内诱导生理效应。例如，激光光线会使头皮细胞内的线粒体进行细胞呼吸，从而使毛囊重新生长。当高能激光光子对受治疗组织的冲击足够强，足以产生回声的声波时，就会发生光声反应。组织内声波的重复压缩和稀释会产生剪切力，从而使黑色素痣或文身中的色素颗粒受到破坏并分散。这种类型的反应对于纳秒或皮秒激光最为重要，因为它们的脉冲持续时间很短，峰值功率足以引发这种反应。

大多数激光依赖于光热反应效应。在这种反应中，激光光能以热的形式转移给色基，光子轰击产生分子振动，从而加热吸收它们的分子。激光的目的是将色基加热至引起所需破坏的温度。

低于 50 ℃的温度会导致局部血管扩张并引发炎症级联反应。50~100 ℃的温度会引起蛋白质变性和组织凝固，而这两种反应有可能是不可逆的。超过100 ℃的温度会引起组织中水的蒸发，产生的蒸汽会导致组织空化和膨胀，从而在表皮和真皮内形成"空泡"。这种破坏既可以爆破色素或血红蛋白，又可以通过皮肤中新生胶原的形成来建立重塑环境。

九、选择性光热作用

1983 年，Anderson 和 Parrish 提出了选择性光热作用理论（the theory of selective photothermolysis）。该理论指出，激光波长和脉冲持续时间可被用于靶向皮肤组织中特定的色基，同时避免对周围组织不必要的破坏。色基是皮肤中吸收各种光线的化合物，包括黑色素、血红蛋白、文身墨汁、沉积药物、脂肪和水。每种色基都有独特的吸收光谱，这意味着与其他波长光线相比，特定波长光线更容易被色基吸收（图 1.5）（表 1.1）。

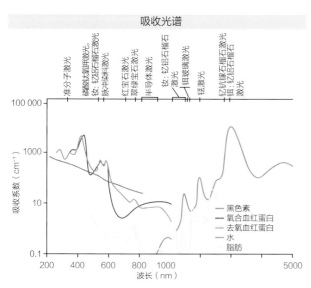

图 1.5　常见色基的吸收光谱。色基在特定波长下更容易吸收激光束（引自：Sakamoto FH, Avram MM, Anderson RR. Lasers and other energy-based technologies— principles and skin interactions. In: Bolognia JL, Schaffer JV, Cerroni L, eds. Dermatology. 4th ed. Philadelphia: Elsevier; 2018.）

表 1.1　皮肤科常用激光及其靶色基

激光类型	波长（nm）	主要靶色基
二氧化碳激光（carbon dioxide，CO_2）	10 600	水
铒：钇铝石榴石激光（erbium-doped yttrium aluminum garnet，Er：YAG）	2940	水
掺铥光纤激光（thulium fiber）	1927	水
半导体激光（diode）	1720	水、脂肪、油脂
铒玻璃激光（erbium glass）	1550	水、脂肪、油脂
铒玻璃激光（erbium glass）	1540	水、脂肪、油脂
钕：钇铝石榴石激光（neodymium-doped yttrium aluminum garnet，Nd：YAG）	1440	水、脂肪
钕：钇铝石榴石激光（neodymium-doped yttrium aluminum garnet，Nd：YAG）	1064	黑色素、血红蛋白
半导体激光（diode）	1060	脂肪
半导体激光（diode）	810	毛囊中的黑色素
翠绿宝石激光（alexandrite）	755	毛囊中的黑色素
红宝石激光（ruby）	694	黑色素
脉冲染料激光（pulsed dye）	585、595	血红蛋白、黑色素
磷酸钛氧钾激光，三硼酸锂激光（potassium titanyl phosphate，lithium triborate）	532	血红蛋白、黑色素
氩离子激光（argon）	488、514	血红蛋白、黑色素
准分子激光（excimer，xenon chloride）	308	表皮黑色素

脉冲持续时间对选择性光热作用至关重要，因为它与靶色基的热弛豫时间（thermal relaxation time，TRT）有关。色基的 TRT 是激光干预后色基冷却到峰值温度一半所需的时间。它可以从以下公式中得出：

$$TRT = d^2/16\alpha$$

此处，d 代表目标直径，α 代表组织的扩散性。由于 TRT 在很大程度上受色基粒径大小的影响，因此需要更长的脉冲持续时间来加热和分解较大的色基（表 1.2）。如果脉冲持续时间超过色基的 TRT，过剩的热量将扩散至周围组织。这可能导致不必要的组织损伤和不良反应。另外，对色基的加热不足将使其保持完好无损，从而不会出现临床可见的变化。皮秒激光已成为去除文身的标准治疗方法，因为脉冲持续时间比文身颜料的 TRT 短，并且峰值功率足够高，足以爆破颜料颗粒。

表 1.2   靶色基和最佳治疗脉冲持续时间

靶色基	色基直径	脉冲持续时间
毛囊	0.02 ~ 0.2 mm	10 ~ 50 ms
黑素细胞	7 μm	ms，ns
黑素体	1 ~ 1.5 μm	ns，ps
文身颜料	100 nm	ns，ps

选择性光热作用中的另一个关键变量是色基的深度——光束必须能够在被更浅皮肤层的其他分子散射、反射或吸收之前到达靶色基（图 1.6）。选择最合适的波长不仅要考虑靶色基的吸收特性，还

要考虑非靶色基的吸收特性。例如，如果使用激光去除文身墨汁，则应选择强烈吸收文身颜料颜色的波长，而只微弱地吸收患者正常的黑色素。

十、剥脱性和非剥脱性激光

剥脱性激光能够对表皮层和真皮浅层造成损伤，导致皮肤组织的去除或剥脱；而非剥脱性激光则完整地保留表皮层。剥脱性激光通过存在于皮肤各层中的水分子的蒸发来实现这种剥脱性损伤。剥脱性激光的典型代表是铒：钇铝石榴石激光（Er：YAG；2940 nm）和二氧化碳激光（10 600 nm），因为其波长能够强烈地吸收水分子。非剥脱性激光的波长并不会强烈地吸收水分子，而是针对更离散的存在于皮肤中的色基颗粒（黑色素、血红素、文身颜料等）。

二氧化碳激光自 1964 年由 Kumar Patel 首次发现以来变得非常流行，它被广泛用于治疗光损伤和

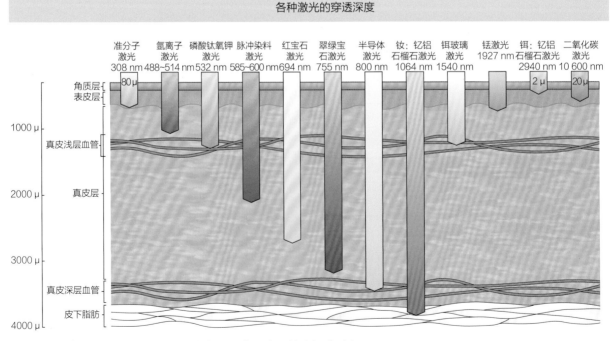

图 1.6   不同激光的光学穿透深度。激光束的深度取决于其波长（引自：Sakamoto FH，Avram MM，Anderson RR. Lasers and other energy-based technologies—principles and skin interactions. In: Bolognia JL, Schaffer JV, Cerroni L, eds. Dermatology. 4th ed. Philadelphia: Elsevier; 2018.）

皮肤松弛。剥脱性激光的损伤效应引起局部组织的细胞因子环境改变，促进真皮浅层中新生胶原蛋白和弹性蛋白的沉积。新生胶原纤维排列更加紧密，形态上与未受到光照损伤的年轻皮肤相似。此外，高能量脉冲二氧化碳激光治疗可以通过热效应促使面部松弛皮肤中的胶原纤维收紧。而达到这种剥脱程度的缺点是增加了患者的不适感、需要更长的恢复期以及相对较高的不良反应发生率。这些因素促使非剥脱性点阵激光以及其他非剥脱性治疗技术的兴起。

十一、点阵技术

2004 年，Manstein 等首次描述了使用剥脱性激光进行点阵治疗的理念。点阵治疗中只有细小的激光光柱接触皮肤，从而在治疗区域形成类似于网格状的图案。相较于全剥脱性激光而言，这种治疗方式仅对皮肤造成少量损伤，未受到激光治疗的组织将会为激光治疗区受损组织提供生长因子，促进受损组织的重塑与修复，从而缩短伤口愈合时间并减少不良反应的发生。

十二、临床终点

组织在激光治疗后即刻或短时间内出现的组织反应可用于评估疗效和不良反应。临床终点取决于靶色基、激光波长、脉宽、光能量密度以及患者皮肤类型。通常应使用产生预期临床终点的最低光能量密度，以减少不必要的组织效应和不良反应。

血管性病变的临床终点根据病变类型而异。治疗鲜红斑痣时，即刻紫癜是临床终点；而治疗毛细血管扩张时，即刻血管消失或血管凝固是临床终点；对于色素性病变，激光的类型决定了临床终点：Q 开关激光和皮秒激光可导致即刻变白，而长

脉冲激光或强脉冲光会在数分钟后导致变黑。

剥脱性点阵激光和非剥脱性点阵激光也具有特定的临床终点，尽管评估疗效和过度组织损伤可能更加困难。非剥脱性点阵激光往往产生微妙的皮肤变白和红斑网格。剥脱性点阵激光会产生微小剥脱缺失的网格，其周围边缘可变白，随后在部分剥脱柱的位置出现轻微的局部出血。

十三、不良反应

激光治疗的短期和长期不良反应包括结痂、红斑、水肿、疼痛、色素沉着、烧伤、感染和瘢痕。虽然公式化的激光设置方法可能是出于好意，但由于冷却措施失败、脉冲堆叠不当、激光校准失误或皮肤色素变化等原因，它们可能会导致不良反应。尽管在已知情况下应使用临床终点作为治疗指导原则，但也应在激光治疗期间和之后密切监测每位个体患者。

十四、皮肤冷却

靶色基吸收光子的速率非常重要，因为过度加热会导致周围组织不必要的破坏。一旦靶色基吸收光子，它就开始传导热量，将热量散发至皮肤中较冷（未经治疗）的组织部分。为了最大程度地破坏靶色基并对周围组织的伤害最小化，必须将组织的温度保持在不会引起热损伤的程度以下。当针对真皮色基进行破坏，但同时需要保留表皮时，就会遇到这个问题。

降低过热风险最常用的方法之一是冷却表皮。这可以在激光治疗之前（前期）、治疗期间（并行）和（或）治疗之后（后期）进行。冷却可以通过直接固体接触（例如冰或冷却蓝宝石窗口）、自动冷冻剂喷雾或吹冷空气来实现（图 1.7）。应根据靶

色基的深度和每种特定激光对表皮已知的温度升高情况选择特定的方法及其相应参数。更深的靶色基需要更长时间的冷却。除了预防不良反应，冷却还允许使用更高的能量设置来破坏靶色基，并减轻治疗过程中的疼痛。

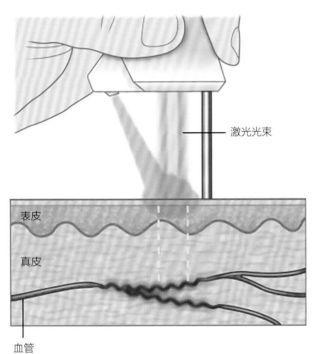

激光光束

表皮

真皮

血管

图 1.7　自动冷冻剂喷雾通常与脉冲染料激光（PDL）一起使用，以防止表皮损伤（引自：Chun Yin Chan J and Hin Lee Chan H. Laser and light treatment of acquired and congenital vascular lesions. In: June KR, ed. Surgery of the Skin. Philadelphia: Elsevier; 2015）

📖 小结

　　激光介质的多样性和治疗设置的丰富性使激光成为治疗各种皮肤疾病的理想平台。了解波长、能量密度或能量以及脉冲持续时间，可以实现有针对性和有效的治疗。本书的其余部分将使您更加深入地了解激光、光学和能量源设备在皮肤病学和美容医学中的应用。

扩展阅读

Anderson RR, Parish JA. Selective photothermolysis: precise microsurgery by selective absorption of pulsed radiation. *Science*. 1983;220(4596):524–527.

Anderson RR, Parrish JA. Microvasculature can be selectively damaged using dye lasers: a basic theory and experimental evidence in human skin. *Lasers Surg Med*. 1981;1(3):263–276.

Anderson RR, Parrish JA. The optics of human skin. *J Invest Dermatol*. 1981;77(1):13–19.

Anvari B, Milner TE, Tanenbaum BS, Kimel S, Svaasand LO, Nelson JS. Selective cooling of biological tissues: application for thermally mediated therapeutic procedures. *Phys Med Biol*. 1995;40(2):241–252.

Choi B, Welch AJ. Analysis of thermal relaxation during laser irradiation of tissue. *Lasers Surg Med*. 2001;29(4):351–359.

Deng Y, Chu D. Coherence properties of different light sources and their effect on the image sharpness and speckle of holographic displays. *Sci Rep*. 2017;7:5893. https://doi.org/10.1038/s41598-017-06215-x.

Einstein A. Zur Quantentheorie der Strahlung (On the Quantum Theory of Radiation). *Phys Zeitschrift*. 1917;18:121–128.

Fitzpatrick RE, Goldman MP, Satur NM, Tope WD. Pulsed carbon dioxide laser resurfacing of photoaged facial skin. *Arch Dermatol*. 1996;132(4):395–402.

Franck P, Henderson PW, Rothaus KO. Basics of lasers: history, physics, and clinical applications. *Clin Plast Surg*. 2016;43(3):505–513.

Goldman L, Wilson RG, Hornby P, Meyer RG. Radiation from Q-switched ruby laser: effect of repeated impacts of power output of 10 megawatts on a tattoo of man. *J Invest Dermatol*. 1965;44:69–71.

Gupta AK, Foley KA. A Critical Assessment of the evidence for low-level laser therapy in the treatment of hair loss. *Dermatol Surg*. 2017;43(2):188–197.

Herd RM, Alora MB, Smoller B, Arndt KA, Dover JS. A clinical and histologic prospective controlled comparative study of the picosecond titanium:sapphire (795 nm) laser versus the Q-switched alexandrite (752 nm) laser for removing tattoo pigment. *J Am Acad Dermatol*. 1999;40(4):603–606.

Herd RM, Dover JS, Arndt KA. Basic laser principles. *Dermatol Clin*. 1997;15(3):355–372.

Høgsberg T, Loeschner K, Löf D, Serup J. Tattoo inks in general usage contain nanoparticles. *Br J Dermatol*. 2011;165(6):1210–1218.

Kaplan I. The CO2 surgical laser. *Photomed Laser Surg*. 2010;28(6):847–848.

Koechner W, Bass M. *Chapter 9: Q-Switching. Solid-State Lasers*. Springer; 2003:279–307.

Longo C, Galimberti M, De Pace B, Pellacani G, Bencini PL. Laser skin rejuvenation: epidermal changes and collagen remodeling evaluated by in vivo confocal microscopy. *Lasers Med Sci*. 2013;28(3):769–776.

Manstein D, Herron GS, Sink RK, et al. Fractional photothermolysis: a new concept for cutaneous remodeling using microscopic patterns of thermal injury. *Lasers Surg Med*. 2004;34(5):426–438.

Nahm WK, Tsoukas MM, Falanga V, Carson PA, Sami N, Touma DJ. Preliminary study of fine changes in the duration of dynamic cooling during 755-nm laser hair removal on pain and epidermal damage in patients with skin types III-V. *Lasers Surg Med*. 2002;31(4):247–251.

Nanni CA, Alster TS. Complications of carbon dioxide laser resurfacing. An evaluation of 500 patients. *Dermatol Surg*. 1998;24(3):315–320.

Nelson JS, Majaron B, Kelly KM. Active skin cooling in conjunction with laser dermatologic surgery. *Semin Cutan Med Surg*. 2000;19(4):253–266.

Orringer JS, Sachs DL, Shao Y, et al. Direct quantitative comparison of molecular responses in photodamaged human skin to fractionated and fully ablative carbon dioxide laser resurfacing. *Dermatol Surg.* 2012;38:1668–1677.

Polla LL, Margolis RJ, Dover JS, et al. Melanosomes are a primary target of Q-switched ruby laser irradiation in guinea pig skin. *J Invest Dermatol.* 1987;89(3):281–286.

Preissig J, Hamilton K, Markus R. Current Laser Resurfacing Technologies: A review that delves beneath the surface. *Semin Plast Surg.* 2012;26(3):109–116.

Ross V, Naseef G, Lin G, et al. Comparison of responses of tattoos to picosecond and nanosecond Q-switched neodymium:YAG lasers. *Arch Dermatol.* 1998;134(2):167–171.

Saedi N, Metelitsa A, Petrell K, Arndt KA, Dover JS. Treatment of tattoos with a picosecond alexandrite laser: a prospective trial. *Arch Dermatol.* 2012;148(12):1360–1363.

Thong HY, Jee SH, Sun CC, Boissy RE. The patterns of melanosome distribution in keratinocytes of human skin as one determining factor of skin colour. *Br J Dermatol.* 2003;149(3):498–505.

Tsai MT, Yang CH, Shen SC, Lee YJ, Chang FY, Feng CS. Monitoring of wound healing process of human skin after fractional laser treatments with optical coherence tomography. *Biomed Opt Express.* 2013;4(11):2362–2375.

Varghese B, Bonito V, Jurna M, Palero J, Verhagen MH. Influence of absorption induced thermal initiation pathway on irradiance threshold for laser induced breakdown. *Biomed Opt Express.* 2015;6(4):1234–1240.

Waldorf HA, Alster TS, McMillan K, Kauvar AN, Geronemus RG, Nelson JS. Effect of dynamic cooling on 585-nm pulsed dye laser treatment of port-wine stain birthmarks. *Dermatol Surg.* 1997;23:657–662.

Waldorf HA, Kauvar AN, Geronemus RG. Skin resurfacing of fine to deep rhytids using a char-free carbon dioxide laser in 47 patients. *Dermatol Surg.* 1995;21:940–946.

Wanner M, Sakamoto FH, Avram MM, et al. Immediate skin responses to laser and light treatments: therapeutic endpoints: how to obtain efficacy. *J Am Acad Dermatol.* 2016;74(5):821–833.

Zandi S, Lui H. Long-term removal of unwanted hair using light. *Dermatol Clin.* 2013;31(1):179–191.

Zenzie HH, Altshuler GB, Smirnov MZ, Anderson RR. Evaluation of cooling methods for laser dermatology. *Lasers Surg Med.* 2000;26(2):130–144.

第 2 章
血管性病变的激光治疗

廖勇 杨鑫 王聪敏 杨蓉娅 译

概要和关键点

- 血管性病变是激光治疗最常见的适应证之一。
- 治疗基于选择性光热作用理论，旨在将热损伤限制于目标血管内。
- 脉冲染料激光（PDL）是治疗鲜红斑痣的首选方法，但也可以使用多种其他血管靶向设备。早期治疗被认为治疗反应更佳。翠绿宝石激光可治疗肥厚性或脉冲染料激光治疗反应不佳的鲜红斑痣。
- β- 受体阻滞剂是治疗婴儿血管瘤的标准治疗方法。

- β- 受体阻滞剂联合脉冲染料激光可以考虑用于治疗婴儿血管瘤，特别是那些溃疡病例或在对外观要求较高的部位。治疗时应使用低能量的 PDL 来处理增生性病变。对于存在残留毛细血管扩张和（或）质地改变的凹陷性病变，可以使用 PDL 和点阵激光进行治疗。
- 血管靶向性光源（包括脉冲染料激光或强脉冲光）可用于治疗玫瑰痤疮相关的红斑和毛细血管扩张。

一、引言与历史

血管性病变的治疗是激光在皮肤科中应用最早的领域之一。自那时起，激光手术已成为许多血管性病变的首选治疗方法，包括鲜红斑痣（port-wine birthmarks，PWBs）、玫瑰痤疮（acne rosacea）和皮肤异色病（poikiloderma）。激光也可用于治疗婴儿血管瘤（infantile hemangiomas，IH）。

自最初的连续波激光设备被开发以来，血管特异性激光设备已取得革命性的进展。20 世纪 60 年代开发的红宝石和氩离子激光被用于改善鲜红斑痣和血管瘤；但由于它们对皮肤相对非特异性的热损伤，导致瘢痕高发。1983 年提出的选择性光热作用理论提供了一种新方法，将热损伤限制于目标靶组织，同时尽量减少对周围组织的附带损伤。

选择性光热作用需要三个必要条件：①被靶色基优先吸收的激光波长；②与靶组织大小匹配、适合的脉冲持续时间；③能够治疗靶组织且最大限度减少非特异性热损伤的能量密度。热弛豫时间定义为加热靶组织的初始温度冷却 50% 所需的时间。理想的脉冲持续时间小于或等于靶组织的热弛豫时间。脉冲持续时间过短可能没有效果，过长则可能会使热量扩散至周围组织结构，造成不必要的热损伤。血管性病变的经典靶色基是氧合血红蛋白，最大吸收峰在 418 nm、542 nm 和 577 nm（图 2.1）。激光光能被氧合血红蛋白吸收后转化为热能，并传导至血管壁，造成凝血和血管闭塞。最近，根据血管性病变的特点，其他种类的血红蛋白也被确定为适合的靶色基。例如，静脉性病变可能适合的靶色基为脱氧血红蛋白。755 nm 翠绿宝石激光接近脱氧血红蛋白的吸收峰，已被用于治疗难治性或肥厚性鲜红斑痣、静脉性微血管畸形以及静脉湖。高铁血红蛋白（585 nm 或 595 nm 在大于或等于 5 J/cm² 激光处理后形成）的吸收也被认为是一个潜在的靶色基。

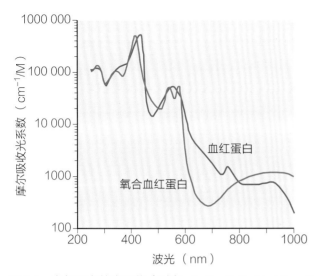

图 2.1　血红蛋白的光吸收（引自：Dr Scott Prahl, http://omlc.ogi.edu/spectra/hemoglobin.）

脉冲染料激光（PDL）于 1986 年投入临床使用，其最初研发的波长为 577 nm，针对靶色基氧合血红蛋白的黄色吸收峰。后来人们逐渐认识到，当发生选择性光热作用时，激光波长不必达到靶色基的吸收峰，只要发生优先吸收即可。PDL 波长转移至 585 nm 时，穿透深度约 1.16 mm；595 nm 的 PDL 被用于更深的穿透。PDL 也发展出具有更长脉冲持续时间的设备。早期的 PDL 仅有 0.45 ms 的固定脉冲持续时间，而目前的 PDL 具有 0.45 ~ 40 ms 可调的脉冲持续时间。较长脉冲持续时间的优势是增效，但不会出现治疗后紫癜。

20 世纪 90 年代出现的表皮冷却是一种保护表皮的方法，可最大限度地减少治疗后色素异常和瘢痕的发生。在冷却保护下还允许使用更高的能量密度，从而达到更好的治疗效果。此外，冷却也可以最大限度地减少治疗带来的不适感。现代冷却设备包括动态制冷剂喷雾、接触式冷却和压缩式冷空气冷却。

由于 PDL 穿透深度只有 1 ~ 2 mm，故已经开发出其他用于治疗血管性病变的激光设备，以实现更深的穿透。例如，755 nm 波长的翠绿宝石激光和 1064 nm 波长的钕：钇铝石榴石（Nd：YAG）激光，其可以穿透至 50% ~ 75% 的皮肤深度。由于血红蛋白在该波长范围内对能量的绝对吸收偏低，所以需要更高的能量密度，损伤的风险也更大。

强脉冲光（IPL）设备发出多色、非相干的宽谱光（波长 420 ~ 1400 nm），脉冲持续时间可调。滤光器可去除不必要的短波长光谱。

其他血管性病变的激光设备和光源包括：磷酸钛氧钾激光（KTP，532 nm），以及其他近红外长脉冲激光器，例如半导体激光（800 ~ 810 nm，940 nm）和双波长激光（如 595 nm PDL 和 1064 nm Nd：YAG 激光）。

二、血管性病变的分类

国际血管性病变研究协会（International Society for the Study of Vascular Anomalies，ISSVA）于 2018 年发布并更新了一项被广泛接受的血管性病变分类标准。病变大致可分为以血管增生为特征的血管肿瘤和以血管结构异常为特征的血管畸形。血管瘤是一种来源于血管的肿瘤；而鲜红斑痣是一种血管畸形，是皮肤科最常见的血管性病变（表 2.1）。值得注意的是，某些罕见的血管性病变似乎无法根据这些术语进行精确分类，并已被列入一个临时类别。该分类还提供了每种血管性病变相关的已知致病基因列表，这是一个令人振奋的不断发展的研究领域。

表 2.1　婴幼儿血管瘤和鲜红斑痣的比较

	婴幼儿血管瘤	鲜红斑痣
发病	• 出生后数周发病 • 出生时可存在先兆	• 出生即有
病程	• 第 1 年内出现增殖，随后缓慢进展	• 不会自然消退 • 可能变得肥厚，随着年龄增长，紫色逐渐加深 • 可能发展为血管滤泡
组织标志物	• GLUT1 阳性	• GLUT1 阴性

GLUT1：glucose transporter 1，葡萄糖转运蛋白 1。

三、鲜红斑痣

（一）概述

鲜红斑痣（PWBs）是由表浅血管丛中扩张的毛细血管和毛细血管后微静脉组成的血管畸形。鲜红斑痣的血管大小不一，从 7 μm 至 300 μm 不等，年龄较大尤其是对激光治疗不敏感的患者，往往表现出更大的血管。鲜红斑痣在大多数情况下是先天性的，但也有后天获得性病例的报道。鲜红斑痣在新生儿中发病率为 0.3% ~ 0.5%。它们通常累及外观敏感的区域（包括头颈部），但也可能出现在身体的任何其他部位。随着时间的推移，一些鲜红斑痣会随着继发性变化而颜色变深，包括软组织过度生长和出现血管性结节（图 2.2）。据报道，未经治疗的患者中出现肥大改变的平均年龄为 37 岁，到 50 岁时约 65% 的病变呈肥大或结节状。随着时间的推移，如果有严重的软组织过度生长，可能会导致唇部或眼睑部等区域的功能障碍，也可能会进展为血管性结节或滤泡样结构。其中一些是化脓性肉芽肿，这是一种增生性疾病，并与第二次遗传突变相关，但其他类型的病变难以分类，并且微小创伤就可能造成出血。对鲜红斑痣的早期治疗可以改善预后，并具有修复性质，可最大限度地降低畸形和心理社会障碍的发生率。

最近在高度保守的基因包括 *GNAQ*、*GNA11*、*PIK3CA* 和其他控制细胞周期增殖和存活的基因中发现了嵌合体突变，从而解释了鲜红斑痣的发病机制。它们的镶嵌起源解释了低家族性复发风险。鲜红斑痣的功能获得性突变（gain-of-function mutations）激活了致癌途径，导致同步、严格调控的细胞增殖和生长。这些基因被认为是胎儿血管发育的关键调节因子，而胚胎血管的变化需要极低的等位基因频率。

由于表型表达各异，基因型 – 表现型存在相关性，但尚未被很好地描述。表型表达差异的相关因素包括等位基因变异频率低、解剖位置、年龄、既往治疗和种族。一般来说，*GNAQ* 突变导致的鲜红斑痣通常表现为中度红色，有较明显的分界。由 *PIK3CA* 热点突变引起的鲜红斑痣通常呈深红色，界线清晰，通常与过度生长有关，特别是下肢长度不一致。浅粉色、斑块状或网状病变通常与

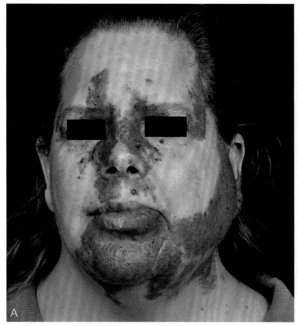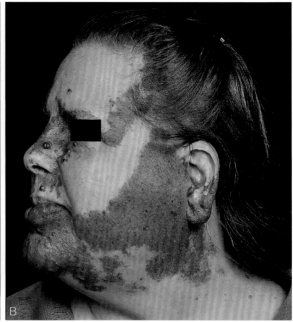

图 2.2　肥厚性鲜红斑痣治疗前

GNA11 突变相关。

鲜红斑痣可以孤立存在，也可以与各种遗传综合征相关。斯德奇 - 韦伯综合征（Sturge-Weber syndrome，SWS）伴有面部鲜红斑痣，并有眼睛和（或）大脑神经系统受累，包括青光眼、癫痫和发育迟缓。许多研究表明，面部鲜红斑痣遵循面部的胚胎血管发育而非先前怀疑的皮神经分布。如 Shirley 等在一篇经典论文中详述的，孤立的鲜红斑痣和斯德奇 - 韦伯综合征中最常见的突变是 *GNAQ* 中的体细胞活化突变，该基因编码鸟嘌呤核苷酸结合蛋白 G（q）亚单位 α。在斯德奇 - 韦伯综合征中，额部区域的鲜红斑痣（包括从外眦到耳廓的顶部）发生中枢神经系统受累的风险较高，其中半分段或分段性病变的风险最高。所有眼睑受累的患者应转诊至眼科进行青光眼监测。超过 75% 的斯德奇 - 韦伯综合征患者在 1 岁之前会出现癫痫发作，早期转诊至神经内科是治疗的关键。已知 *PiK3CA* 的突变会导致另一种鲜红斑痣相关综合征——Klippel-Trénaunay 综合征（Klippel-Trénaunay syndrome，KTS），其特征是肢体上的鲜红斑痣伴随肢体肥大和潜在的淋巴和（或）静脉畸形。鲜红斑痣也可与毛细血管畸形 - 动静脉畸形综合征相关联，后者可能由 *RASA-1* 或 *EPHB4* 基因突变引起，两者均参与了 RAS / MAPK 信号通路的调节。

（二）治疗

鲜红斑痣治疗的目标包括减少红斑、减轻心理社交压力以及预防可能的出血或滤泡结构（易继发感染）的发展。此外，早期治疗可能会最大化控制一些鲜红斑痣的进展（包括结节化）。脉冲染料激光（PDL）被认为是鲜红斑痣治疗的金标准。

尽管 PDL 的总体效果良好，但个别患者的反应不佳。约 80% 接受治疗的患者可见红斑或厚度明显缩小，但只有约 20% 的患者可以完全清除。一项研究发现，治疗改善的预后因素包括：较小的面积（小于 20 cm^2）、位于骨性突出部位（特别是前额中部）和早期治疗。另一项研究对 49 名 6 个月前开始接受激光治疗的婴儿进行了研究，结果显示，治疗 1 年后平均清除率可达 88.6%，令人印象深刻。由于皮损较薄且整体较小，存在血红蛋白 F（一种存在于妊娠期和出生第一年的血红蛋白）以及婴儿血管扩张不明显等因素，故早期治疗可能更有益。鲜红斑痣激光治疗后有可能使颜色再次加深，这种现象称为"复色"。据推测，这与进行性的遗传病因、血管无法完全根除，以及不恰当的激光治疗有关。尽管如此，复色的区域仍然比原来未经治疗的区域颜色更浅。

治疗通常每隔 3 ~ 6 周进行一次，需要进行 10 次或更多次的治疗，直至达到平台期或皮损被清除（图 2.3）。在选择治疗参数时，建议使用 1 ~ 2 个测试脉冲以确定鲜红斑痣颜色最深部分的能量密度阈值。调整能量密度以达到预期的治疗终点，对于采用短脉冲持续时间（如 1.5 ms）的 PDL 来说，有效的治疗终点是即刻紫癜；相反，如果出现灰色，则提示能量密度过高。治疗过程中有必要密切监测皮损组织的反应。

改变脉冲持续时间可靶向治疗不同大小的血管。鲜红斑痣治疗的理想脉冲持续时间为 1 ~ 10 ms。在临床实践中通常先从 1.5 ms 开始治疗，幼儿从 0.45 ms 开始。需要考虑的治疗参数包括：7 ~ 10 mm 光斑大小，0.45 ~ 6 ms 脉冲持续时间，以及适当的表皮冷却（如制冷剂喷雾冷却 30 ms，延迟 20 ~ 30 ms）。肤色较深的患者推荐采用较长的脉冲持续时间。治疗应从低能量开始，在可耐受范围内逐渐增加。参数因设备而异。

与其他激光治疗相似，PDL 可能的并发症包括色素异常。在治疗深色皮肤类型时，通过适当的冷却和较长的脉冲持续时间，可最大限度减少色素减退和色素沉着的风险。可能需要更长的治疗间隔时间，以便在任何色素异常消退后再进行下一次治疗。应当关注腿部的皮损，因为腿部皮损治疗后更

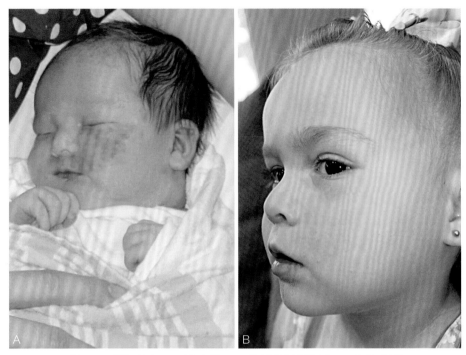

图 2.3　鲜红斑痣。A. 治疗前；B. 脉冲染料激光（PDL）治疗后

容易发生色素沉着。

　　翠绿宝石激光通常用于对 PDL 治疗抵抗的皮损，该激光也是成人紫红色肥厚性鲜红斑痣的一线治疗（图 2.4）。正如 Izikson 和 Anderson 在 2009 年所描述的，该治疗的预期终点反应是短暂的灰色改变，在数分钟后变为更深的持久性紫癜。需注意

不要采取重叠或"叠加"的脉冲，否则可能形成瘢痕。值得注意的是，翠绿宝石激光的适用能量密度范围相当宽。

　　Nd：YAG 1064 nm 激光联合 595 nm 激光也可用于鲜红斑痣的治疗。虽然穿透深度有所增加，但由于氧合血红蛋白减少，上述设备的治疗窗较窄，建议谨慎

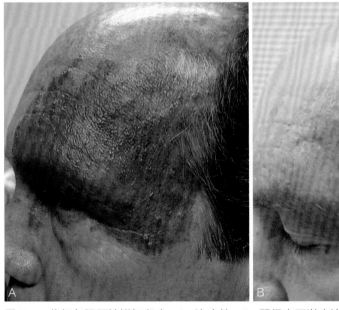
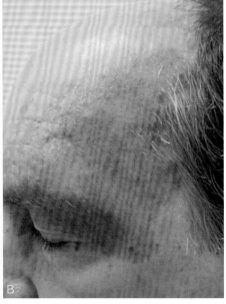

图 2.4　紫红色肥厚性鲜红斑痣。A. 治疗前；B. 翠绿宝石激光治疗后。注意颜色和厚度的改善（图片由 Dr.R.Rox Anderson 提供）

使用，以免遗留瘢痕。即使能量密度较低，也可能出现瘢痕。设备应由有经验的激光医生操作。我们更倾向于主要用于治疗鲜红斑痣内形成的结节。

也可以使用带有适当血管滤光片的 IPL，一些 IPL 设备具有滤光片，可以优化 IPL 的波长范围。和许多激光一样，在有毛区域进行治疗可能会导致永久性脱毛。考虑到睫毛毛囊与皮肤表面的距离以及年幼儿童的眉毛和头皮（尤其是深色皮肤的儿童），永久性脱毛的风险更大。任何长脉冲激光治疗血管病变时也可能发生脱毛。

鲜红斑痣内的结节或滤泡状结构可以通过手术切除或激光治疗。如果使用 PDL，可能需要多个脉冲或有意叠加脉冲。由于 PDL 的穿透深度有限，可以使用穿透更深的激光，如翠绿宝石激光或 Nd：YAG 激光。二氧化碳激光和 Er：YAG 激光可用于剥脱结节性皮损。

光动力疗法（photodynamic therapy，PDT）的使用已经取得了一些成效。但全身应用血卟啉光敏剂会导致光敏性延长数周，限制了其临床应用。与 PDL 相比，出现瘢痕或色素改变的风险也有所增加。

最近有研究尝试通过光能量设备治疗后联合应用抗血管生成药物（特别是雷帕霉素）的方法来提高治疗效果。雷帕霉素可以抑制调节细胞生长和代谢的哺乳动物雷帕霉素靶蛋白（mTOR）酶，但是没有明确的机制数据表明突变的 *GNAQ* 或 *GNA11* 直接影响 mTOR 信号传导，因此雷帕霉素可能不会产生通路特异性效应。最初有关联合 PDL 和雷帕霉素疗效的热情已经消退，因为在临床实践中，这种联合治疗对大多数患者的疗效并没有显著增加。学者们正在评估其他激光辅助用药，这是一个很有前途的研究领域。

光学相干断层扫描（optical coherence tomography，OCT）是一种高分辨率的床旁成像工具，可以快速表征鲜红斑痣中血管的直径和深度，深度可达 1 mm。动态 –OCT 通过在每次治疗过程中将激光设置与血管深度和直径相匹配，在未来的临床实践中有望用于更精确的激光剂量测量。

要点 1

治疗前要标出鲜红斑痣的边界，因为激光脉冲诱发的红斑可使边界模糊化，使得难以判定合适的治疗靶区域。使用黄光激光（如 PDL）治疗前，可以用黄色荧光笔或白色铅笔勾画出皮损边缘，以便治疗区域与目标靶区域一致。这在全身麻醉前尤为重要，因为血管扩张往往会使皮损边界模糊。

四、婴幼儿血管瘤

（一）概述

婴儿血管瘤（IH）是良性的血管内皮细胞增生，是最常见的婴儿肿瘤（发病率为 4%～10%）。女性更为常见，女婴的发病率是男婴的 3 倍。其他危险因素包括早产、多胎妊娠、高龄产妇和婴儿血管瘤家族史。这些危险因素的相对重要性仍在研究中。一项对双胞胎婴儿血管瘤的前瞻性队列研究表明，原因是多因素的。有理论认为，血管瘤起源于胎盘干细胞栓塞或组织缺氧反应。葡萄糖转运蛋白 1（glucose transporter 1，GLUT1）是一种胎儿型内皮细胞葡萄糖转运蛋白，其表达在组织学上与其他血管肿瘤或血管畸形存在差异。

婴儿血管瘤可表现为局限型或节段型，也可以是浅表型（临床表现为红色）、深在型（临床表现为蓝色或皮肤色）或混合型。典型的表现是在出生后的最初数周内出现白色、红色或毛细血管扩张性斑疹，60% 出现在头颈部。

浅表型婴儿血管瘤的增生期通常持续到 3 个月，但深在型婴儿血管瘤可能会持续更长的时间，长达 6～8 个月。随着时间的推移，消退的速度会变慢。经常被引用的估算值是：约 10% 的血管瘤会随年龄的增长而消退，其中绝大多数会在 10 岁时完全消退，尽管有研究表明这一过程可能会发生得更快。许多婴儿血管瘤在消退后会留下残余的纤维脂肪组织、局部萎缩或毛细血管扩张。

　　婴儿血管瘤通常不需要进行影像学检查。多发性婴儿血管瘤（通常大于 5 个）或节段型婴儿血管瘤可能提示需要进行影像学检查，以评估是否存在可能的相关综合征或内脏受累。出现大节段型面部血管瘤必须考虑到 PHACES 综合征，其特征是后颅窝畸形、血管瘤、动脉异常、主动脉缩窄、眼畸形以及胸骨或脐上裂。出现特征性节段型婴儿血管瘤需要评估是否存在相关综合征，例如 PELVIS 综合征（会阴血管瘤、外生殖器畸形、脂肪性脊髓脊膜膨出、膀胱及肾脏畸形、肛门闭锁和皮肤赘生物）或 LUMBAR 综合征（躯干下部血管瘤、泌尿生殖系统畸形或溃疡、脊髓病、骨畸形、肛门直肠畸形、动脉畸形和肾脏畸形）。新生儿弥漫性血管瘤病表现为多发性皮肤血管瘤，提示存在内脏血管瘤的风险，最常见的是肝，其次是胃肠道。弥漫性肝脏受累患者的评估、治疗和系列成像检查指南已经发布。

　　先天性血管瘤在出生时即存在，以 GLUT1 阴性染色为特征。它们对口服普萘洛尔或噻吗洛尔无效。已知它们是由 GNA11 或 GNAQ 的嵌合体突变引起，但与鲜红斑痣不同的是，它们是表现为小血管动静脉畸形的高血流病变。当它们由于早期栓塞而迅速消退时，它们被称为迅速退化性先天性血管瘤（rapidly involuting congenital hemangiomas，RICHs）。当它们没有消退时，它们被称为非退化性先天性血管瘤（noninvoluting congenital hemangiomas，NICHs）。部分退化性先天性血管瘤（partially involuting congenital hemangiomas，PICH）指的是病变开始时消退，但随后稳定并持续存在。持续性病变会产生疼痛，可以通过介入放射进行栓塞治疗。激光对可见的毛细血管扩张效果最好。

（二）治疗

　　婴儿血管瘤治疗的适应证是出现功能受损以及相关并发症（如溃疡、感染或出血）。当重要的解剖结构受累时，婴儿血管瘤可引起相关功能障碍，包括气道受损、肝损害症状、视觉障碍或耳道阻塞。

　　过去对于多数婴儿血管瘤的治疗，在无功能障碍或并发症的情况下，通常建议观察即可，也称为主动不干预。最近人们认识到，治疗的适应证还包括预防长期的瘢痕形成以及相关的心理社会压力，特别是当皮损累及美容相关的敏感区域时。

　　口服普萘洛尔的系统药物治疗被认为是婴儿血管瘤的安全有效的一线治疗，FDA 已批准将其用于 5 周岁及以上婴幼儿的门诊治疗。最近一项针对 460 名婴儿的随机对照试验（迄今规模最大的研究之一）发现，普萘洛尔在服用 6 个月后仍然有效。其作用机制尚不清楚，推测可能包括：促进周细胞介导的血管收缩，抑制血管生成和儿茶酚胺介导的血管生成，以及肾素 – 血管紧张素系统的失活。虽然普萘洛尔的耐受性良好，但少见的不良反应包括低血糖、支气管痉挛、低血压和心动过缓。

　　局部治疗可用于治疗浅表型婴儿血管瘤。噻莫洛尔已成为首选的外用药物，尽管它对深部血管瘤或低出生体重婴儿有全身吸收的风险。这些患者应优先使用普萘洛尔。一项随机对照试验证实，噻莫洛尔联合 PDL 治疗婴幼儿血管瘤的疗效优于单用 PDL 治疗。下文将详细讨论激光治疗，但重要的是要注意激光治疗不再被认为是一线治疗。

　　一些研究表明，早期激光治疗（尤其是 PDL）可能会阻断血管瘤的进一步生长，并促进过渡到平台期或退化期。激光治疗对易发生溃疡的血管瘤也可能有益（特别是肛门生殖器部位）。一项对 78 例溃疡性血管瘤患者的研究表明，平均两次 PDL 治疗后，91% 的患者病情改善。普萘洛尔联合 PDL 治疗可以促进溃疡性病变的消退。

　　如果激光用于治疗增生性皮损，有形成溃疡的风险，应选择较低的能量密度。PDL 治疗需要考虑的参数设置包括：脉冲持续时间（0.45 ~ 1.5 ms）、光斑大小（7 mm 或 10 mm）、能量密度（4 ~ 7 J/cm²）以及适当的皮肤冷却。对于深色皮肤类型的患者，建议使用较低的能量密度和较长的脉冲持续时间。参数因设备而异。通常需要多次治疗，快速增生性皮损可以每隔 2 周进行一次治疗；对于消退期皮损，可以每隔 4～6 周进行一次治疗。治疗的主要风险是形成溃疡、瘢痕以及色素减退。PDL 治疗血管瘤后发生严重出血的报道非常罕见，主要是旧式的激光器不具有冷却装置，其中 1 例虽然应用了

配有冷却装置的 595 nm 激光进行治疗，但使用了相对较高的能量密度。

血管瘤消退后会留下毛细血管扩张或残留的纤维脂肪组织。毛细血管扩张可使用 PDL 治疗（图 2.5），非剥脱性或剥脱性点阵激光可以改善皮肤的纹理（图 2.6）。

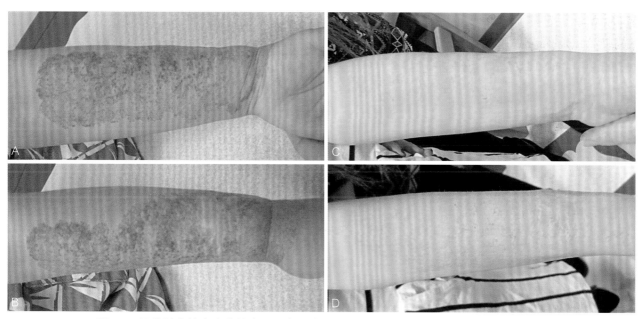

图 2.5　退化性血管瘤治疗前（A，B）和多次脉冲染料激光治疗后的进展情况（C，D）

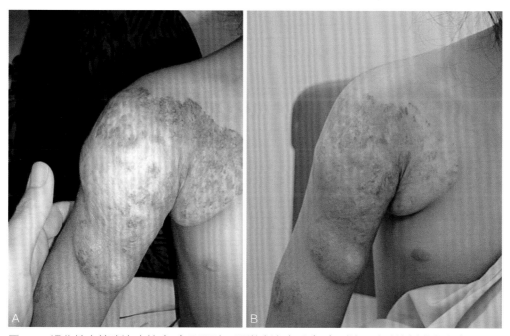

图 2.6　退化性血管瘤治疗前（A）和两种不同激光治疗后（B）对比，脉冲染料激光治疗后可见红斑和毛细血管扩张改善；点阵二氧化碳激光治疗后可见纹理改善，纤维脂肪组织减少

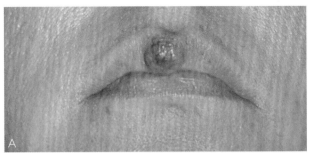

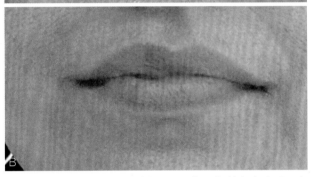

图 2.7　静脉畸形。A. 治疗前；B. 半导体激光治疗后。皮损明显变小，颜色改善。患者还在继续接受治疗（图片由 Dr.R.Rox Anderson 提供）

要点 2

- β- 受体阻滞剂是婴儿血管瘤的一线治疗。
- 在某些情况下，β- 受体阻滞剂可以与激光联合使用，以达到更快和更完全的消退。
- 激光治疗可用于治疗溃疡性婴儿血管瘤，还可以与 β- 受体阻滞剂治疗联合使用以促进愈合。

五、静脉畸形

静脉畸形（venous malformations）临床表现为柔软、可压缩、非搏动性蓝紫色丘疹或结节，且病变大小会随脉压大小而变化（例如与体位相关）。血管壁可能出现钙化，静脉石被认为具有致病性。静脉畸形是一种缓慢流动性病变，可能在出生时就存在，也可能随着病情的发展而在之后的生活中逐渐出现。对于较大的病变，建议进行磁共振成像（magnetic resonance imaging，MRI）检查以评估病变的范围。

激光可用于治疗小而离散的静脉畸形，如唇部静脉畸形（图 2.7）。治疗目的是减小皮损的大小。临床上可以达到完全清除，但复发很常见，因为静脉畸形与 *PiK3CA* 或 *TEK2* 的基因突变有关，而残留的小静脉有再通的趋势。对于较大的皮损，可采用包括手术和硬化剂治疗在内的多种治疗方式，并可选择先用激光治疗来清除隆起的皮损。静脉畸形的激光治疗需要穿透更深的激光，最常使用的是近红外激光，特别是半导体或是 Nd：YAG 激光。这些病变的治疗较为复杂，最好由经验丰富的术者操作。Scherer 和 Waner 发现，Nd：YAG 激光对复杂静脉畸形的治疗有优势，包括收缩组织、改善颜色和诱导真皮纤维化，从而降低手术和硬化剂治疗带来皮肤缺损的风险。据他们的经验，肿胀持续约 2 周，水疱、色素沉着和瘢痕的发生率不到 5%。

六、静脉湖

静脉湖（venous lakes）是一种获得性血管畸形，由真皮浅层扩张的小静脉组成。静脉湖临床表现为可压缩的紫罗兰色丘疹，最常见于唇部。患者主要出于美容目的或发生出血时才进行治疗。

对于较浅的皮损可使用 PDL 治疗。对于较深的皮损，穿透较深的半导体激光、翠绿宝石激光或 Nd：YAG 激光更为有效。一项研究发现，使用接触冷却的 800 nm 半导体激光 1~2 个脉冲进行治疗，参数设置：光斑大小 9 mm、脉冲持续时间 30 ms、能量密度 40 J/cm² 。在激光脉冲前 2~3 s，将蓝宝石冷却头放置于皮肤上进行接触冷却。治疗终点反应为局部扁平、轻微变灰和（或）紫色加深。

七、局限性淋巴管瘤

局限性淋巴管瘤（lymphangioma circumscriptum）是一种微囊性淋巴管畸形，其特征是簇集性小疱，可以是透明、黄色或血管状，有时伴有疣状纹理。很多病例与 *PiK3CA* 基因突变有关。患者普遍关心的一个问题是其持续性引流。二氧化碳激光和 Er: YAG 激光可用于尝试将其表面瘢痕化并尽量减少引流。也有报道称通过 PDL 成功治疗浅表病变，但是治疗效果可能受到穿透深度和有限靶色基的限制。患者可能需要一系列治疗。激光可与包括口服西罗莫司在内的其他疗法联合应用。

八、玫瑰痤疮和毛细血管扩张

玫瑰痤疮（rosacea）通常与慢性光损伤有关，伴有背景性面部红斑和毛细血管扩张（直径 0.1 ~ 1 mm 的浅表血管）。有多种疾病可出现毛细血管扩张，包括结缔组织疾病、各种遗传性皮肤病和遗传性出血性毛细血管扩张症。激光治疗毛细血管扩张和面部红斑可以改善很多患者的外观，但复发并不少见。常用的设备包括 PDL、KTP 和 IPL。近红外激光（特别是半导体激光和 Nd: YAG 激光）已

被用于治疗更深或直径更大的血管。治疗参数必须根据血管直径、患者皮肤类型和对紫癜的耐受性进行调整。背景性红斑可在毛细血管扩张之前或之后进行治疗。

通常经过每月 3 ~ 4 次的非紫癜 PDL 治疗，可以显著减少红斑和毛细血管扩张（图 2.8）。经典的参数设置包括：7 ~ 10 mm 光斑大小、6 ms 脉冲持续时间、6 ~ 9 J/cm² 能量密度以及表皮冷却。当使用较大光斑时使用相对较低的能量密度。对于面部红斑较严重的患者应使用较低的能量密度。基本原则一致，深色皮肤类型应使用较低的能量密度和较长的脉冲持续时间，参数因设备而异。残余的毛细血管扩张在第二遍疗程中应谨慎治疗。血管治疗的终点是血管消失，也可表现为暂时性的蓝色凝块或紫癜。

鼻翼周围血管的治疗更具挑战性，谨慎重叠的 PDL 非紫癜性脉冲可获得更好的疗效。鼻部大直径血管可能需要的脉冲持续时间更长，能量密度更高。一项对 PDL 和 KTP 激光治疗无效的鼻部毛细血管扩张患者的研究显示，单独使用 PDL（40 ms

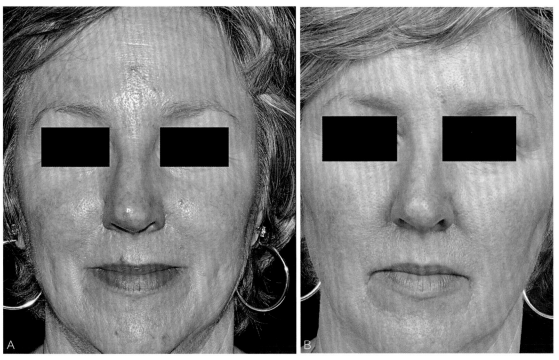

图 2.8　玫瑰痤疮。A. 治疗前；B. 脉冲染料激光治疗 4 次后

脉冲持续时间、3 mm × 10 mm 椭圆光斑），皮损获得显著改善。Nd：YAG 激光也被用于治疗难治性鼻部血管和面部网状静脉，但有增加瘢痕形成的风险。应该告知患者，即使治疗成功减少了红斑和毛细血管扩张，也有必要进行后续治疗。

（一）Civatte 皮肤异色病

Civatte 皮肤异色病主要出现在慢性日光损伤部位，最常见于颈部、胸部和侧面颊部，伴有斑驳的红褐色斑片和相关毛细血管扩张。可选择 IPL 治疗，其优点是针对色素性和血管性成分，同时可应用较大的光斑来治疗更大面积的皮损。一项对 175 例接受 IPL 治疗患者的研究显示，清除率超过 80%，仅 5% 的患者出现暂时的不良反应，未见瘢痕或永久性色素改变。PDL 也可应用于皮肤异色症中血管成分的治疗，效果明显。建议 PDL 使用大光斑、低能量密度来限制其潜在的不良反应，如最常见的网状皮肤表现和色素减退。

（二）樱桃状血管瘤

樱桃状血管瘤是最常见的皮肤血管增生性疾病，是一种良性增生，且激光治疗（尤其是 PDL）效果非常好。治疗终点是出现紫癜（图 2.9）。通常单次治疗即可清除，但较大的皮损可能需要多次治疗。

对于较大和较厚的樱桃状血管瘤，初始脉冲可通过透照法（或玻璃压迫）治疗较深部的皮损。当脉冲通过玻璃片时，表皮未进行冷却。皮肤在最初激光脉冲后冷却一段时间，如果皮损没有出现紫癜，可以进行第二次脉冲来治疗浅表的部分。蜘蛛状血管瘤的治疗方法与此类似。

PDL 建议的参数设置为：5 ~ 7 mm 光斑、1.5 ~ 6 ms 脉冲持续时间和适当的表皮冷却。对于肤色较深的患者，可能需要调整参数设置，而且参数总是随着设备的不同而变化。既往报道发现，KTP、IPL、电凝和切除手术也可用于樱桃状血管瘤的治疗。

（三）血管角化瘤

血管角化瘤（angiokeratomas）的特征是真皮浅层血管扩张和表皮角化过度。皮损通常单发。少见的变异型包括多发性血管角化瘤（常见于下肢）、Fordyce 型血管角化瘤（累及生殖器区域）、Mibelli 型血管角化瘤（累及手足背侧）和局限性血管

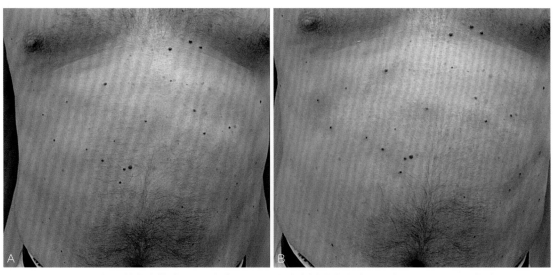

图 2.9　樱桃状状血管瘤。A. 治疗前；B. 脉冲染料激光治疗后即刻，可见预期的紫癜

角化瘤。血管角化瘤也可见于法布里病（Fabry disease），这是一种 X- 连锁隐性遗传病，特征是缺乏 α- 半乳糖苷酶 A。

尽管残留的角化成分可能会持续存在，但可先通过血管特异性激光（如 PDL）治疗血管成分。也可以应用 Nd：YAG 或剥脱性激光（如二氧化碳激光或铒激光）。如果在敏感部位进行积极的治疗，可能会遗留瘢痕，需谨慎处理。

九、血管性病变的治疗方法

建议在治疗前先进行咨询，包括讨论预期效果、治疗次数、预期的治疗反应（如红斑、紫癜和肿胀）、潜在的不良反应和术后护理（包括防晒和避免外伤）。建议每次治疗前留存照片。

治疗全程必须对患者的眼睛进行保护。如果治疗区域在面部眶缘外，患者应佩戴金属护目镜。也可以使用具有适当波长保护的粘贴式激光眼罩，但必须肉眼确认完全贴合皮肤。泪液可能会干扰激光眼罩上的黏合剂。对于幼儿，建议将纱布轻柔而牢固地覆盖于眼罩黏合处。如果治疗区域在眶缘内，必须使用金属角膜眼罩。应小心放置，以避免角膜磨损。

许多血管疾病的激光治疗无须麻醉。需要考虑的因素包括患者年龄、皮损大小和位置。可以考虑使用局部麻醉剂。必须遵循制造商的使用指南，避免用于溃疡性病变，特别是婴儿，可能会增加吸收和引起毒副作用。较深或较大面积的皮损可能需要局部注射利多卡因或神经阻滞来缓解疼痛。对于局部浸润麻醉，通常使用不含肾上腺素的利多卡因，以减少血管收缩。

对婴幼儿使用全身麻醉的方法差异很大。如前所述，越来越多的证据表明早期治疗鲜红斑痣可能是有益的，所以必须考虑合理的麻醉方式。全身麻醉的优点是避免了需要多次治疗的儿童产生恐惧

和疼痛，然而，全身麻醉同样也存在风险。研究表明，在有血管性病变的健康患者中，这种风险较低；然而需要权衡利弊，并与患者和家属进行沟通。

十、不良反应和并发症

激光治疗血管性病变的风险主要包括瘢痕形成和色素异常。接受 PDL 治疗的患者出现瘢痕的风险不到 1%。在治疗整个皮损前，进行脉冲测试并评估组织的合理反应可最大限度地减少瘢痕形成。持久的灰白色变可能是表皮或真皮损伤的表征。通过患者在治疗前后采取适当的防晒措施，以及医生注意为患者量身定制激光参数，可以将永久性色素沉着的风险降至最低。由于表皮黑色素对激光的吸收，深色皮肤出现色素异常和瘢痕的风险较大。应考虑使用较长的脉冲持续时间和较低的能量。

应该注意的是，波长较长的激光（包括翠绿宝石激光和 Nd：YAG 激光）也会增加瘢痕形成和溃疡的风险，特别是考虑到它们的治疗窗较窄，以及在治疗血管性病变时可能需要很高的能量。因此，上述设备应由经验丰富的医生谨慎使用。

PDL 治疗后的肿胀通常轻微且短暂（24～72 小时内消退）。使用非紫癜多脉冲 PDL 技术和穿透更深的激光，效果会更明显。为了减轻肿胀，患者应在治疗后 1～2 天冰敷治疗区域。如果可能的话，入睡时抬高治疗区域。

激光的使用已经彻底改变了皮肤血管性病变的治疗。正在研发的设备和对血管性病变的进一步认识将继续优化治疗方案及临床效果。

要点 3

肤色较深的患者出现瘢痕和色素异常的风险增加。当使用较长波长的激光时，上述风险也会增加。

扩展阅读

Anderson RR, Parrish JA. Selective photothermolysis: precise microsurgery by selective absorption of pulsed radiation. *Science*. 1983;220:524–527.

Asilian A, Mokhtari F, Kamali AS, et al. Pulsed dye laser and topical timolol gel versus pulse dye laser in treatment of infantile hemangioma: a double blind randomized controlled trial. *Adv Biomed Res*. 2015;4:257.

Bagazgoitia L, Torrelo A, Gutiérrez JC, et al. Propranolol for infantile hemangiomas. *Pediatr Dermatol*. 2011;28: 108–114.

Boos MD, Bozarth XL, Sidbury R, et al. Forehead location and large segmental pattern of facial port-wine stains predict risk of Sturge-Weber syndrome. *J Am Acad Dermatol*. 2020;83(4):1110–1117.

Brightman LA, Brauer JA, Terushkin V, et al. Ablative fractional resurfacing for involuted hemangioma residuum. *Arch Dermatol*. 2012;148(11):1294–1298.

Chapas AM, Eickhorst K, Geronemus RG. Efficacy of early treatment of facial port wine stains in newborns: a review of 49 cases. *Lasers Surg Med*. 2007;39:563–568.

Comi A. Current therapeutic options in Sturge-Weber syndrome. *Semin Pediatr Neurol*. 2015;22(4):295–301.

David LR, Malek M, Argenta LC. Efficacy of pulse dye laser therapy for the treatment of ulcerated hemangiomas: a review of 78 patients. *Br J Plast Surg*. 2003;56317–327.

Dutkiewicz AS, Ezzedine K, Mazereeuw-Hautier J, et al. A prospective study of risk for Sturge-Weber syndrome in children with upper facial port-wine stain. *J Am Acad Dermatol*. 2015;72(3):473–480.

Huikeshoven M, Koster PH, de Borgie CA, et al. Redarkening of port-wine stains 10 years after pulsed-dye-laser treatment. *N Engl J Med*. 2007;356(12):1235–1240.

Izikson L, Nelson JS, Anderson RR. Treatment of hypertrophic and resistant port wine stains with a 755 nm laser: a case series of 20 patients. *Lasers Surg Med*. 2009;41:427–432.

Krowchuk DP, Frieden IJ, Mancini AJ, et al. Clinical practice guideline for the management of infantile hemangiomas. *Pediatrics*. 2019;143(1):e20183475.

Laubach HJ, Anderson RR, Luger T, Manstein D. Fractional photothermolysis for involuted infantile hemangioma. *Arch Dermatol*. 2009;145(7):748–750.

Léauté-Labrèze C, Hoeger P, Mazereeuw-Hautier J, et al. A randomized, controlled trial of oral propranolol in infantile hemangioma. *N Engl J Med*. 2015;372(8):735–746.

Madan V, Ferguson F. Using the ultra-long pulse width pulsed dye laser and elliptical spot to treat resistant nasal telangiectasia. *Lasers Med Sci*. 2010;25:151–154.

Moy WJ, Yakel JD, Osorio OC, et al. Targeted narrowband intense pulsed light on cutaneous vasculature. *Lasers Surg Med*. 2015;47(8):651–657.

Nasseri E, Piram M, McCuaig CC, et al. Partially involuting congenital hemangiomas: a report of 8 cases and review of the literature. *J Am Acad Dermatol*. 2014;70(1):75–79.

Nguyen CM, Yohn JJ, Weston WL, Weston WL, Morelli JG. Facial port wine stains in childhood: prediction of the rate of improvement as a function of age of the patient, size, and location of the port wine stain and the number of treatments with the pulsed dye (585 nm) laser. *Br J Dermatol*. 1998;138:821–825.

Rusciani A, Motta A, Fino P, Menichini G. Treatment of poikiloderma of civatte using intense pulsed light source: 7 years of experience. *Dermatol Surg*. 2008;34:314–319.

Sabeti S, Ball KL, Burkhart C, et al. Consensus statement for the management and treatment of port-wine birthmarks in Sturge-Weber syndrome. *JAMA Dermatology*. 2021;157(1):98–104.

Scherer K, Waner M. Nd:YAG lasers (1064 nm) in the treatment of venous malformations of the face and neck: challenges and benefits. *Lasers Med Sci*. 2007;22: 119–126.

Shirley MD, Tang H, Gallione CJ, et al. Sturge-Weber syndrome and port-wine stains caused by somatic mutation in GNAQ. *N Engl J Med*. 2013;368(21):1971–1979.

Su W, Ke Y, Xue J. Beneficial effects of early treatment of infantile hemangiomas with a long-pulse Alexandrite laser. *Lasers Surg Med*. 2014;46(3):173–179.

Waelchli R, Aylett S, Robinson K, Chong W, Martinez A, Kinsler V. New vascular classification of port-wine stains: improving prediction of Sturge–Weber risk. *Br J Dermatol*. 2014;171(4):861–867.

Wall TL, Grassi AM, Avram MM. Clearance of multiple venous lakes with an 800-nm diode laser: a novel approach. *Dermatol Surg*. 2007;33:100–103.

第 3 章
色素性病变和文身的激光治疗

夏志宽　徐　阳　廖　勇　杨蓉娅　译

☑ 概要和关键点

- 色素特异性激光技术的进步使得可以安全有效地治疗各种良性色素性病变和文身。

- 目前的研究表明，与纳秒级的Q开关（quality switched，Q开关）激光相比，皮秒（picosecond，ps）激光作为最新的技术，在治疗色素性病变和文身方面具有更好的疗效和更高的安全性。

- 最常用于治疗良性色素性病变和文身的色素特异性激光包括：皮秒翠绿宝石（755 nm）、皮秒Nd：YAG（532 nm）、Q开关红宝石（694 nm）、Q开关翠绿宝石（755 nm）和Q开关Nd：YAG（532 nm和1064 nm）。

- 皮秒激光目前被认为是去除文身和太田痣/伊藤痣的首选激光。

- 对于光损伤皮肤中的弥漫性皮肤色素沉着，点阵激光技术通常是最佳的治疗方法，因为其可以治疗整个皮损区域。但是通常需要多次治疗，而且相关不良反应

风险较大。

- 与较深肤色的患者相比，Fitzpatrick Ⅰ~Ⅲ型皮肤的患者通常具有更好的疗效。应谨慎对待Fitzpatrick Ⅳ~Ⅵ型皮肤的患者，以降低炎症后色素沉着的风险。

- 激光治疗黑色文身的效果最好，而多色文身往往较难治疗。

- 使用Q开关或皮秒激光治疗含有白色或红色墨水的文身时，应谨防反常性变黑的风险。治疗前应进行光斑测试。

- 在进行激光治疗前，恰当地选择、评价患者和皮损，对于获得最佳疗效至关重要。开始治疗前应获得知情同意和术前照片。

- 激光治疗色素性病变和文身的不良反应包括色素减退、色素沉着、质地改变和瘢痕形成。

- 激光治疗的术后护理包括轻柔清洁、使用温和的润肤剂和严格防晒。

一、引言

过去20年里，激光技术的进步使得各种医学和美容问题的治疗更加有效和安全，包括良性色素性病变和文身的去除。

文身近年来越来越流行。2015年的一项调查报告显示，29%的美国成年人至少有一处文身，比4年前增加了8%，近一半的"千禧一代"至少有一处文身。然而数据显示，近25%的文身者后悔文身。

在本章中，我们将讨论使用激光治疗良性色素性病变和文身的方法，包括重要的患者考量因素、优化疗效的建议和术后护理。虽然两种皮损的靶目标都是色素，但用于色素减淡和（或）去除的技术不同。

二、激光治疗去除色素的原理

早期用于治疗色素性病变和去除文身的激光

（包括氩激光和二氧化碳激光）并非针对特定色素，而且常伴有色素沉着和瘢痕形成等明显的不良反应。Anderson 和 Parrish 博士于 1980 年首次描述了选择性光热作用原理，这促使激光治疗方式发生了重大转变。基于该理论，使用适当的波长可以使光能被皮肤内特定的色基（如黑色素、文身墨水颗粒）优先吸收，并转化为热能。皮肤内不同的色基会优先吸收特定波长的光。对于良性色素性病变，靶色基是黑素细胞、角质形成细胞或真皮巨噬细胞内的黑色素。文身的靶色基是存在于巨噬细胞内或真皮细胞外的外源性墨水。选择能够优先被特定色基吸收并穿透至适当深度波长的激光，可以选择性地加热和破坏靶色基。

虽然波长将有选择地靶向针对特定的色基，但脉冲持续时间（脉宽）或激光发射时间对于控制靶色基和周围组织的损伤也很重要。理想情况下，脉宽应小于或等于靶色基的热弛豫时间（TRT），或靶色基将 50% 的热量传递至周围组织所需的时间。如果脉宽超过 TRT，热量很可能会传递至周围组织，导致瘢痕等不良反应。因此，选择适当的波长和脉宽可以在对周围组织造成最小损伤的情况下对特定色基进行靶向破坏。含有黑色素的黑素小体是直径约 0.5 μm 的微小结构，故具有非常短的 TRT（250 ~ 1000 ns）。因此，脉宽在纳秒（nanosecond，ns）或皮秒（ps）范围内的极短脉宽激光是针对黑色素的理想选择。Q 开关或"调 Q"激光发射纳秒级的脉冲，皮秒激光发射皮秒级的脉冲。文身中的外源性色素颗粒比黑素小体小得多，TRT 也相应地更小。因此，在有纳秒范围内的 Q 开关激光和皮秒激光都可以使用，但是皮秒激光的脉宽与文身颗粒的 TRT 更匹配。Ho 等发现，10 ~ 100 ps 的脉宽可以有效破坏和清除色素，而对周围组织几乎没有附加损伤。Q 开关激光具有纳秒级的脉冲，能快速释放出能量，同时具有光热和光声效应，以协助破坏色素颗粒。皮秒激光通过皮秒级的瞬间能量释放，导致温度快速上升，产生

更大的光机械作用，使色素颗粒爆破。含色素的细胞破裂将触发细胞吞噬作用，色素碎片经淋巴系统和真皮巨噬细胞清除。随着更先进的点阵式皮秒激光手具的使用，发现了独特的组织学变化，或许可以解释点阵式皮秒激光对嫩肤、皱纹和痤疮瘢痕的额外作用。Tanghetti 通过组织学和共聚焦成像观察到点阵式皮秒激光治疗后的空泡，他认为这些空泡刺激了修复机制，称其为激光诱导的光击穿效应（laser-induced optical breakdown，LIOB，空穴效应）。

在过去 20 年里，Q 开关激光一直是治疗色素性病变和文身的主要手段。用于治疗色素性病变的 Q 开关激光包括 Q 开关红宝石（694 nm）、Q 开关翠绿宝石（755 nm）和 Q 开关 Nd：YAG（532 nm 和 1064 nm）。黑色素在紫外光、可见光和近红外光范围内都有广泛的吸收光谱。用于治疗色素性病变的最佳波长是能够优先被黑色素吸收而非被氧合血红蛋白（皮肤中的另一种色基）吸收，并能达到靶目标深度的波长。此外需要注意，随着波长的增加，黑色素对激光能量的吸收减少，而穿透深度增加。因此，较短的波长可以有效治疗浅表色素性病变，而较长的波长则用于治疗真皮深层的色素性病变。由于对表皮的损伤较小，长波长也优先用于深肤色患者的治疗，以降低色素沉着的风险。同样，考虑到墨水颗粒在真皮层中的位置，通常首选长波长治疗文身，但是合适的波长也取决于墨水颗粒的颜色。

波长较短的长脉宽激光（毫秒极）包括磷酸钛氧钾激光（KTP，532 nm）和脉冲染料激光（PDL，585 ~ 595 nm），它们能吸收黑色素，故可用于治疗浅表色素性病变。它们能够在毫秒范围内提供与 Q 开关激光的波长相同、脉宽更长的激光能量。虽然较长的脉宽可能会对皮肤深层结构造成不可接受的非选择性热损伤，但它们可以安全地应用于浅表色素性病变。包括红宝石、翠绿宝石和 Nd：YAG 激光在内的较长波长的长脉宽激光（毫

秒级）可用于治疗真皮中较大的色素目标，如毛发。为了保护真皮 – 表皮交界处，使用这些激光设备时，表皮冷却必不可少。不应该使用毫秒级长脉宽激光来治疗皮肤色素如太田痣或文身色素。

美国食品药品监督管理局于 2012 年批准使用皮秒翠绿宝石激光去除文身和治疗良性色素性病变。与传统的纳秒级 Q 开关激光相比，皮秒激光最近已成为对文身和良性色素性病变更有针对性的一种治疗方式。与光热效应相比，有着极短脉宽的皮秒激光可以产生更大的光机械效应，减少对病变周围正常组织的间接热损伤。因此，皮秒激光被认为可以更有效地去除色素颗粒，降低术后色素沉着的风险。越来越多的证据表明，皮秒激光去除文身需要的治疗次数比 Q 开关激光更少。此外，使用较低的能量有助于降低表皮和真皮 – 表皮交界处损伤的风险。自皮秒 755 nm 翠绿宝石激光获批以来，皮秒 Nd：YAG（1064 nm 和倍频 532 nm）激光也已投入商品使用。这些新的波长可以治疗所有颜色的文身以及各种真表皮色素性病变，通常是治疗日光性黑子、黄褐斑、真皮黑素细胞增多症等色素性病变的首选激光。皮秒激光已被证明用于Ⅲ ~ Ⅵ型皮肤患者是安全的；然而，治疗过程中仍存在术后色素减退和反弹性色素沉着的风险，因此在治疗较深色皮肤类型的患者时一定要谨慎。

近年来，包括衍射透镜阵列（diffractive lens array，DLA）和微透镜阵列（microlens array，MLA）在内的各种皮秒激光的创新光学配件已经被引入，它们将激光能量重新分配到多个微小的分区，形成高密度、高能量的点阵区域。这些区域约占总治疗面积的 10%，极大地保证了治疗的安全性。DLA 通常用于改善色素沉着（包括黄褐斑）、皮肤质地和细小皱纹，目前已获 FDA 批准以用于治疗细小皱纹和痤疮瘢痕。同样，根据最近的研究，MLA 已被证明对治疗细小皱纹、萎缩性痤疮瘢痕和皮肤年轻化有效。

非选择性激光（包括全剥脱激光）如 10 600 nm

二氧化碳激光、2940 nm 铒激光（Er：YAG）和 2740 nm 钇钪镓石榴石激光（YSGG）等也可用于治疗色素性病变。这些激光通过剥脱或破坏表皮，去除表皮黑素细胞，从而去除有色的表皮。虽然使用这些激光治疗可以获得良好的疗效，但全剥脱激光的使用往往依赖于操作人员和技术，而且术后不良反应（包括红斑、感染、色素减退和瘢痕形成）的风险高于非剥脱性激光。2940 nm 铒激光比二氧化碳激光对水的吸收系数更高，对表皮浅层的损伤更大；因此，铒激光比二氧化碳激光具有更好的安全性和更短的治疗间隔时间。

点阵激光（剥脱性和非剥脱性）也被用于治疗各种色素性病变。点阵式光热作用（fractional photothermolysis）最初由 Manstein 和 Anderson 于 2004 年提出，指的是将红外光点阵式发射到微小热损伤区（microscopic thermal zone，MTZ），在皮肤内形成局部热损伤的小柱。每个 MTZ 周围都是正常的、未受损的组织。在每个 MTZ 内都有表皮和真皮损伤，刺激胶原蛋白和弹性蛋白的新生。真皮组织变性导致形成表皮微小坏死灶（microscopic epidermal necrotic debris，MENDs），随后脱落。MENDs 似乎是表皮和真皮色素穿梭至表皮的递送通路，使局部可控的黑色素在点阵式光热作用后代谢。由于周围未受损组织的存在有助于 MTZ 的愈合，与传统的剥脱性激光相比，点阵激光治疗的休工期更短，不良反应的风险也更低。然而，考虑到损伤的程度（或面积百分比）较小，往往需要更多的治疗次数才能达到预期的效果。点阵激光已越来越多地用于治疗各种色素沉着性疾病，包括黄褐斑、日光性黑子、太田痣和炎症后色素沉着。虽然点阵激光已显示出治疗上述疾病的很多优势，但由于术后出现反弹或加重色素沉着的潜在风险，特别是在深色皮肤类型的患者，必须注意皮肤深层色素沉着的过程。

强脉冲光（IPL）是一种基于光的设备，它发射波长从可见光到近红外光（500 ~ 1200 nm）的过滤后的多色光，因此也可以成功地用于治疗各种浅表良性色素性病变。强脉冲光设备的脉宽在毫秒级，因此术后色素沉着的风险增加，对于深色皮肤类型的患者应谨慎使用。由于增加了瘢痕形成的风险，不应用于去除文身。由于强脉冲光设备并非真正的激光，本章将不再进一步讨论。

三、术前注意事项

（一）患者评估和选择

在治疗任何色素性病变之前，采集全面和详细的病史，包括当前的治疗情况、麻醉药过敏史和用药情况很重要。如果患者目前正在服用异维A酸，激光治疗（尤其是涉及组织剥脱的治疗）应该推迟到疗程结束后，因为有增加瘢痕形成和伤口延迟愈合的风险。如果患者在过去6个月内有异维A酸服用史、创面愈合不良、炎症后色素沉着、瘢痕疙瘩形成或出血体质，则在治疗期间需要谨慎，因为以上任何一种情况都会增加修复延迟或瘢痕形成的风险。如果患者接受过系统性金疗法或银疗法，应禁止进行Q开关或皮秒激光治疗，因为有发生金质沉着病的风险，含金的皮肤会即刻变暗且不可逆。有单纯疱疹病毒感染病史的患者如果在疱疹皮损附近进行治疗，尤其是在使用剥脱性激光时，应采取抗病毒的预防措施。有发育不良痣或黑素瘤的个人史和（或）家族史的患者在进行任何色素性病变治疗前也应提高警惕。

在使用激光设备治疗色素性病变时，考虑患者的皮肤类型很重要。患者在接受治疗时不应被晒黑。肤色较深的患者出现并发症的风险可能会增加，尤其是术后的色素异常，应给予适当的建议。对于深色皮肤类型的患者，首选低能量和长波长，以降低术后发生色素沉着的风险。建议使用4%氢醌乳膏对色素沉着区域进行1个月的预处理，并在激光治疗前1周停用。治疗后3~4天局部外用皮质类固醇可防止因治疗引起的炎症后色素沉着。

另外，还应建立患者对治疗次数和治疗结果的合理预期。日光性黑子通常只需数次治疗就能成功治愈；而其他色素性病变，如黄褐斑、炎症后色素沉着、太田痣和伊藤痣往往较难治疗，需要多次治疗，而且色素清除不完全和反弹性色素沉着的风险较高。Kirby等发布了一项量表，帮助医生评估去除文身所需的治疗次数，以指导患者完成治疗。该量表中有6个参数：① Fitzpatrick皮肤类型；②文身部位；③文身颜色；④文身中的墨水量；⑤瘢痕或组织变化；⑥墨水层次。每个参数的得分总和 ±2.5，即等于去除文身所需的治疗次数。对于想要去除文身的患者，提醒患者治疗后可能会残留一些文身色素，并且在治疗区域可能会出现色素减退，留下无墨水的文身轮廓，这一点也很重要。Fitzpatrick皮肤类型为Ⅳ~Ⅵ型的患者和有晒黑史的患者发生这种情况的风险尤其高。理想的文身去除者应是未被晒黑的Ⅰ或Ⅱ型皮肤患者，并且深蓝色或黑色文身已存在至少1年。应适当告知患者与治疗相关的潜在并发症和不良反应，包括术后色素减退、红斑、皮肤质地变化和瘢痕形成。应在开始治疗前获取术前照片，以便在治疗过程中监测进展。

> **要点 1**
>
> 在使用Q开关或皮秒激光之前，应说明是否有系统性金疗法或银疗法的既往史。如果存在这种情况，则禁止进行Q开关或皮秒激光治疗，因为有发生金质沉着病的风险，即含金的皮肤治疗后会不可逆地变黑。

（二）皮损选择

对皮损进行适当的评估与患者选择同样重要。使用伍德灯评估色素性皮损有助于确定色素的深度（即表皮、真皮或混合），而这将指导激光的选择，并提示治疗结果。在治疗任何色素性病变之前，准确诊断疾病至关重要。如果对皮损的性质有任何疑问，应进行活检以确定诊断，评估并排除恶性肿瘤。激光不应用于治疗任何与黑素瘤或原位黑素瘤相关的病变。此外，尽管研究未显示激光治疗色素痣有恶变的证据，但不推荐用激光去除发育不良痣。

使用激光设备治疗任何文身前，有必要对文身进行分类，因为不同类型的文身对激光的选择以及所需的治疗次数不同。文身可分为业余文身、专业文身、美容文身、医疗文身和创伤文身。业余文身通常含有较低浓度的色素，位于真皮的不同层次。专业文身的色素一般密集地位于真皮乳头层和真皮网状层的交界处。业余文身通常含有未知来源的颜料，包括炭灰、煤炭或印度墨水。而专业文身通常由几种墨水颜料混合而成，以形成独特的颜色和阴影。常用的颜料包括朱砂和镉红（红色）、硫化镉（黄色）、铬盐（绿色）、钴盐（深蓝色）、二氧化钛（白色）和氧化铁（红棕色或铁锈色）（表3.1）。专业文身通常更难以用激光去除，因为颜料的位置更深、更密，而且混合在一起的墨水颜色更多。因此，为了达到最佳的清除效果，可能需要多种激光模式和多次治疗。美容文身常用的则是含有氧化铁或二氧化钛的肤色色调。区分这些文身很重要，因为在 Q 开关或皮秒激光治疗后有反黑的风险（下文讨论）。识别医学文身很重要，如用放射物做标记的文身。创伤文身是指在创伤或受伤后出现的文身。了解造成创伤的性质很重要，这样可以在治疗前了解植入皮肤的材料类型。由烟花爆竹造成的创伤文身是 Q 开关或皮秒激光治疗的禁忌证，因为激光撞击残留颗粒时有发生微爆炸的可能性（很罕见），从而导致空洞形成或潜在的萎缩性瘢痕。

除了识别文身的类型外，还必须评估文身中的墨水颜色，因为不同的文身墨水颜色有适合的最佳波长（表3.2）。根据文身的颜色，可能需要几种不同波长的设备来有效地治疗整个文身。其他需要考虑的重要方面包括文身的大小和文身时间。面积

较小的文身通常经过较短的疗程就能实现临床改善。时间较久的文身需要的治疗次数通常也较少，因为随着时间的推移，墨水通过淋巴管已发生了一定程度的迁移和清除。在文身出现炎症、合并感染或伴随活动性皮肤疾病的情况下，激光治疗应该延后。在这些情况下的治疗可能会使皮肤基础情况恶化，导致术后愈合缓慢或增加瘢痕形成的风险。

表 3.1　各种颜色文身的颜料来源

文身颜色	颜料来源
黑色	氧化铁、碳、印度墨水、铅、火药
蓝色	钴
绿色	氧化铬、孔雀石绿
紫色	锰紫
黄色	硫化镉，赭石
红色	硫化汞（朱砂）、偶氮染料、硒化镉、褐土
白色	二氧化钛、氧化锌
棕色	赭石

表 3.2　不同颜色文身的最佳激光和波长

激光和波长	黑色	蓝色	红色	绿色	黄色
Q 开关 694 nm 红宝石激光	×	×		×	
Q 开关 1064 nm Nd：YAG 激光	×	×		×	
Q 开关 650 nm Nd：YAG 激光				×	
Q 开关和皮秒 755 nm 翠绿宝石激光	×	×		×	
Q 开关和皮秒 532 nm Nd：YAG 激光			×		×

（三）激光安全

使用所有激光系统（包括色素特异性激光）时，由于有虹膜和视网膜损伤的风险，眼睛安全是首要关注的问题。可见光到近红外光谱（400 ~ 1400 nm）的激光属于"视网膜危险区域"，在进行治疗期间，治疗室内的所有人员都必须佩戴护目镜。在整个治疗过程中，无论患者身体的哪个部位接受治疗，都应该为患者佩戴具有充分保护作

用的护目镜，护目镜的光密度和防护波长范围应与给定的激光波长相匹配。激光辅助装置即一次性黏附护目器可以在非选择性、非剥脱性点阵激光治疗期间替代使用，主要覆盖眼睑，也可含盖眉毛和眶下区域。如果要治疗靠近眼睑边缘或眼睑本身的眶周区域，则必须采取额外的预防措施。在治疗前放置金属眼盾，并且每个激光脉冲都应朝远离眼睛的方向发射。重要的是要注意护目装置并不能完全消除受伤的风险。最近的一篇综述报告称，在提供包括金属眼盾在内的护目措施的病例中，33% 的病例发生了眼部损伤，这可能与手术过程中金属眼盾过热有关。因此，在治疗过程中还应采取其他防护措施，包括将眶下皮肤拉离眼眶，使激光远离眼睛，以将并发症风险降至最低。此外，治疗过程中应确保脉冲之间的治疗区域有足够的冷却，以防止金属眼盾过热和继发热损伤。

另外，应遮盖反光物体的表面和窗户，移除可能易燃的材料，并在治疗期间限制人员进入治疗室。由于 Q 开关和皮秒激光可能会导致一些组织和血液飞溅，可以借助手具上的保护性塑料锥来防止任何潜在的飞溅。

要点 2

在激光治疗期间，对于房间内的所有人员和患者来说，眼部安全是最重要的。在无适当眼部保护的情况下，Q 开关和皮秒激光可能会导致永久性的视网膜损伤和视力丧失。使用的激光护目镜必须具有能够阻挡特定波长的光密度（optical density，OD）的镜片。镜片的 OD 值应大于或等于 6。

要点 3

在眶周、眼睑边缘附近或眼睑上使用 Q 开关或皮秒激光时，必须采取特殊的预防措施。治疗前必须放置金属眼盾以保护眼球。首先，将两滴眼用丁卡因滴入结膜。然后，在眼罩的凹面涂上一层薄薄的红霉素眼膏。嘱患者抬头，使眼盾的下缘插入下眼睑内。接着，嘱患者向下看，使眼盾的上缘插入上眼睑内。

（四）患者准备

治疗前应彻底清洁治疗区，不要使用任何化妆品、护肤品或局部麻醉药，因为这些产品会导致光的散射，阻碍激光的最佳能量传递至靶目标。此外，残留在皮肤表面的各种产品可能含有与激光能量结合时会着火的成分。如果使用酒精清洁治疗区，则必须在治疗前使其完全干燥。

患者对治疗色素性皮损的激光通常耐受性良好，既不需要浸润麻醉，也不需要局部麻醉。然而，在确定是否需要术前麻醉时，应考虑皮损的位置、大小、深度以及患者的疼痛阈值。去除色素性皮损和文身的治疗可能非常痛苦，尤其当治疗面积较大时。在作者的临床实践中，Q 开关或皮秒激光治疗雀斑和光损伤无须常规进行局部麻醉或浸润麻醉。建议在治疗较大的文身、含有大量真皮色素的皮损或进行剥脱性点阵激光或非剥脱性点阵激光治疗前，先进行局部麻醉。复合表面麻醉是一种非常有效的疼痛控制方法。常用的制剂包括 BLT（7% 贝他卡因、利多卡因和丁卡因），以及一些商品化制剂，如 LMX-4 或 EMLA、30% 局部用利多卡因、23% 利多卡因与 7% 丁卡因的混合物。在治疗区域均匀涂抹一层薄薄的麻醉药，外敷 45 ~ 60 分钟。在使用较低强度的剂型时，可以封包或局部使用热毛巾以增强麻醉药的渗透性。然而，如果治疗面积很大或使用更强效（更高浓度）的局部麻醉药时，可能会产生全身毒性，应格外小心。治疗前应完全去除所用的麻醉药。对于中等面积和大面积文身的治疗，通常会在该区域注射 1% 利多卡因和肾上腺素。

治疗前必须充分告知治疗过程及其相关的潜在风险，获得知情同意。开始治疗前应拍摄术前照片，以便在治疗过程中监测进展变化。

四、治疗技巧

（一）基本原则

当使用纳秒或皮秒激光治疗色斑或文身时，最初期望的终点反应是组织即刻变白或变灰，这说明黑色素或色素颗粒发生空化和热致气泡的形成。气泡散射可见光，导致组织变白，在治疗真皮色素性皮损后，白色可能不那么明显。皮肤的即刻变白可阻挡大部分光线的穿透，并在 20～30 分钟内逐渐消退，留下轻微的红斑。如果在激光治疗后未即刻观察到组织变白，则说明激光照射或治疗参数（即激光能量密度）可能不足以有效清除该色素性皮损。当能量低于阈值时，由于刺激了黑素细胞，可能会出现反常的色素沉着。超过阈值时，可导致热烧伤伴组织脱落、创面愈合时间延长、色素减退、色素沉着、肤质改变和瘢痕形成。

深色皮肤达到组织变白的阈值较低，激光治疗后发生色素障碍的风险更大。因此，在治疗深色皮肤患者的色素性皮损或文身前，建议使用低能量进行光斑测试，以评估色素减退和色素沉着的风险。对于色素性皮损和文身，治疗通常间隔 4～6 周或 6～8 周，但根据所治疗皮损的不同，较短的治疗间隔也可能有效。所需的治疗次数也因皮损的不同而有所不同。

（二）良性色素性病变

色素病变在黑色素分布的数量、深度和密度上有所不同。这些不同会影响激光的疗效和对治疗的反应。在选择恰当的激光治疗方式时，根据黑色素在表皮或真皮层中的分布对病变进行分类很重要。

1. 表皮病变

表皮病变主要是在表皮内含有色素。除专门针对色素的纳秒和皮秒激光外，任何破坏或移除表皮的方式都可以去除或改善这些病变，如剥脱性二氧化碳激光或 Er : YAG 激光。剥脱性和非剥脱性点阵激光换肤术都被证明可以改善表皮病变的病程（如光损伤、雀斑）。

（1）单纯性雀斑样痣、日光性黑子和雀斑：单纯性雀斑样痣是一种色素均匀的棕褐色至棕色斑点，可见于皮肤和黏膜表面。这些病变与日晒无关，通常发生在儿童。其也可发生在特定综合征的情况下，包括豹皮综合征、Carney 综合征、Peutz-Jeghers 综合征和 Laugier-Hunziker 综合征。在长期日晒的情况下，成年人的面部、肩部、前臂背侧和手部常出现日光性黑子，表现为棕褐色斑点或斑块。雀斑是发生于阳光照射部位的棕褐色至棕色的斑点，通常出现在儿童早期。这些色斑在夏季最为明显，在冬季逐渐变淡或消退。虽然在临床中可使用包括化学剥脱和冷冻治疗在内的物理治疗方法，但激光治疗已被证明比这两种方法都更为有效。任何破坏表皮的激光在 1～2 个疗程的治疗后都可以改善表皮色素性病变。治疗这些病变的激光主要是色素选择性的 Q 开关或皮秒激光，包括 Q 开关或皮秒 755 nm 翠绿宝石激光、Q 开关或皮秒 532 nm Nd : YAG 激光，以及 Q 开关 694 nm 红宝石激光。毫秒级激光和强脉冲光（IPL）也可以非常有效地去除表皮色素性病变。

纳秒激光和 Q 开关激光用于治疗表皮色斑已有数十年的历史。波长较短的激光似乎能更有效地治疗表皮病变，因为它们对黑色素的吸收率很高。Q 开关 532 nm Nd : YAG 激光、Q 开关 694 nm 红宝石激光和 Q 开关 755 nm 翠绿宝石激光在治疗日光性黑子和单纯性雀斑样痣方面一直显示出良好的疗效（图 3.1）。虽然评估这些设备治疗雀斑的研究很有限，但 Q 开关 755 nm 翠绿宝石激光和 Q 开关 532 nm Nd : YAG 激光已被证明对这些皮损仅需 1～3 个疗程即有很好的疗效。然而，雀斑的疗效往往难以预测。虽然 Q 开关激光对大多数患者来说相对安全，但对于肤色较深的患者可能会增加炎症后色素沉着的风险。

与纳秒激光的单一光热效应相比，皮秒激光具

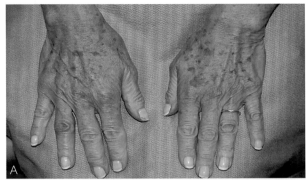
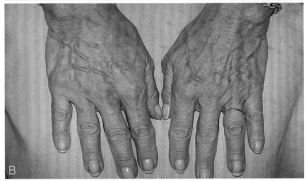

图 3.1　A. 手背部日光性黑子；B. 经 532 nm Q 开关激光治疗 2 次后显著改善

有更大的光机械效应，因此在临床治疗结果相似的情况下，皮秒激光比纳秒激光所需的能量更低、治疗次数更少，并且可能更安全。通过对激光治疗过的皮肤进行组织学评估，Negishi 等观察到，Q 开关 Nd：YAG 激光治疗后黑素小体被破坏，周围结构受损，而皮秒激光治疗的皮肤样本未观察到周围结构损害。研究人员采用倍频皮秒 532 nm Nd：YAG 激光治疗了 20 名亚洲女性（Fitzpatrick 皮肤分型 Ⅲ ~ Ⅳ 型）的雀斑，观察到 93% 的皮损在一次治疗后的清除率达到 75% 以上。仅有 4.65% 的受试者出现炎症后色素沉着。类似的研究表明，皮秒激光治疗术后色素异常发生率较低（0.8%）。在一项回顾性研究中，Levin 等人比较了 Q 开关 694 nm 红宝石激光和 Q 开关（532 nm 和 1064 nm）Nd：YAG 激光与皮秒 755 nm 翠绿宝石激光治疗有色皮肤患者色素性病变（包括日光性黑子）的安全性和有效性。所有接受皮秒激光治疗的 8 例患者均达到 50% 的清除率，所有相关的不良反应都是轻微和短暂的。而在接受 Q 开关、纳秒激光治疗的受试者中，观察到多个持久性色素沉着的病例。带有 DLA 的皮秒翠绿宝石激光也被证明了其有效性和安全性，最明显的是用于光老化和日光性黑子的治疗，即使在治疗间隔时间较短的情况下也是如此（图 3.2）。包括 730 nm 和 785 nm 皮秒激光在内的新型皮秒激光对表皮色素性病变也有类似的疗效，但由于研究有限，

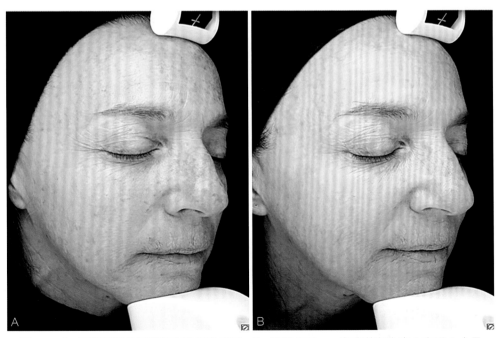

图 3.2　A. 面部日光性黑子和光损伤治疗前；B. 使用 755 nm 皮秒激光治疗 4 次后 1 个月

这些激光尚未被广泛投入使用。

　　包括长脉冲 755 nm 翠绿宝石激光、长脉冲的脉冲染料激光、长脉冲 532 nm Nd∶YAG 激光在内的长脉冲激光，也已被用于有效地治疗表皮色素性病变，并被认为对有色人种的患者治疗也是安全的。在一项对比研究中，Chan 等使用 Q 开关和长脉冲 532 nm Nd∶YAG 激光治疗亚洲人皮肤的雀斑，这两种方法显示出相似的疗效。然而，与长脉冲激光相比，Q 开关激光发生炎症后色素沉着的风险更高。类似地，Ho 等发现与长脉冲翠绿宝石激光相比，亚洲人在 Q 开关激光治疗后发生色素沉着的概率更高（Q 开关组 22%，长脉冲组 6%），但是两种激光的疗效在统计学上无显著性差异。

　　对于病变广泛的情况如光损伤，则可以考虑点阵激光。剥脱性点阵激光已被证明能显著改善日光性黑子和光损伤。然而，与非剥脱性点阵激光或色素选择性激光治疗相比，临床表现的显著改善会伴随着更大的不良反应风险和更长的治疗间隔时间。非剥脱性 1550 nm 点阵掺铒光纤激光和 1927 nm 铥激光在改善表皮色素性病变和光损伤方面都显示出有效性。水对 1927 nm 铥激光的吸收系数是普通激光器的 10 倍，因此 1927 nm 铥激光更容易被表皮吸收，并具有更强的靶向表皮的能力。2010 年出台了关于使用 1550 nm 非剥脱点阵激光的专家共识建议。专家组建议每隔一个月进行 3～5 次治疗，能量 10～20 mJ，浅肤色的治疗级别为 7～11，深肤色的治疗级别为 4～7。一般来说，与剥脱性激光换肤术相比，非剥脱点阵激光换肤术可以显著改善表皮色素性病变，缩短治疗间隔并降低不良反应的风险。然而，为达到最佳疗效，通常需要进行多次治疗。使用点阵激光治疗雀斑的研究仍然有限。

　　总体而言，使用毫秒、纳秒和皮秒激光治疗日光性黑子非常有效，通常仅需 1～2 次治疗。这些激光通常适用于明显的、较大的、孤立的色斑。颜色更深的病变有更多的靶色基和更大的清除率，可以使用较低的能量密度和较短的脉冲持续时间，无

须使用冷冻剂冷却。最近的研究表明，皮秒激光可能是一种更安全的选择，尤其是对肤色较深的患者。当治疗多个病变或大面积病变时，使用点阵激光有利于治疗一个完整的美容区域。在临床实践中，通过治疗达到完全清除的皮损很少复发，尽管可能出现新的皮损，部分皮损在治疗后经紫外线照射可能加深。告知患者认真防晒和术后恰当的皮肤护理对获得最佳的长期疗效非常重要。

　　口唇黑子最常见于青年女性，但也可被视为生理性种族色素沉着、Carney 综合征、Peutz-Jeghers 综合征或 Laugier-Hunziker 综合征的特征。由于这些病变浅表，故可以使用上述提及的所有激光进行治疗，包括 Q 开关 694 nm 红宝石激光、Q 开关或皮秒 755 nm 翠绿宝石激光，以及倍频 532 nm Q 开关或皮秒 Nd∶YAG 激光（图 3.3）。在存在相关基础综合征的情况下，应告知患者随着时间的推移可能会出现新的病变，需要额外的治疗。

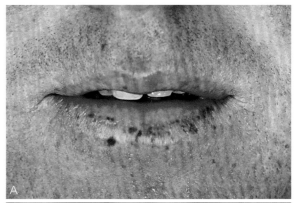
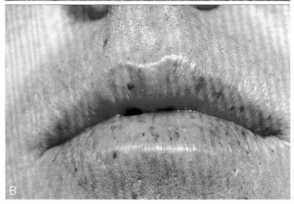

图 3.3　A. Peutz-Jeghers 综合征患者唇部黏膜术前可见数个小色斑；B. 3 次 Q 开关红宝石激光治疗后，皮损消退，无瘢痕形成

（2）咖啡牛奶斑和斑痣：咖啡牛奶斑（Café-au-lait macules，CALM）是一种棕褐色的均匀色斑，发病人数占总人口的 10%~28%。斑痣是一种良性的先天性病变，类似于 CALM，但在棕褐色斑内会出现深棕色至蓝色的斑点或丘疹。治疗前，应进行详尽的体格检查和病史采集，以排除潜在的多发性神经纤维瘤病，尤其是存在多个 CALM 的情况下。用于治疗这些病变的激光包括 Q 开关和皮秒 532 nm Nd：YAG 激光、Q 开关 694 nm 红宝石激光、Q 开关和皮秒 755 nm 翠绿宝石激光。也可以使用剥脱性和非剥脱性点阵激光。

虽然多项研究已证明 Q 开关激光在改善 CALM 和斑痣方面的临床效果，但临床结果各异，而且存在显著的再次色素沉着的风险，通常呈斑点状。然而，最近的一项回顾性研究明确证实 Q 开关 755 nm 翠绿宝石激光成功治疗了 CALM，48 名患者中有 54% 获得了良好至优异的疗效，复发率仅为 10.4%。同样，Kagami 等观察到，在 28 名患有 CALM 和斑痣的日本患者中，经过 Q 开关 755 nm 翠绿宝石激光至少治疗 1 次后，32.1% 的患者清除率超过 50%。

皮秒激光在治疗 CALM 和斑痣方面也显示出良好的改善效果，与 Q 开关激光器相比，其潜在的风险更低。具体来说，与 Q 开关激光相比，皮秒 532 nm Nd：YAG 激光显示出更高的清除率和更少的不良反应，研究中的复发率也相对较低。其他评估皮秒 532 nm Nd：YAG 激光和皮秒 755 nm 翠绿宝石激光的研究也同样表明，经过 1~7 个疗程的治疗后，皮损得到显著改善，不良事件最少，并且在指定的随访期内（约 6 个月）无复发。

剥脱性和非剥脱性点阵激光也用于治疗 CALM，通常用于顽固性皮损的治疗。曾有报道使用 2940 nm Er：YAG 激光和 1927 nm 点阵掺铥光纤激光成功治疗顽固性 CALM。

对激光治疗的总体反应在不同研究中不尽相同，常观察到色素去除不完全、残留的斑点状色素

沉着和复发。深色皮肤类型的患者炎症后色素沉着和色素减退的风险尤其高，这可能会带来很大的问题。肤色较浅的患者更适合接受 CALM 的治疗，因为术后色素异常的风险较低。有趣的是，根据最近的一项研究，CALM 的形态似乎会影响对激光治疗的反应。与边缘光滑的皮损相比（被称为"加利福尼亚州的海岸"），边缘呈锯齿状的皮损（被称为"缅因州的海岸"）似乎对激光治疗有更好的反应。正如前面强调的，在治疗前必须让患者了解所有潜在的风险，并设定恰当的预期。治疗间隔至少 8 周，清除色斑通常需要至少 2~4 次治疗。

（3）脂溢性角化病和黑色丘疹性皮肤病：脂溢性角化病（seborrheic keratosis，SK）是一种良性病变，通常表现为棕褐色至黑色、蜡状的黏附性丘疹或斑块，主要见于成人的躯干和四肢，通常随时间的推移，数量会增加。黑色丘疹性皮肤病（dermatosis papulosa nigra，DPN）被认为是脂溢性角化病的变种，见于肤色较深的患者，尤其是在面部的眶周区域。虽然这些病变是良性的，但它们往往会对患者造成美观上的困扰，促使他们寻求治疗。破坏表皮的非选择性激光包括剥脱性二氧化碳激光和 Er：YAG 激光、532 nm 半导体激光和非剥脱性点阵激光，都被证明是治疗脂溢性角化病和黑色丘疹性皮肤病的安全有效的方法，复发率低。此外，色素选择性激光包括长脉冲 755 nm 翠绿宝石激光、长脉冲 1064 nm Nd：YAG 激光、532 nm KTP 激光和各种 Q 开关激光，也被证明可以改善这些病变。皮秒激光治疗脂溢性角化病和黑色丘疹性皮肤病的研究有限。遗憾的是，由于这些皮损通常很厚，而且并不总是含有黑色素，使用这些激光治疗此类病变的临床效果普遍不佳。

重要的是要认识到，由于黑色丘疹性皮肤病通常发生于深色皮肤类型的患者，在使用激光治疗这些病变时必须谨慎，因为这类患者存在术后色素异常的风险。选择恰当的激光方式、合适的治疗参数并进行光斑测试，将有助于降低治疗风险。

2. 真表皮病变

真表皮病变在表皮和真皮内都含有色素。常见的真表皮病变包括贝克痣、黄褐斑、炎症后色素沉着、药物性色素沉着和黑素细胞痣。可使用具有较短和较长波长的激光设备，或磨削激光和色素选择性激光相结合的方式来靶向组织中浅层和深层的色素。

（1）贝克黑变病（贝克痣）：贝克黑变病或贝克痣是一种单侧的、色素增加性多毛斑片或轻度隆起的丘疹，最常见于青春期男性肩部。据报道，激光在治疗病变的色素部分和其上增生的毛发均有效。贝克痣的色素区域可使用皮秒 755 nm 翠绿宝石激光、Q 开关 694 nm 红宝石激光、Q 开关 Nd：YAG 激光、1550 nm 掺铒光纤激光和 2940 nm Er：YAG 激光进行改善。然而，根据最近一项评估激光治疗表皮痣的多中心回顾性研究，Q 开关激光在几乎所有贝克痣患者中都未显示出任何程度的改善。此外，有研究表明，剥脱性激光的疗效优于 Q 开关激光，但是风险要高得多。病变上的终毛可以用长脉冲脱毛激光来去除。虽然剥脱性和非剥脱性激光治疗贝克痣的色素区域可能更好，但并不适合治疗任何色斑上增多的毛发，并且有较高的瘢痕形成和术后色素沉着的风险。无论使用哪种设备，色素的消退都不完整且不均匀，应尽量避免使用激光治疗上述病变。

（2）黑素细胞痣：黑素细胞痣是粉红色至棕褐色的斑点或丘疹，可能是先天性的，在出生时出现，也可能在童年或青春期出现。使用激光治疗黑素细胞痣仍存在争议。虽然理论上激光治疗后发生恶变的风险极低，但仍难以证明。总体而言，手术切除是完全去除黑素细胞痣的首选治疗方法，激光治疗仅用于已被证明是良性痣，且手术无法切除的巨大痣或为美容相关区域。

Q 开关激光治疗黑素瘤细胞的体外研究揭示了细胞迁移过程中细胞表面整合蛋白的表达及其相关变化。另一项体外研究发现，在 Q 开关激光治疗后，p16 阳性细胞系中 p16INK4a 的表达显著增加，这表明亚致死激光暴露后的 DNA 损伤可能导致 p16 表达增加。此外，据报道，激光治疗后复发的良性外观痣表现出新的临床和组织学异型性，称为假性黑素瘤。然而，目前还未发现恶变的标志物，也从未有报道证明良性色素性病变在激光治疗后发生恶变。

包括 Q 开关激光、皮秒激光、长脉冲激光、剥脱性激光（二氧化碳激光和 Er：YAG 激光）或 Q 开关激光与剥脱性结合在内的各种激光方式已成功用于治疗黑素细胞痣。然而，通常需要多次治疗，且复发率高。较厚的皮损通常对治疗更具抵抗力，尤其是先天性痣，其痣细胞累及真皮更深处及其附件结构。在治疗较薄的皮损时，Q 开关激光似乎显示出最好的效果。长脉冲激光则对复合性黑素细胞痣和较厚的先天性痣可能更有效，这可能是因为其穿透更深，有助于病变的清除。推荐使用剥脱性激光治疗黑素细胞痣，因为这些激光可以同时去除病变的色素和增生的组织。一些研究表明，与单独使用任何一种方法相比，Q 开关激光和剥脱性激光的联合治疗可能有更高的清除率和更低的复发率。然而，剥脱性激光可能导致不良事件的风险增加（包括瘢痕形成）。Horner 等用二氧化碳激光治疗了 12 例先天性色素痣，其中 6 例患者术后出现增生性瘢痕。根据目前的研究，在治疗躯干前侧、侧腰或上肢的先天性色素痣后，发生增生性瘢痕的可能性更大，故在治疗这些部位的病变时应特别小心。

总体而言，大多数评估激光治疗黑素细胞痣的研究都是针对先天性色素痣的儿童而非成人。目前，激光去除黑素细胞痣的确切价值尚未明确，因为复发率和不完全清除率较高。

（3）黄褐斑：黄褐斑在成年女性中通常表现为前额、侧面颊和上唇的网状棕色色素沉着，受紫外线照射后会加重。发病可能与激素变化或药物使用（妊娠、口服避孕药）相关。黄褐斑的治疗非常困难，且很容易复发。虽然外用美白剂和严格的防晒仍是治疗黄褐斑的金标准和主要手段，但激光治疗可作为基础治疗失败后的二线治疗。据报道，Q 开关 694 nm 红宝石激光、Q 开关 755 nm 翠绿宝石、Q 开关 1064 nm Nd：YAG 激光、2940 nm Er：YAG 激光、1550 nm 点阵掺铒光纤激光和二氧化碳点阵激光都可以成功治疗黄褐斑；然而，复发的风险很高，激光治疗甚至有可能加重色素沉着。

Q 开关 1064 nm Nd：YAG 激光的极低能量方案有望成为治疗黄褐斑的一种更安全和更有效的选择。假设由于亚细胞选择性光热分解作用，黑色素被选择性地破坏，而黑素细胞保持完好。理论上这将降低包括炎症后色素沉着在内的不良反应风险，尤其是对于肤色较深的患者。最近对黄褐斑治疗的系统回顾表明，低能量 Q 开关 Nd：YAG 激光是黄褐斑激光治疗的最佳选择之一，尤其是对于较深肤色类型的患者。然而，研究的结果并不一致。最近对 Q 开关激光的新脉冲模式包括双脉冲（Q-PTP）模式的研究表明，与传统的单脉冲 Q 开关 1064 nm Nd：YAG 激光相比，在清除效果相似的情况下，新脉冲模式 Q 开关激光治疗黄褐斑的患者满意度

更高，术中疼痛更轻，红斑持续时间更短。然而，其研究数量有限。

皮秒激光治疗黄褐斑的安全性和有效性日益得到证实，最近的研究表明皮秒 755 nm 翠绿宝石激光比 Q 开关 Nd：YAG 激光略有优势（图 3.4）。在 Lee 等进行的一项半脸对照研究中，12 名患者一侧面部使用皮秒翠绿宝石激光治疗，另一侧面部使用 Q 开关 1064 nm Nd：YAG 激光治疗。在治疗后 3 个月，接受皮秒激光治疗的一侧清除率更高、整体改善更大。带有点阵 DLA 手具的皮秒翠绿宝石激光同样显示出对黄褐斑的有效性，并且似乎不逊于外用治疗，相关的不良反应最小。虽然数据仍然受限于研究数量少、样本量小、随访期短，但目前的研究结果表明，皮秒激光可能是一种治疗黄褐斑的有效方式，能够降低复发和不良反应事件的风险。

剥脱性和非剥脱性点阵激光也被用于治疗黄褐斑。FDA 于 2005 年批准了非剥脱性点阵 1550 nm/1540 nm 激光用于治疗黄褐斑。然而，评估这些激光疗效的研究有限。点阵激光可获得轻至中度的疗

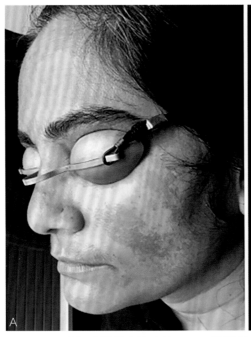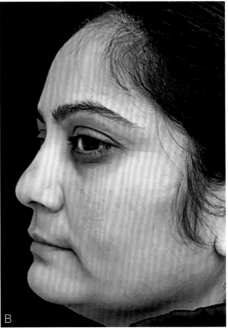

图 3.4　A. 双侧面颊黄褐斑治疗前；B. 口服氨甲环酸联合 755 nm 皮秒激光治疗一次后 6 个月

效，与局部治疗效果相当，但有较高的复发率和炎症后色素沉着的风险。最近评估低能量 1927 nm 点阵掺铥光纤激光疗效的研究表明，与 1550 nm、1540 nm 或 1440 nm 的设备相比，该设备可以更有效地治疗黄褐斑，不适和不良反应事件减少，但复发率相似。然而，目前还没有研究直接比较所有激光治疗黄褐斑的疗效和安全性，且到目前为止，研究受到样本量小和随访期短的限制。

即使与 Q 开关激光或外用美白剂等其他治疗方法结合使用，剥脱性点阵二氧化碳激光和 Er：YAG 激光对黄褐斑的疗效也已被证实微乎其微。这些设备似乎与炎症后色素沉着的高风险和高复发率相关，特别是当作单一治疗时，因此应该避免或谨慎使用，尤其是对那些深色皮肤类型的患者。此外，这些治疗方式并未显示出比单独的外用治疗更有效。

过去，黄褐斑的治疗主要针对黑色素；然而，最近有新的证据表明血管增生在黄褐斑病理生理学中的作用，因为发现皮损处皮肤与皮损周围正常皮肤相比，真皮血管密度增加。因此，血管性激光也被作为黄褐斑的潜在治疗方式进行了研究。目前评估血管性激光治疗黄褐斑疗效的研究结果并不统一。血管性激光（包括脉冲染料激光）除针对血红蛋白外，可能还针对黑色素。由于血管性激光波长较短，通常与炎症后色素沉着的高风险相关。Passeron 等进行了一项随机、单盲、半脸对照研究，将脉冲染料激光联合每日三联疗法（TCC：4% 氢醌、0.05% 维 A 酸和 0.01% 醋酸氟轻松，Tri-Luma Cream；Galderma Laboratories LP，Fort Worth，TX）与单独每日 TCC 进行比较，结果观察到联合治疗侧的色素沉着显著减轻，并在随访期内持续改善，复发率也下降。然而，这些改善仅在 Fitzpatrick 皮肤分型 II 型和 III 型皮肤的患者中观察到，约半数深肤色类型的患者在治疗侧发生了炎症后色素沉着。其他研究评估了包括溴化铜激光在内的其他血管性激光，结果显示其效果不如外用美白剂（Kligman 疗法）。

总体而言，激光治疗作为单一疗法的疗效有限，当与其他疗法联合使用时，包括严格防晒，外用美白剂如氢醌乳膏或 Kligman 疗法（5% 氢醌、0.1% 维 A 酸、0.1% 地塞米松），口服氨甲环酸或化学剥脱术，似乎能提供最佳疗效。在激光治疗期间和之后，应继续外用美白剂和使用广谱防晒霜（具有对 UVA、UVB 和可见光的防护作用）严格防晒，以维持疗效。治疗间隔应为 4~8 周，通常需要 4~8 次治疗才能获得显著的临床改善。

要点 4

虽然激光治疗已被证明是有效的二线或三线治疗，但黄褐斑的辅助治疗、严格防晒和外用美白剂应该始终结合使用。外用含氢醌的三联美白剂仍然是治疗的金标准，但由于有导致外源性褐黄病的风险，氢醌的长期使用存在争议。不含氢醌的非处方产品可供患者在激光治疗后维持疗效。这些产品含有的成分包括曲酸、茴香酸、熊果苷、烟酰胺、氨甲环酸、抗坏血酸、乙醇酸、半胱胺和西酸模等成分。

（4）炎症后色素沉着：炎症后色素沉着（postinflammatory hyperpigmentation，PIH）的发生是由于炎症引起含铁血黄素和（或）黑色素沉积。无论病因如何，其通常难以治疗且顽固。由于不可预测的反应和加重色素沉着的风险，激光治疗并不经常使用，因为炎症后色素沉着通常是激光治疗的不良反应，特别是对深色皮肤类型的患者。有限的病例报告和小型研究表明，使用 1550 nm 非剥脱性点阵掺铒激光和低能量 Q 开关 1064 nm Nd：YAG 激光有一定疗效；然而研究很少，结果也不一致。硬化治疗后可因含铁血黄素沉积而发生炎症后色素沉着，可通过 Q 开关红宝石激光、翠绿宝石激光或 Nd：YAG 激光治疗。虽然目前的研究数据有限，而且有些不一致，但最近有报道称，使用皮秒激光点阵手具对含铁血黄素和黑色素诱导的炎症后

色素沉着都有改善。然而，还需要更多的研究来评估激光治疗炎症后色素沉着的真正安全性和有效性。如果考虑使用激光治疗，建议在大面积治疗前先进行测试。在使用激光治疗之前，应指导患者每日使用 4% 氢醌乳膏两次（或其他已知可抑制酪氨酸酶活性的外用治疗），并在治疗前后合理使用广谱防晒霜。

（5）眶周色素沉着：眶周色素沉着在某些种族中更为常见。它可能是由于皮肤黑色素沉着、慢性皮炎、慢性水肿或浅表血管扩张所致。当病因是黑色素沉着时，可使用 Q 开关 694 nm 红宝石激光，在二氧化碳激光治疗后使用 Q 开关 755 nm 翠绿宝石激光，以及 1550 nm 点阵掺铒光纤激光治疗，均被证明在改善色素沉着方面有效。最近一例病例报道使用带有点阵 DLA 手具的皮秒 755 nm 翠绿宝石激光治疗一名 IV 型皮肤的患者，一次治疗后有效改善了眶周色素沉着。带有 DLA 手具的皮秒 1064 nm Nd：YAG 激光是治疗眶周色素沉着的另一种潜在的有效方式，但还需要进一步研究。

3．真皮病变

真皮病变主要在真皮深层含有色素。真皮病变包括太田痣、伊藤痣、获得性太田痣（Hori 痣、颧部褐青色痣）、先天性真皮黑素细胞增多症、蓝痣、药物引起的色素沉着、银质沉积症和汞合金文身。一般来说，波长较长的激光能穿透到深层组织并能有效清除色素。

（1）太田痣、伊藤痣和 Hori 痣：太田痣呈蓝色至蓝灰色斑块，累及颞部、眶周和颧区，通常单侧分布、累及巩膜，发生于出生后不久或青春期。伊藤痣是一种临床表现类似的病变，但发生在肩部或肩胛区。Hori 痣（又称获得性双侧太田痣）临床表现与太田痣相似，但不累及巩膜，多见于青春期的年轻亚洲女性。

通常，Q 开关 1064 nm Nd：YAG 激光一直被认为是治疗这些皮损的金标准，对深肤色类型患者也是最安全的激光。对于肤色类型较浅的患者，

已经成功使用 Q 开关 694 nm 红宝石激光和 Q 开关 755 nm 翠绿宝石激光（图 3.5）。不同激光联合治疗的方式可能会提供更好的疗效，尽管也可能与成比例增加的不良反应风险相关。辅助外用氢醌联合 Q 开关激光使用，有改善效果。此外，研究表明，不同颜色的太田痣对 Q 开关激光治疗有不同的反应。Ueda 等使用 Q 开关 694 nm 红宝石激光治疗不同颜色的太田痣，分别观察到 81% 棕色皮损、69% 紫褐色皮损、80% 蓝紫色皮损和 67% 蓝绿色皮损的患者有超过 75% 的改善。也有使用 1440 nm 点阵 Nd：YAG 激光和 1550 nm 铒激光后，太田痣完全清除的报道。

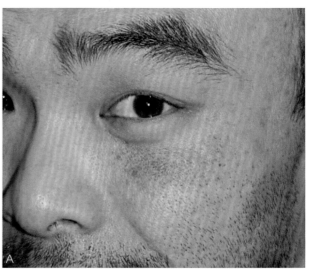

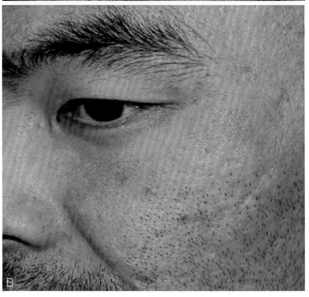

图 3.5　A. 太田痣治疗前；B. 两次 Q 开关 755 nm 翠绿宝石激光治疗后，改善显著

最近，皮秒激光已成为治疗太田痣、伊藤痣和 Hori 痣的一种潜在更好的治疗方式。研究表明，与 Q 开关激光相比，使用皮秒激光可能需要更少的治疗即可实现显著的临床改善或清除，并具有更好的安全性。最近的一项回顾性研究显示，皮秒激光甚至可被认为是这些病变的一线治疗。GE 等进行了一项随机、双盲、半侧对照研究，比较了 750 nm 皮秒翠绿宝石激光和 70 NS 翠绿宝石激光治疗 56 名太田痣患者，每 12 周接受 1 次治疗，共 6 次。3 个月后随访显示，皮秒激光的临床清除率和患者满意度均更佳。同样，Yu 等进行了一项半脸随机对照研究，比较皮秒 755 nm 翠绿宝石激光和 Q 开关 755 nm 翠绿宝石激光对 33 名 Hori 痣患者的疗效。所有患者在 6 个月的时间里接受 3 次治疗，皮秒治疗侧显示良好至极好的改善率为 97%，而纳秒治疗侧的改善率为 46%。与纳秒激光相比，皮秒激光的疼痛更轻，恢复期更短，炎症后色素沉着的发生率也更低。在一项回顾性研究中，Oshio 和 Sasaki 评估了皮秒 755 nm 激光和皮秒 1064 nm Nd：YAG 激光治疗 10 例太田痣（ *n*=6 ）和蒙古斑（ *n*=4 ）的疗效。7 例患者接受 755 nm 皮秒激光治疗，3 例患者接受 1064 nm 皮秒 Nd：YAG 激光治疗。经过 3 个疗程的治疗，1064 nm 激光组和 755 nm 激光组在 3 个月后随访时的改善率均达到 50%～94%。报道的不良反应包括短暂色素沉着（ 755 nm 激光治疗组）、短暂红斑和无色素改变的水肿（ 1064 nm 激光治疗组）。少数研究也报道了 532 nm 和 755 nm 皮秒激光治疗顽固性太田痣的疗效。

总体而言，治疗深色皮肤类型的患者时，首选较长的波长、较低的能量密度和皮秒级脉宽。Q 开关激光治疗通常间隔 3～4 个月，最多需要 10 次治疗才能清除色斑。使用皮秒激光可能需要的疗程更短。应告知患者，面颊及颞部的色素比眼睑色素对激光的治疗反应更好，巩膜色素不适合激光治疗。

（2）先天性真皮黑素细胞增多症：先天性真皮黑素细胞增多症（也被称为蒙古斑）通常在出生时出现于骶尾部，表现为大小不一的蓝灰色斑点或斑块，儿童期逐渐消退，尽管有些皮损可能会持续到成年。使用皮秒 755 nm 翠绿宝石激光、Q 开关 755 nm 翠绿宝石激光、Q 开关 694 nm 红宝石激光和 Q 开关 1064 nm Nd：YAG 激光治疗都可以获得临床改善。治疗风险是炎症后色素沉着，尤其是要考虑到出现这些皮损的患者通常肤色较深。与骶外病变相比，骶部病变似乎对激光治疗的反应较差，越早开始治疗，效果往往越好。

（3）蓝痣：蓝痣表现为蓝色至蓝灰色的均匀斑点或丘疹，常见于儿童或青少年的四肢、面部或头皮。蓝痣的组织学特征是真皮内树突状、深色的黑素细胞聚集。与黑素细胞痣一样，在考虑激光治疗前，排除恶性肿瘤是很重要的。很少有研究评估激光治疗蓝痣的效果。根据目前的文献，Q 开关激光可能有效。Milgraum 等报告了两例用 Q 开关 694 nm 红宝石激光治疗完全清除的病例。然而，考虑到基于病例报告的数据有限，激光治疗蓝痣的真正疗效尚并不明确。与先天性黑素细胞痣相类似，由于树突状黑素细胞在真皮深处聚集，故这些皮损可能很难单独使用激光治疗。因此，手术切除可能更适合治疗蓝痣。

（4）药物诱发的色素沉着：有几种药物可导致皮肤异常色素沉着，包括米诺环素、胺碘酮、齐多夫定（AZT）、抗疟药、氯法齐明和丙咪嗪。灰蓝色、灰棕色或棕色的色素沉着在停药后通常会消退，然而消退可能需要数月到数年的时间。激光治疗可加速其清除，而 Q 开关激光是治疗色素沉着最常用的方法。皮肤科医生最常遇到米诺环素导致的色素沉着（在长期使用该抗生素后发生）。有报道称，使用 Q 开关或皮秒 755 nm 翠绿宝石激光以及 Q 开关 Nd：YAG 激光成功清除了米诺环素引起的色素沉着（图 3.6）。少数研究也证实了局灶性光热作用对米诺环素色素沉着的疗效。

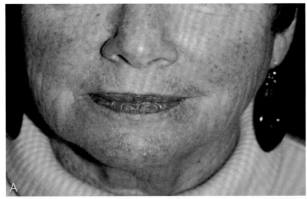

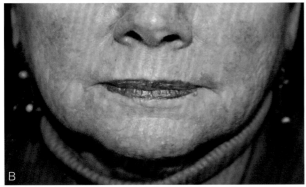

图 3.6 A. 米诺环素导致的色素沉着；B. 用 Q 开关 755 nm 翠绿宝石激光治疗一次后消退

长期外用氢醌可导致蓝黑色到灰蓝色的色素沉着，称为外源性褐黄病。虽然难以治疗，但已有报道使用 Q 开关 755 nm 翠绿宝石激光和 Q 开关 106 nm Nd：YAG 激光对其有改善作用。通常需要多次治疗。此外，剥脱性点阵激光也有一定疗效。

（5）银质沉着症：银质沉着症是一种由于长期接触银引起的罕见皮肤病，包括职业暴露、使用替代药物、大面积烧伤或创面使用磺胺嘧啶银后全身吸收的情况。组织学上，银颗粒可见于小汗腺基底膜，附着在弹性纤维上或毛囊和立毛肌周围。研究表明，Q 开关 1064 nm Nd：YAG 激光可以成功治疗银质沉着症，最新的病例报告显示皮秒激光可以完全清除色素。在使用 Q 开关或皮秒激光治疗这些病变时应谨慎，因为有皮肤变黑的风险，类似于摄入金导致的金质沉着症。

（6）汞合金文身：汞合金文身可在医源性牙汞合金植入后见于牙龈或口腔黏膜上。可用 Q 开关

694 nm 红宝石激光或 Q 开关 755 nm 翠绿宝石激光成功去除。

（三）文身

Q 开关和皮秒激光都能有效地淡化或清除大多数文身，但是治疗反应和所需的治疗次数不同，取决于各种因素。根据最近的研究和回顾性分析，皮秒激光被认为是治疗几乎任何颜色文身的金标准。由于存在无法令人接受的瘢痕形成的风险，切勿使用长脉冲激光和强脉冲光治疗文身。

1. 深蓝色或黑色文身

深蓝色或黑色文身通常对激光治疗最敏感。Q 开关和皮秒 755 nm 翠绿宝石激光、Q 开关 694 nm 红宝石激光，以及 Q 开关和皮秒 1064 nm Nd：YAG 激光都可以成功地淡化或去除深蓝色和黑色文身（图 3.7）。应根据患者的皮肤类型选择激光治疗方式，以降低不良反应的风险。对于肤色较浅的患者，上述列出的任何一种激光都可以安全有效地去除文身。对于肤色较深的患者，波长较长

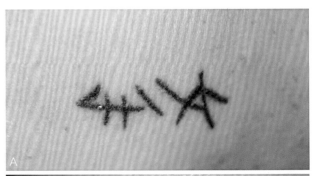

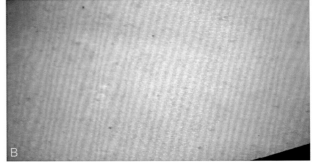

图 3.7 A. 黑色文身治疗前；B. 使用 755 nm 皮秒激光治疗，显示出极好的清除效果，无色素异常或瘢痕形成

的激光（1064 nm Nd：YAG）更安全，因为它们对表皮更温和，发生炎症后色素沉着或色素减退的风险更低。最近的研究表明，皮秒激光可能在安全性和有效性方面更具优势，需要的治疗次数更少。

治疗黑色创伤文身需要了解创伤的原因，因为在某些情况下，例如火药文身和烟花文身，这些文身在 Q 开关或皮秒激光治疗后可能会发生微爆炸，导致萎缩性瘢痕。为了消除这种风险，可以选择剥脱性或剥脱性点阵激光治疗，因为这些激光不会点燃易燃颗粒。

2．红色和黄色文身

虽然去除这类文身的最佳波长激光是皮秒或 Q 开关 532 nm 倍频 Nd：YAG 激光，但红色和黄色文身墨水的治疗极具挑战性。对于肤色较深的患者，应谨慎使用 532 nm 波长，因为较短波长下，表皮对黑色素的吸收更多，因此术后色素改变的风险增加。然而有少数研究表明，在适当的治疗参数下，皮秒倍频 532 nm Nd：YAG 激光对这于些患者可能是安全的。

皮肤科医生还应注意到，红色文身墨水是文身部位过敏和肉芽肿反应的常见"元凶"（图 3.8 和图 3.9）。激光治疗红色文身可能会使抗原扩散，导致继发性荨麻疹或包括过敏性休克在内的全身过敏反应。这种情况下应该避免使用 Q 开关或皮秒激光，或十分谨慎地使用（包括预先使用系统性皮质类固醇和抗组胺药物）。此外，可以使用剥脱性或剥脱性点阵二氧化碳激光或 Er：YAG 激光来汽化文身，或者进行手术切除（取决于文身的大小和位置）。

3．绿色文身

Q 开关 694 nm 红宝石激光被认为是治疗绿色文身的首选波长。Q 开关和皮秒 755 nm 翠绿宝石激光对去除绿色文身也非常有效。在一组 10 名患者的病例中，Brauer 等使用皮秒 755 nm 翠绿宝石激光治疗了 12 个蓝色和（或）绿色文身。治疗后 1 个月，12 个文身中有 11 个在进行一次或两次治

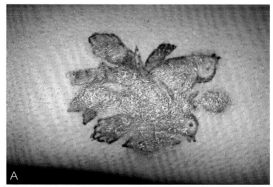

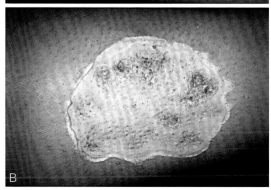

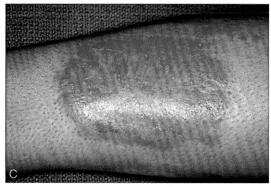

图 3.8　A. 彩色文身中对红色（朱砂或汞文身墨水）过敏导致的文身肉芽肿治疗前；B. 使用二氧化碳激光汽化模式去除文身和所有肉芽肿后即刻；C. 3 个月后可见残留的红斑性永久瘢痕

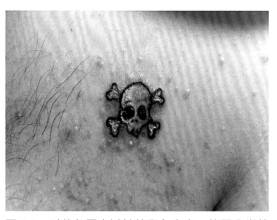

图 3.9　对黄色墨水过敏的彩色文身。使用 I 类外用皮质类固醇激素成功治疗了该区域，从而避免使用激光去除文身

疗后清除率大于 75%。皮秒 1064 nm Nd：YAG 激光与 Q 开关 650 nm Nd：YAG 激光淡化绿色文身的效果接近。应谨慎使用 Q 开关 694 nm 红宝石激光治疗深色皮肤类型的患者，因为该波长对黑色素的吸收率较高，使发生炎症后色素沉着或色素减退的风险增加。

4．美容文身

由于使用 Q 开关或皮秒激光可能会出现反常性变黑，这对美容文身的治疗带来了挑战。美容文身通常含有氧化铁（铁锈色）或二氧化钛（白色），它们在激光治疗后会发生还原反应，即铁锈色的氧化铁变成乌黑的氧化亚铁，导致文身立即和永久性变黑。一旦即刻的霜白反应消退，这种变黑就会变得明显。在对美容文身进行治疗前，应进行光斑测试以评估治疗的反应。虽然可以用 Q 开关或皮秒激光来改善反常性变黑，但需要多次治疗。因此，有学者建议使用剥脱性激光治疗美容文身，以消除反常性变黑的风险。而剥脱性激光确实有较大的不良反应和恢复期延长的风险，这应该在治疗前告知患者。

> **要点 5**
>
> 　　由于存在反常性变黑的风险，在使用 Q 开关或皮秒激光治疗美容文身前，应先进行光斑测试。如果测试点变黑，则应考虑剥脱性和（或）点阵激光或手术切除。

5．彩色文身

当治疗含有多种颜色的文身时，通常需要多种激光才能获得最佳的清除效果。在这种情况下，应按照前面章节所讨论的，用相应的最佳波长来处理不同的墨水颜色（图 3.10）。文身的黑色轮廓可以先用 Q 开关或皮秒 1064 nm Nd：YAG 激光治疗。在清除黑色颜料后，可以用 Q 开关或皮秒 532 nm 倍频 Nd：YAG 激光来处理文身内的红色或黄色墨水。如果文身墨水是绿色的，可以使用

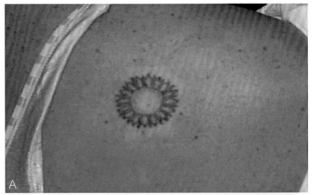
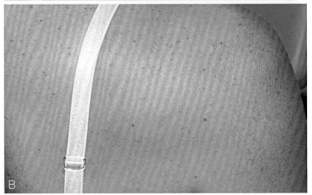

图 3.10　A．彩色文身治疗前；B．使用 532 nm、755 nm 和 1064 nm Q 开关激光治疗 3 次后，大体上完全清除，无瘢痕形成

Q 开关 694 nm 红宝石激光或 Q 开关或皮秒 755 nm 翠绿宝石激光治疗。此外，也可使用含染料手具的 650 nm Q 开关 Nd：YAG 激光。如果文身墨水在治疗后即刻出现明显的霜白反应，则该激光波长通常会有效淡化这种颜色。

通过选择与目标文身色素大小相匹配的光斑大小，尽可能避免光斑的重叠是很重要的。使用这种方法，通常可在单次治疗中治疗整个彩色文身，比每次治疗单独治疗一种颜色更高效。

6．提高文身去除疗效

随着墨水颗粒密度的降低，后续治疗通常需要增加能量。用最小的光斑重叠（＜ 10%）治疗一遍，以最大限度地减少未治疗面积和蜂窝状损伤。最近，较新的治疗方法允许在每次治疗时进行多遍激光扫描。通常，激光治疗后，由于组织快速加热和墨水颗粒机械分解而形成的气泡会暂时降低剩余墨水颗粒的可见度。气泡通常在 20 分钟内消退。

由 Kossida 等最初提出的 R20 方法包括 4 次连续的激光扫描，每次间隔 20 分钟，以便让气泡有时间消退。这种方法已经被证明是安全的，并且比仅扫描一次的治疗更有效。然而，这种方法并不省时（特别是在繁忙的临床工作中）。R0 方法通过局部外用液态氟碳化合物（十八氟十氢萘）解决了这个问题，它可以使灰白色组织反应立即消退，从而允许后续的治疗立即进行（图 3.11）。它已被证明与 R20 方法同样有效，且更快。最近推出了高速声波脉冲（rapid acoustic pulse，RAP）设备，它产生声波冲击波脉冲，能清除由 Q 开关或皮秒激光治疗造成的表皮和真皮气泡，从而使一次激光文身去除治疗中能进行多次激光扫描。早期的研究表明，与只扫一遍的 Q 开关激光治疗相比，RAP 设备与 Q 开关激光联合使用时对文身的清除率更高。考虑到充分清除墨水颗粒和皮肤修复，通常每月进行一次治疗。

> **要点 6**
>
> 　　在治疗文身时，理想的终点反应是组织出现霜白反应，持续 10 ~ 20 分钟。如果未达到这一终点反应，则所使用的激光能量密度或波长很可能不适合淡化治疗区域的颜色。

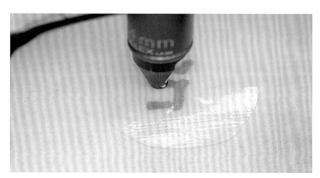

图 3.11　利用十八氟十氢萘凝胶垫进行文身的激光治疗，可以使后续的治疗立即进行

五、术后护理

　　在使用 Q 开关或皮秒激光治疗后，冷敷、使用润肤剂和（或）封闭剂可以起到缓解疼痛的作用。表皮性病变治疗后一般无须特殊的皮肤护理。在治疗后的头 7 ~ 10 天内，治疗部位可能会形成一层薄痂并脱落。应指导患者每天轻柔地清洁治疗区域，然后使用封闭性润肤剂以加速愈合。应该让痂皮自然脱落。在治疗真皮性病变或文身后，由于这些病变需要更高的治疗能量，治疗区域可能会出现破损或水疱或大疱。可在不黏纱布和胶带下方使用封闭性润肤剂或凡士林，或使用水胶体敷料。应指导患者在表皮再生前每日使用肥皂和水清洁该区域后更换敷料。治疗区域一般在 5 ~ 14 天内愈合。

　　剥脱性激光治疗后前几天应使用封闭性敷料，以后每日清洁、轻柔保湿和润肤，直至该区域表皮再生。非剥脱性点阵激光治疗后应使用温和的润肤剂或无致粉刺性保湿剂至少 1 周。

　　无论使用何种激光设备，都应建议患者严格防晒，并使用广谱防晒霜，以最大限度地降低术后色素异常的风险。

> **要点 7**
>
> 　　在激光治疗任何良性色素性病变或文身后，患者必须严格防晒，以防止复发或炎症后色素沉着。矿物防晒霜包括那些含有氧化铁的防晒霜，能够提供覆盖 UVA、UVB 和可见光的广谱防护。

六、不良反应及并发症

　　即使采取了恰当的预防措施，激光治疗良性色素性病变或文身后仍可能发生色素异常。色素沉着通常会随着时间的推移自然改善，或外用美白剂，包括 4% ~ 5% 氢醌乳膏或 Kligman 疗法。色素减退则更难治疗，即使使用准分子激光或窄谱紫外光多次治疗，通常也无法完全消退。深色皮肤类型的患者术后发生色素异常的风险更高，尤其是进行激光去除文身时。如前所述，建议在治疗前 6 ~ 8 周评估光斑试验的效果，以预测并尽可能减少并发症。

如果患者有不明系统性金疗法既往史，由于皮肤内的金颗粒变黑，在Q开关或皮秒激光治疗后，皮肤会立即变暗。虽然这种色素沉着被认为是永久性的，但据报道，使用长脉冲694 nm红宝石激光或755 nm翠绿宝石激光可有效地清除色素。

激光治疗引起的热损伤也可能会继发肤质改变和瘢痕形成。虽然当使用恰当的治疗技术和参数时，这些并发症是罕见的，但治疗文身的风险略高。避免过度的能量密度、脉冲叠加，使用更大的光斑，治疗间隔6~8周，可以最大限度地减少这些并发症的风险。并发症更容易发生在胸部、上臂外侧和脚踝等部位。每日适当的创面护理，用生理盐水清洗，并在非黏性纱布敷料下涂抹封闭性润肤剂，可能有助于预防感染。感染可能会导致瘢痕形成。如果确实有瘢痕形成，连续的脉冲染料激光或点阵激光治疗，局部注射小剂量曲安奈德（联合或不联合5-氟尿嘧啶），以及局部外用改善瘢痕的硅胶贴等各种治疗方法，可能有助于改善瘢痕的外观。治疗2周后出现轻微的鹅卵石样纹理可能是瘢痕形成的前兆，通过每天两次局部使用I类皮质类固醇可以逆转这一情况。

小结

各种良性色素性病变和文身可通过激光得到安全有效的治疗。筛选适合治疗的患者和详尽的术前评估至关重要。在治疗前进行适当的皮肤准备，使用抑制黑素细胞活性的外用药物，严格避光，以及使用适当的治疗参数，调整参数以获得预期的治疗终点反应，将优化疗效并将不良反应的风险降至最低。激光技术的不断进步有望进一步改善色素性病变的治疗。

扩展阅读

Alabdulrazzaq H, Brauer JA, Bae YS, Geronemus RG. Clearance of yellow tattoo ink with a novel 532-nm picosecond laser. *Lasers Surg Med.* 2015;47(4):285–288.

Alkhalifah A, Fransen F, Le Duff F, Lacour J-P, et al. Laser treatment of epidermal nevi: a multicenter retrospective study with long-term follow-up. *J Am Acad Dermatol.* 2020;83(6):1606–1615.

Alora MB, Arndt KA. Treatment of a café-au-lait macule with the erbium:YAG laser. *J Am Acad Dermatol.* 2001;45(4):566–568.

Alster TS, Williams CM. Café-au-lait macule in type V skin: successful treatment with a 510 nm pulsed dye laser. *J Am Acad Dermatol.* 1995;33(6):1042–1043.

Alster TS, Williams CM. Treatment of nevus of Ota by the Q-switched alexandrite laser. *Dermatol Surg.* 1995;21(7):592–596.

Alster TS. Complete elimination of large café-au-lait birthmarks by the 510-nm pulsed dye laser. *Plast Reconstr Surg.* 1995;96(7):1600–1604.

Anderson RR, Parrish JA. Selective photothermolysis: precise microsurgery by selective absorption of pulsed radiation. *Science.* 1983;220(4596):524–527.

Angsuwarangsee S, Polnikorn N. Combined ultrapulse CO2 laser and Q-switched alexandrite laser compared with Q-switched alexandrite laser alone for refractory melasma: split-face design. *Dermatol Surg.* 2003;29(1):59–64.

Artzi O, Mehrabi JN, Koren A, Niv R, Lapidoth M, Levi A. Picosecond 532-nm neodymium-doped yttrium aluminium garnet laser—a novel and promising modality for the treatment of café-au-lait macules. *Lasers Med Sci.* 2018;33(4):693–697.

Ashinoff R, Tanenbaum D. Treatment of an amalgam tattoo with the Q-switched ruby laser. *Cutis.* 1994;54(4):269–270.

Bae YS, Alabdulrazzaq H, Brauer J, Geronemus R. Successful treatment of paradoxical darkening. *Lasers Surg Med.* 2016;48(5):471–473.

Balaraman B, Ravanfar-Jordan P, Friedman PM. Novel use of non-ablative fractional photothermolysis for café-au-lait mac- ules in darker skin types. *Lasers Surg Med.* 2017;49(1):84–87.

Belkin DA, Neckman JP, Jeon H, Friedman P, Geronemus RG. Response to laser treatment of café au lait macules based on morphologic features. *JAMA Dermatol.* 2017;153(11):1158–1161.

Bellew SG, Alster TS. Treatment of exogenous ochronosis with a Q- switched alexandrite (755 nm) laser. *Dermatol Surg.* 2004;30(4 Pt 1):555–558.

Bernstein EF, Schomacker KT, Basilavecchio LD, Plugis JM, et al. A novel dual-wavelength, Nd:YAG, picosecond-domain laser safely and effectively removes multicolor tattoos. *Lasers Surg Med.* 2015;47(7):542–548.

Brauer JA, Reddy KK, Anolik R, Weiss ET, et al. Successful and rapid treatment of blue and green tattoo pigment with a novel picosecond laser. *Arch Dermatol.* 2012;148(7):820–823.

Chalermchai T, Rummaneethorn P. Effects of a fractional picosecond 1,064 nm laser for the treatment of dermal and mixed type melasma. *J CosmetLaser Ther.* 2018;20(3):134–139.

Chan HH, Fung WK, Ying SY, et al. An in vivo trial comparing the use of different types of 532 nm Nd:YAG lasers in the treatment of facial lentigines in Oriental patients. *Dermatol Surg.* 2000;26(8):743–749.

Chan HH, Leung RS, Ying SY, Lai CF, et al. A retrospective analysis of complications in the treatment of nevus of Ota with the Q-switched alexandrite and Q-switched Nd:YAG lasers. *Dermatol Surg.* 2000;26(11):1000–1006.

Chan HH, Xiang L, Leung JC, et al. In vitro study examining the effect of sub-lethal QS 755 nm lasers on the expression of p16INK4a on melanoma cell lines. *Lasers Surg Med.* 2003; 32(2):88–93.

Chan JC, Shek SY, Kono T, Yeung CK, et al. A retrospective analysis on the management of pigmented lesions using a picosecond 755-nm alexandrite laser in Asians. *Lasers Surg Med.* 2016;48(1):23–29.

Chan MWM, Shek SY-N, Yeung CK, Chan HH-L. A prospective study in the treatment of lentigines in Asian skin using 532 nm picosecond Nd:YAG laser. *Lasers Surg Med.* 2019;51(9):767–773.

Chen H, Diebold G. Chemical generation of acoustic waves: a giant photoacoustic effect. *Science.* 1995;270(5238):963–966.

Chesnut C, Diehl J, Lask G. Treatment of nevus of Ota with a picosecond 755-nm alexandrite laser. *Dermatol Surg.* 2015;41(4):508–510.

Cho SB, Park SJ, Kim MJ, Bu TS. Treatment of acquired bilateral nevus of Ota-like macules (Hori's nevus) using 1, 064-nm Q-switched Nd:YAG laser with low fluence. *Int J Dermatol.* 2009;48(12):1308–1312.

Choi JE, Kim JW, Seo SH, Son SW, et al. Treatment of Becker's nevi with a long-pulsed alexandrite laser. *Dermatol Surg.* 2009;35(7):1105–1108.

Choi YJ, Nam JH, Kim JY, Min JH, et al. A prospective, randomized, multicenter, split-face, 2% hydroquinone cream-controlled clinical trial. *Lasers Surg Med.* 2017;49(10):899–907.

Chong SJ, Jeong E, Park HJ, Lee JY, Cho BK. Treatment of congenital nevomelanocytic nevi with the CO2 and Q-switched alexandrite lasers. *Dermatol Surg.* 2005;31(5):518–521.

Chung HJ, McGee JS, Lee SJ. Successful treatment of ephelides in Asian skin using the picosecond 785-nm laser. *J Cosmet Dermatol.* 2020;19(8):1990–1992.

Chung BY, Han SS, Moon HR, Lee MW, Chang SE. Treatment with the pinhole technique using erbium-doped yttrium aluminum garnet laser for a café au lait macule and carbon dioxide laser for facial telangiectasia. *Ann Dermatol.* 2014;26(5):657–659.

Culbertson GR. 532-nm diode laser treatment of seborrheic keratoses with color enhancement. *Dermatol Surg.* 2008;34(4):525–528.

DiGiorgio CM, Wu DC, Goldman MP. Successful treatment of argyria using the picosecond alexandrite laser. *Dermatol Surg.* 2016;42(3):431–433.

Dover JS, Margolis RJ, Polla LL, et al. Pigmented guinea pig skin irradiated with Q-switched ruby laser pulses. Morphologic and histologic findings. *Arch Dermatol.* 1989;125(1):43–49.

Dover JS, Smoller BR, Stern RS, et al. Low-fluence carbon dioxide laser irradiation of lentigines. *Arch Dermatol.* 1988;124(8):1219–1224.

Dummer R, Kempf W, Burg G. Pseudo-melanoma after laser therapy. *Dermatology.* 1998;197(1):71–73.

Ee HL, Goh CL, Khoo LS, Chan ES, et al. Treatment of acquired bilateral nevus of Ota-like macules (Hori's nevus) with a combi- nation of the 532 nm Q-Switched Nd:YAG laser followed by the 1,064 nm Q-switched Nd:YAG is more effective: prospective study. *Dermatol Surg.* 2006;32(1):34–40.

Eggen CAM, Lommerts JE, van Zuuren EJ, Limpens J, Pasmans SGMA, Wolkerstorfer A. Laser treatment of congenital melanocytic naevi: a systematic review. *Br J Dermatol.* 2018;178(2):369–383.

Fitzpatrick RE, Goldman MP. Tattoo removal using the alexandrite laser. *Arch Dermatol.* 1994;130(12):1508–1514.

Fitzpatrick RE, Goldman MP, Ruiz-Esparza J. Clinical advantage of the CO2 laser superpulsed mode. Treatment of verruca vulgaris, seborrheic keratoses, lentigines, and actinic cheilitis. *J Dermatol Surg Oncol.* 1994;20(7):449–456.

Freedman JR, Kaufman J, Metelitsa AI, et al. Picosecond lasers: the next generation of short-pulsed lasers. *Semin Cutan Med Surg.* 2014;33(4):164–168.

Friedman DJ. Successful treatment of a red and black professional tattoo in skin type VI with a picosecond dual-wavelength, neodymium-doped yttrium aluminum garnet laser. *Dermatol Surg.* 2016;42(9):1121–1123.

Ge Y, Yang Y, Guo L, et al. Comparison of a picosecond alexandrite laser versus a Q-switched alexandrite laser for the treatment of nevus of Ota: A randomized, split-lesion, controlled trial. *J Am Acad Dermatol.* 2020;83(2):397–403.

Geronemus RG. Q-switched ruby laser therapy of nevus of Ota. *Arch Dermatol.* 1992;128(12):1618–1622.

Glaich AS, Goldberg LH, Dai T, Kunishige JH, Friedman PM. Fractional resurfacing: a new therapeutic modality for Becker's nevus. *Arch Dermatol.* 2007;143(12):1488–1490.

Goldberg DJ, Stampien T. Q-switched ruby laser treatment of congenital nevi. *Arch Dermatol.* 1995;131(5):621–623.

Goldberg DJ, Nychay SG. Q-switched ruby laser treatment of nevus of Ota. *J Dermatol Surg Oncol.* 1992;18(9):817–821.

Goldman L, Wilson RG, Hornby P, Meyer RG. Radiation from a Q-switched ruby laser. Effect of repeated impacts of power output of 10 megawatts on a tattoo of a man. *J Invest Dermatol.* 1965;44:69–71.

Green D, Friedman KJ. Treatment of minocycline-induced cutaneous pigmentation with the Q-switched alexandrite laser and a review of the literature. *J Am Acad Dermatol.* 2001;44(2 suppl):342–347.

Grevelink JM, van Leeuwen RL, Anderson RR, Byers HR. Clinical and histological responses of congenital melanocytic nevi after single treatment with Q-switched lasers. *Arch Dermatol.* 1997;133(3):349–353.

Grevelink JM, Gonza lez S, Bonoan R, Vibhagool C, et al. Treatment of nevus spilus with the Q-switched ruby laser. *Dermatol Surg.* 1997;23:365–369.

Guss L, Goldman MP, Wu DC. Picosecond 532nm neodymium-doped yttrium aluminum garnet laser for the treatment of solar lentigines in darker skin types: safety and efficacy. *Dermatol Surg.* 2017;43(3):456–459.

Guo X, Cai X, Jin Y, Zhang T, et al. Q-PTP is an optimized technology of 1064-nm Q-switched neodymium-doped yttrium aluminum garnet laser in the laser therapy of melasma: a prospective split-face study. *Oncol Lett.* 2019;18(4):4136–4143.

Haimovic A, Brauer JA, Cindy Bae YS, Geronemus RG. Safety of a picosecond laser with diffractive lens array (DLA) in the treatment of Fitzpatrick skin types IV to VI: a retrospective review. *J Am Acad Dermatol.* 2016;74(5):931–936.

Hammami Ghorbel H, Boukari F, Fontas E, et al. Copper bromide laser vs triple-combination cream for the treatment of melasma: a randomized clinical trial. *JAMA Dermatol.* 2015;151(7):791–792.

Hantash BM, Bedi VP, Sudireddy V, Struck SK, Herron GS, Chan KF. Laser-induced transepidermal elimination of dermal content by fractional photothermolysis. *J Biomed Opt.* 2006;11(4):041115.

Herd RM, Alora MB, Smoller B, Arndt KA, et al. A clinical and histologic prospective controlled comparative study of the picosecond titanium:sapphire (795 nm) laser versus the Q-switched alexandrite (752 nm) laser for removing tattoo pigment. *J Am Acad Dermatol.* 1999;40(4):603–606.

Ho DD, London R, Zimmerman GB, Young DA. Laser-tattoo

removal—a study of the mechanism and the optimal treatment strategy via computer simulations. *Lasers Surg Med.* 2002;30(5):389–397.

Ho SG, Goh CL. Laser tattoo removal: a clinical update. *J Cutan Aesthet Surg.* 2015;8(1):9–15.

Ho SG, Yeung CK, Chan NP, et al. A comparison of Q-switched and long-pulsed alexandrite laser for the treatment of freckles and lentigines in oriental patients. *Lasers Surg Med.* 2011;43(2):108–113.

Hofbauer Parra CA, Careta MF, Valente NYS, de Sanches Osório NEG, Torezan LAR. Clinical and histopathologic assessment of facial melasma after low fluence Q-switched neodymium-doped yttrium aluminum garnet laser. *Dermatol Surg.* 2016;42(4):507–512.

Horner BM, El-Muttardi NS, Mayo BJ. Treatment of con- genital melanocytic nevi with CO2 laser. *Ann Plast Surg.* 2005;55(3):276–280.

Huang A, Phillips A, Adar T, Hui A. Ocular injury in cosmetic laser treatments of the face. *J Clin Aesthet Dermatol.* 2018;11(2):15–18.

Hwang K, Lee WJ, Lee SI, et al. Pseudomelanoma after laser therapy. *Ann Plast Surg.* 2002;48(5):562–564.

Imhof L, Dummer R, Dreier J, Kolm I, Barysch MJ. A prospective trial comparing q-switched ruby laser and a triple combination skin-lightening cream in the treatment of solar lentigines. *Dermatol Surg.* 2016;42(7):853–857.

Izikson L, Farinelli W, Sakamoto F, Tannous Z, et al. Safety and effectiveness of black tattoo clearance in a pig model after a single treatment with a novel 758 nm 500 picosecond laser: a pilot study. *Lasers Surg Med.* 2010;42(7):640–646.

Izikson L, Anderson RR. Resolution of blue minocycline pigmentation of the face after fractional photothermolysis. *Lasers Surg Med.* 2008;40(6):399–401.

Jang KA, Chung EC, Choi JH, Sung KJ, Moon KC, Koh JK. Successful removal of freckles in Asian skin with a Q-switched alexandrite laser. *Dermatol Surg.* 2000;26(3):231–234.

Jeong SY, Shin JB, Yeo UC, Kim WS, Kim IH. Low-fluence Q-switched neodymium-doped yttrium aluminum garnet laser for melasma with pre-or post-treatment triple combination cream. *Dermatol Surg.* 2010;36(6):909–918.

Kagami S, Asahina A, Watanabe R, et al. Treatment of 153 Japanese patients with Q-switched alexandrite laser. *Lasers Med Sci.* 2007;22(3):159–163.

Kaminer MS, Capelli CC, Sadeghpour M, Ibrahim O, Honda LL, Robertson DW. Increased tattoo fading in a single laser tattoo removal session enabled by a rapid acoustic pulse device: a prospective clinical trial. *Lasers Surg Med.* 2020;52(1):70–76.

Kanechorn-Na-Ayuthaya P, Niumphradit N, Aunhachoke K, Nakakes A, Sittiwangkul R, Srisuttiyakorn C. Effect of combination of 1064 nm Q-switched Nd:YAG and fractional carbon dioxide lasers for treating exogenous ochronosis. *J Cosmet Laser Ther.* 2013;15(1):42–45.

Katz TK, Goldberg LH, Friedman PM. Dermatosis papulosa nigra treatment with fractional photothermolysis. *Dermatol Surg.* 2009;35(11):1840–1843.

Katz TM, Goldberg LH, Firoz BF, Friedman PM. Fractional photothermolysis for the treatment of postinflammatory hyperpigmentation. *Dermatol Surg.* 2009;35(11):1844–1848.

Kent KM, Graber EM. Laser tattoo removal: a review. *Dermatol Surg.* 2012;38(1):1–13.

Khetarpal S, Desai S, Kruter L, Prather H, et al. Picosecond laser with specialized optic for facial rejuvenation using a compressed treatment

interval. *Lasers Surg Med.* 2016;48(8):723–726.

Kilmer SL, Wheeland RG, Goldberg DJ, Anderson RR. Treatment of epidermal pigmented lesions with the frequency- doubled Q-switched Nd:YAG laser. A controlled, single-impact, dose-response, multicenter trial. *Arch Dermatol.* 1994;130(12):1515–1519.

Kim jH, Kim H, Park HC, Kim IH. Subcellular selective photothermolysis of melanosomes in adult zebrafish skin following 1064-nm Q-switched Nd:YAG laser irradiation. *J Invest Dermatol.* 2010;130(9):2333–2335.

Kim EH, Kim YC, Lee ES, Kang HY. The vascular characteristics of melasma. *J Dermatol Sci.* 2007;46(2):111–116.

Kim S, Cho KH. Treatment of facial postinflammatory hyperpigmentation with facial acne in Asian patients using Q-switched neodymium-doped yttrium aluminum garnet laser. *Dermatol Surg.* 2010;36(9):1374–1380.

Kirby W, Desai A, Desaei T, Kartono F, Patel G. The Kirby-Desai scale: a proposed scale to assess tattoo-removal treatments. *J Clin Aesthetic Dermatol.* 2009;2(3):32–37.

Kono T, Nozaki M, Chan HH, Mikashima Y. A retrospective study looking at the long-term complications of Q-switched ruby laser in the treatment of nevus of Ota. *Lasers Surg Med.* 2001;29(2):156–159.

Kono T, Chan HH, Erçöçen AR, et al. Use of Q-switched ruby laser in the treatment of nevus of Ota in different age groups. *Lasers Surg Med.* 2003;32(5):391–395.

Kossida T, Farinelli W, Flotte T. Mechanism of immediate whitening during tattoo removal. *Lasers Surg Med.* 2006;18:70.

Kossida T, Rigopoulos D, Katsambas A, Anderson RR. Optimal tattoo removal in a single laser session based on the method of repeated exposures. *J Am Acad Dermatol.* 2012;66(2):271–277.

Kouba DJ, Fincher EF, Moy RL, et al. Nevus of Ota successfully treated by fractional photothermolysis using a fractionated 1440-nm Nd:YAG laser. *Arch Dermatol.* 2008;144(2):156–158.

Kroon MW, Wind BS, Beek JF, et al. Nonablative 1550-nm fractional laser therapy versus triple topical therapy for the treatment of melasma: a randomized controlled pilot study. *J Am Acad Dermatol.* 2011;64(3):516–523.

Kundu RV, Joshi SS, Suh KY, Boone SL, et al. Comparison of electrodesiccation and potassium-titanyl-phosphate laser for treatment of dermatosis papulosa nigra. *Dermatol Surg.* 2009;35(7):1079–1083.

Kung KY, Shek SY, Yeung CK, Chan HH. Evaluation of the safety and efficacy of the dual wavelength picosecond laser for the treatment of benign pigmented lesions in Asians. *Lasers Surg Med.* 2019;51(1):14–22.

Kwon SH, Hwang YJ, Lee SK, Park KC. Heterogeneous pathology of melasma and its clinical implications. *Int J Mol Sci.* 2016;17(6):824.

Labadie JG, Krunic AL. Long pulsed dye laser with a back-to-back double-pulse technique and compression for the treatment of epidermal pigmented lesions. *Lasers Surg Med.* 2019;51(2):136–140.

Lam AY, Wong DS, Lam LK, Petzoldt D. A retrospective study on the efficacy and complications of Q-switched alexandrite laser in the treatment of acquired bilateral nevus of Ota-like macules. *Dermatol Surg.* 2001;27:937–941.

Larry S. Tattoo takeover: three in ten Americans have tattoos, and most don't stop at just one. Health & Life. The Harris Poll. http://www.theharrispoll.com/health-and-life/Tattoo_Takeover.html. Accessed December 12, 2020.

Lee MW. Combination 532-nm and 1064-nm lasers for noninvasive skin rejuvenation and toning. *Arch Dermatol*. 2003;139(10):1265–1276.

Lee HS, Won CH, Lee DH, An JS, Chang HW, Lee JH, et al. Treatment of melasma in Asian skin using a fractional 1, 550-nm laser: an open clinical study. *Dermatol Surg*. 2009;35(10):1499–1504.

Lee M-C, Lin Y-F, Hu S, Huang Y-L, et al. A split-face study: comparison of picosecond alexandrite laser and Q-switched Nd:YAG laser in the treatment of melasma in Asians. *Lasers Med Sci*. 2018;33(8):1733–1738.

Lee HM, Haw S, Kim JK, Chang SE, Lee MW. Split-face study using a 1, 927-nm thulium fiber fractional laser to treat photoaging and melasma in Asian skin. *Dermatol Surg*. 2013;39(6):879–888.

Lee DB, Suh HS, Choi YS. A comparative study of low-fluence 1, 064 nm Q-Switched Nd: YAG laser with or without chemical peeling using Jessner's solution in melasma patients. *J Cosmet Laser Ther*. 2014;16(6):264–270.

Levin MK, Ng E, Bae YS, Brauer JA, et al. Treatment of pigmentary disorders in patients with skin of color with a novel 755 nm picosecond, Q-switched ruby, and Q-switched Nd:YAG nanosecond lasers: a retrospective photographic review. *Lasers Surg Med*. 2016;48(2):181–187.

Li YT, Yang KC. Comparison of the frequency-doubled Q-switched Nd:YAG laser and 35% trichloroacetic acid for the treatment of face lentigines. *Dermatol Surg*. 1999;25(3):202–204.

Lipp MB, Angra K, Wu DC. Safety and efficacy of a novel 730 nm picosecond titanium sapphire laser for the treatment of benign pigmented lesions. *Lasers Surg Med*. 2021;53(4):429–434.

Lomeo G, Cassuto D, Scrmali L, Sirago P. Er:YAG versus CO_2 ablative fractional resurfacing: a split face study. Abstract presented at American Society for Laser Medicine and Surgery Conference, Kissimmee F; 2008.

Lomeo G, Cassuto D, Scrimali L, Siragò P. Er:YAG versus CO_2 ablative fractional resurfacing: a split face study. *Lasers Surg Med*. 2008;76:40.

Lou WW, Kauvar ANB, Geronemus RG. Evaluation of long pulsed alexandrite laser and Q-switched ruby laser for the treatment of benign pigmented lesions. *Lasers Surg Med Suppl*. 2000;12:56.

Lowe NJ, Wieder JM, Sawcer D, Burrows P, Chalet M. Nevus of Ota: treatment with high energy fluences of the Q-switched ruby laser. *J Am Acad Dermatol*. 1993;29(6):997–1001.

Lowe NJ, Wieder JM, Shorr N, Boxrud C, Saucer D, Chalet M. Infraorbital pigmented skin. Preliminary observations of laser therapy. *Dermatol Surg*. 1995;21(9):767–770.

Lyons AB, Moy RL, Herrmann JL. A randomized, controlled, split-face study of the efficacy of a picosecond laser in the treatment of melasma. *J Drugs Dermatol*. 2019;18(11):1104–1107.

Manaloto RMP, Alster T. Erbium:YAG laser resurfacing for refractory melasma. *Dermatol Surg*. 1999;25(2):121–123.

Manstein D, Herron GS, Sink RK, Tanner H, et al. Fractional photothermolysis: a new concept of cutaneous remodeling using microscopic patterns of thermal injury. *Lasers Surg Med*. 2004;34(5):426–438.

Manuskiatti W, Sivayathorn A, Leelaudomlipi P, Fitzpatrick RE. Treatment of acquired bilateral nevus of Ota-like macules (Hori's nevus) using a combination of scanned carbon dioxide laser followed by Q-switched ruby laser. *J Am Acad Dermatol*. 2003;48(4):584–591.

Manuskiatti W, Fitzpatrick R, Goldman MP. Treatment of facial skin using combinations of CO2, Q-switched alexandrite, flashlamp- pumped

pulsed dye, and Er:YAG lasers in the same treatment session. *Dermatol Surg*. 2000;26(2):114–120.

Masub N, Nguyen JK, Austin E, Jagdeo J. The vascular component of melasma: a systematic review of laboratory, diagnostic, and therapeutic evidence. *Dermatol Surg*. 2020;46(12):1642–1650.

McIlwee BE, Alster TS. Treatment of cosmetic tattoos: a review and case analysis. *Dermatol Surg*. 2018;44(12):1565–1570.

Mehrabi D, Brodell RT. Use of the alexandrite laser for treatment of seborrheic keratoses. *Dermatol Surg*. 2002;28(5):437–439.

Milgraum SS, Cohen ME, Auletta MJ. Treatment of blue nevi with the Q-switched ruby laser. *J Am Acad Dermatol*. 1995;32(2 Pt 2):307–310.

Moody MN, Landau JM, Vergilis-Kalner IJ, et al. 1, 064-nm Q-switched neodymium-doped yttrium aluminum garnet laser and 1, 550-nm fractionated erbium-doped fiber laser for the treatment of nevus of Ota in Fitzpatrick skin type IV. *Dermatol Surg*. 2011;37(8):1163–1167.

Moody MN, Landau JM, Goldberg LH, Friedman PM. Fractionated 1550-nm erbium-doped fiber laser for the treatment of periorbital hyperpigmentation. *Dermatol Surg*. 2012;38(1):139–142.

Moore M, Mishra V, Friedmann DP, Goldman MP. Minocycline-induced postsclerotherapy pigmentation successfully treated with a picosecond alexandrite laser. *Dermatol Surg*. 2016;42(1):133–134.

Mun JY, Jeong SY, Kim JH, Han SS, Kim IH. A low fluence Q-switched Nd:YAG laser modifies the 3d structure of melanocyte and ultrastructure of melanosome by subcellular-selective photothermolysis. *J Electron Microsc(Tokyo)*. 2011;60(1):11–18.

Murphy GF, Shepard RS, Paul BS, Menkes A, et al. Organelle-specific injury to melanin-containing cells in human skin by pulsed laser irradiation. *Lab Invest*. 1983;49(6):680–685.

Naga LI, Alster T. Laser tattoo removal: an update. *Am J Clin Dermatol*. 2017;18(1):59–65.

Nanni CA, Alster TS. Treatment of a Becker's nevus using a 694-nm long-pulsed ruby laser. *Dermatol Surg*. 1998;24(9):1032–1034.

Narurkar V, Struck S, Jiang K, England L, et al. Safety and efficacy of a 1, 927-nm non-ablative fractional laser for the facial and non-facial resurfacing in skin types I to V. *Lasers Surg Med*. 2010;42(S22):1–125.

Negishi K, Akita H, Matsunaga Y. Prospective study of removing solar lentigines in Asians using a novel dual- wavelength and dual-pulse width picosecond laser. *Lasers Surg Med*. 2018;50(8):851–858.

Niwa Massaki AB, Eimpunth S, Fabi SG, Guiha I, et al. Treatment of melasma with the 1,927-nm fractional thulium fiber laser: A retrospective analysis of 20 cases with long-term follow-up. *Lasers Surg Med*. 2013;45(2):95–101.

Nouri K, Bowes L, Chartier T, Romagosa R, et al. Combination treatment of melasma with pulsed CO2 laser followed by Q-switched alexandrite laser: a pilot study. *Dermatol Surg*. 1999;25(6):494–497.

Ohshiro T, Maruyama Y. The ruby and argon lasers in the treatment of naevi. *Ann Acad Med Singap*. 1983;12(suppl. 2):388–395.

Ohshiro T, Ohshiro T, Sasaki K, Kishi K Picosecond pulse duration laser treatment for dermal melanocytosis in Asians: a retrospective review. *Laser Ther*. 2016;25(2):99–104.

Ostertag JU, Quadvlieg PJF, Kerckhoffs FEMJ, Vermeulen AH, et al. Congenital naevi treated with Erbium:YAG laser (Derma K) resurfacing in neonates: clinical results and review of the literature. *Br J Dermatol*. 2006;154(5):889–895.

Park KY, Kim DH, Kim HK, Li K, Seo SJ, Hong CK. A randomized, observer-blinded, comparison of combined 1064-nm Q-switched neodymium-doped yttrium–aluminum–garnet laser plus 30% glycolic acid peel vs. laser monotherapy to treat melasma. *J Clin Exp Dermatol Res.* 2011;36(8):864–870.

Passeron T, Genedy R, Salah L, Fusade T, et al. Laser treatment of hyperpigmented lesions: position statement of the European Society of Laser in Dermatology. *J Eur Acad Dermatol Venereol.* 2019;33(6):987–1005.

Passeron T, Fontas E, Kang HY, Bahadoran P, et al. Melasma treatment with pulsed-dye laser and triple combination cream: a prospective, randomized, single-blind, split-face study. *Arch Dermatol.* 2011;147(9):1106–1108.

Patel PD, Mohan GC, Bhattacharya T, Patel RA, et al. Pediatric laser therapy in pigmented conditions. *Am J Clin Dermatol.* 2019;20(5):647–655.

Polder KD, Bruce S. Treatment of melasma using a novel 1,927-nm fractional thulium fiber laser: a pilot study. *Dermatol Surg.* 2012;38(2):199–206.

Polder KD, Landau JM, Vergilis-Kalner IJ, Goldberg LH, Friedman PM, Bruce S. Laser eradication of pigmented lesions: a review. *Dermatol Surg.* 2011;37(5):572–595.

Poldner KD, Harrison A, Eubanks LE, et al. 1,927-nm fractional thulium fiber laser for the treatment of nonfacial photodamage: a pilot study. *Dermatol Surg.* 2011;37(3):342–348.

Polnikorn N, Tanghetti E. Treatment of refractory melasma in Asians with the picosecond alexandrite laser. *Dermatol Surg.* 2020;46(12):1651–1656.

Polnikorn N, Tanrattanakorn S, Goldberg DJ. Treatment of Hori's nevus with the Q-switched Nd:YAG laser. *Dermatol Surg.* 2000;26(5):477–480.

Rahman Z, Alam M, Dover JS. Fractional laser treatment for pigmentation and texture improvement. *Skin Therapy Lett.* 2006;11(9):7–11.

Rajpar SF, Abdullah A, Lanigan SW. Er:YAG laser resurfacing for inoperable medium-sized facial congenital melanocytic naevi in children. *Clin Exp Dermatol.* 2007;32(2):159–161.

Rashid T, Hussain I, Haider M, Haroon TS. Laser therapy of freckles and lentigines with quasi-continuous frequency doubled, Nd:YAG (532 nm) laser in Fitzpatrick skin type IV: a 24-month follow-up. *J Cosmet Laser Ther.* 2002;4(3-4):81–85.

Redbord KP, Hanke CW. Case reports: clearance of lentigines in Japanese men with the long-pulsed alexandrite laser. *J Drugs Dermatol.* 2007;6(6):653–656.

Reddy KK, Brauer JA, Anolik R, Benstein L, et al. Topical perfluorodecalin resolves immediate whitening reactions and allows rapid effective multiple pass treatment of tattoos. *Lasers Surg Med.* 2013;45:76–80.

Rho N-K. Treatment of café-au-lait Macules using a Q-switched Laser Followed by Serial Fractional thulium Laser treatments. *Med Lasers.* 2017;6(1):41–43.

Rodrigues M, Bekhor P. Treatment of minocycline-induced cutaneous pigmentation with the picosecond alexandrite (755-nm) laser. *Dermatol Surg.* 2015;41(10):1179–1182.

Rokhsar CK, Fitzpatrick RE. The treatment of melasma with fractional photothermolysis: a pilot study. *Dermatol Surg.* 2005;31(12):1645–1650.

Ross EV, Naseef G, Lin C, et al. Comparison of responses of tattoos to picosecond and nanosecond Q-switched neodymium: YAG lasers. *Arch Dermatol.* 1998;134(2):167–171.

Sadighha A, Saatee S, Muhaghegh-Zahed G. Efficacy and adverse effects of Q-switched ruby laser on solar lentigines: a prospective study of 91 patients with Fitzpatrick skin type II, III, and IV. *Dermatol Surg.* 2008;34(11):1465–1468.

Saedi N, Metelitsa A, Petrell K, Arndt KA, et al. Treatment of tattoos with a picosecond alexandrite laser: a prospective trial. *Arch Dermatol.* 2012;148(12):1360–1363.

Schweiger ES, Kwasniak L, Aires DJ. Treatment of dermatosis papulosa nigra with a 1064 nm Nd:YAG laser: report of two cases. *J Cosmet Laser Ther.* 2008;10(2):120–122.

Shah G, Alster TS. Treatment of an amalgam tattoo with a Q-switched alexandrite (755 nm) laser. *Dermatol Surg.* 2002;28(12):1180–1181.

Sherling M, Friedman PM, Adrian R, Burns AJ, et al. Consensus recommendations on the use of an erbium-doped 1, 550-nm fractionated laser and its applications in dermatologic laser surgery. *Dermatol Surg.* 2010;36(4):461–469.

Sheth VM, Pandya AG. Melasma: Comprehensive update: part II. *J Am Acad Dermatol.* 2011;65(4):699–714.

Shin JU, Park J, Oh SH, Lee JH. Oral tranexamic acid enhances the efficacy of low-fluence 1064-nm quality-switched neodymium-doped yttrium aluminum garnet laser treatment for melasma in Koreans: a randomized, prospective trial. *Dermatol Surg.* 2013;39(3 Pt 1):435–442.

Spierings NMK. Melasma: A critical analysis of clinical trials investigating treatment modalities published in the past 10 years. *J Cosmet Dermatol.* 2020;19(6):1284–1289.

Stern RS, Dover JS, Levin JA, Arndt KA. Laser therapy versus cryotherapy of lentigines: a comparative trial. *J Am Acad Dermatol.* 1994;30(6):985–987.

Suh DH, Han KH, Chung JH. The use of Q-switched Nd:YAG laser in the treatment of superficial pigmented lesions in Koreans. *J Dermatol Treat.* 2001;12(2):91–96.

Tan SK. Exogenous ochronosis – successful outcome after treatment with Q-switched Nd:YAG laser. *J Cosmet Laser Ther.* 2013;15(5):274–278.

Tanghetti EA. The histology of skin treated with a picosecond alexandrite laser and a fractional lens array. *Lasers Surg Med.* 2016;48(7):646–652.

Taylor CR, Flotte TJ, Gange RW, Anderson RR. Treatment of nevus of Ota by Q-switched ruby laser. *J Am Acad Dermatol.* 1994;30:743–751.

Taylor CR, Anderson RR. Treatment of benign pigmented epidermal lesions by Q-switched ruby laser. *Int J Dermatol.* 1993;32(12):908–912.

Taylor CR, Anderson RR. Ineffective treatment of refractory melasma and postinflammatory hyperpigmentation by Q-switched ruby laser. *J Dermatol Surg Oncol.* 1994;20(9):592–597.

Todd MM, Rallis TM, Gerwels JW, Hata TR. A comparison of 3 lasers and liquid nitrogen in the treatment of solar lentigines: a randomized, controlled, comparative trial. *Arch Dermatol.* 2000;136(7):841–846.

Torbeck RL, Schilling L, Khorasani H, Dover JS, et al. Evolution of the picosecond laser: a review of the literature. *Dermatol Surg.* 2019;45(2):183–194.

Tourlaki A, Galimberti MG, Pellacani G, Bencini PL. Combination of fractional erbium-glass laser and topical therapy in melasma resistant to triple-combination cream. *J Dermatolog Treat.* 2014;25(3):218–222.

Trafeli JP, Kwan JM, Meehan KJ, et al. Use of a long-pulse alexandrite laser in the treatment of superficial pigmented lesions. *Dermatol Surg.*

2007;33(12):1477–1482.

Trelles MA, Allones I, Moreno-Arias GA, Vélez M. Becker's naevus: a comparative study between erbium: YAG and Q-switched neodymium:YAG; clinical and histopathological findings. *Br J Dermatol.* 2005;152(2):308–313.

Trelles MA, Velez M, Gold MH. The treatment of melasma with topical creams alone, CO2 fractional ablative resurfacing alone, or a combination of the two: A comparative study. *J Drugs Dermatol.* 2010;9(4):315–322.

Trivedi MK, Yang FC, Cho BK. A review of laser and light therapy in melasma. *IntJ Womens Dermatol.* 2017;3(1):11–20.

Tse Y, Levine VJ, McClain SA, Ashinoff R. The removal of cutaneous pigmented lesions with the Q-switched ruby laser and the Q-switched neodymium:yttrium aluminum garnet laser. A comparative study. *J Dermatol Surg Oncol.* 1994;20(12):795–800.

Ueda S, Imayama S. Normal-mode ruby laser for treating congenital nevi. *Arch Dermatol.* 1997;133:355–359.

Ueda S, Isoda M, Imayama S. Response of naevus of Ota to Q-switched ruby laser treatment according to lesion colour. *Br J Dermatol.* 2000;142(1):77–83.

Ungaksornpairote C, Manuskiatti W, Junsuwan N, Wanitphakdeedecha R. A prospective, split-face, randomized study comparing picosecond to Q-switched Nd:YAG laser for treatment of epidermal and dermal pigmented lesions in Asians. *Dermatol Surg.* 2020;46(12):1671–1675.

van Leeuwen RL, Dekker SK, Byers HR, et al. Modulation of alpha 4 beta 1 and alpha 5 beta 1 integrin expression: heterogeneous effects of Q-switched ruby, Nd:YAG, and alexandrite lasers on melanoma cells in vitro. *Lasers Surg Med.* 1996;18(1):63–71.

Vangipuram RK, DeLozier WL, Geddes E, Friedman PM. Complete resolution of minocycline pigmentation following a single treatment with non-ablative 1550-nm fractional resurfacing in combination with the 755-nm Q-switched alexandrite laser. *Lasers Surg Med.* 2016;48(3):234–237.

Wang Y, Qian H, Lu Z. Treatment of café au lait macules in Chinese patients with a Q-switched 755-nm alexandrite laser. *J Dermatolog Treat.* 2012;23(6):431–436.

Wang YJ, Lin ET, Chen YT, et al. Prospective randomized controlled trial comparing treatment efficacy and tolerance of picosecond alexandrite laser with a diffractive lens array and triple combination cream in female Asian patients with melasma. *J Eur Acad Dermatol Venereol.* 2020;34(3):624–632.

Wanitphakdeedecha R, Manuskiatti W, Siriphukpong S, Chen TM. Treatment of melasma using variable square pulse Er: Yag laser resurfacing. *Dermatol Surg.* 2009;35:475–481.

Wanner M, Tanzi EL, Alster TS. Fractional photothermolysis: treatment of facial and nonfacial cutaneous photodamage with a 1, 550-nm erbium-doped fiber laser. *Dermatol Surg.* 2007;33(1):23–28.

Watanabe S, Takahashi H. Treatment of nevus of Ota with the Q-switched ruby laser. *N Engl J Med.* 1994;331:1745–1750.

Wattanakrai P, Mornchan R, Eimpunth S. Low-fluence Q-switched neodymium-doped yttrium aluminum garnet (1,064 nm) laser for the treatment of facial melasma in Asians. *Dermatol Surg.* 2010;36(1):76–87.

Westerhoff W, Gamei M. Treatment of acquired junctional melanocytic naevi by Q-switched and normal mode ruby laser. *Br J Dermatol.* 2003;148(1):80–85.

Wind BS, Kroon MW, Meesters AA, Beek JF, van der Veen JPW, Nieuweboer-Krobotová L, et al. Non-ablative 1,550 nm fractional laser therapy versus triple topical therapy for the treatment of melasma: A randomized controlled split-face study. *Lasers Surg Med.* 2010;42(7):607–612.

Wu DC, Fletcher L, Guiha I, Goldman MP. Evaluation of the safety and efficacy of the picosecond alexandrite laser with specialized lens array for treatment of the photoaging décolletage. *Lasers Surg Med.* 2016;48(2):188–192.

Wu D, Goldman MP, Wat H, Chan HHL. A systematic review of picosecond laser in dermatology: evidence and recommendations. *Lasers Surg Med.* 2021;53(1):9–49.

Xi Z, Gold MH, Zhong L, Ying L. Efficacy and safety of Q-switched 1, 064-nm neodymium-doped yttrium aluminum garnet laser treatment of melasma. *Dermatol Surg.* 2011;37(7):962–970.

Yoshimura K, Sato K, Aiba-Kojima E, et al. Repeated treatment protocols for melasma and acquired dermal melanocytosis. *Dermatol Surg.* 2006;32(3):365–371.

Yu W, Zhu J, Yu W, Lyu D, Lin X, Zhang Z. A split-face, single-blinded, randomized controlled comparison of alexandrite 755- nm picosecond laser versus alexandrite 755-nm nanosecond laser in the treatment of acquired bilateral nevus of Ota-like macules. *J Am Acad Dermatol.* 2018;79(3):479–486.

Zachary CB, Rofagha R. *Laser therapy. Dermatology.* 3rd ed. Philadelphia, PA: Elsevier Saunders; 2012:2261–2282.

Zeng Y, Ji C, Zhan K, Weng E. Treatment of nasal ala nodular congenital melanocytic naevus with carbon dioxide laser and Q-switched Nd:YAG laser. *Lasers Med Sci.* 2016;31(8):1627–1632.

第 4 章
激光脱毛

葛 格　徐 阳　周剑锋　张星月　杨蓉娅　译

概要和关键点

- 激光脱毛（laser hair removal，LHR）是全球最普遍的美容需求之一。
- 激光脱毛的理想人群是皮肤白、毛发深的人群。激光脱毛目前能成功应用于所有皮肤类型。
- 激光脱毛设备很难去除细小的以及白色、金色和红色的毛发。
- 在进行激光脱毛治疗之前和治疗期间，应避免使用蜜蜡脱毛。

- 激光对操作者和患者都存在安全隐患。
- 在治疗前，每位患者都应签署知情同意书。
- 波长、光斑大小、脉冲持续时间和皮肤冷却是可用于为患者量身定制激光–组织相互作用的关键参数。
- 选择合适的治疗参数，每次治疗后可去除 15%~30% 的毛发，剩下的毛发会更细、颜色更浅。
- 最常见的并发症是暂时或永久的色素改变。

一、引言

激光对人类毛囊的非特异性损伤在 50 多年前就引起了关注。哈佛的皮肤病专家 Rox Anderson 和 John Parrish 最先提出了选择性光热作用理论，阐述了基于吸收光谱而选择性作用于特定靶基的概念。1996 年，他们还报道了首次成功应用普通模式红宝石激光进行长期和永久性脱毛。

去除多余的体毛是当今世界性的审美趋势，以激光或其他光为基础的脱毛技术是需求量最大的美容项目之一。在激光脱毛问世之前，只有漂白、拔毛、剃毛、蜡脱毛及化学脱毛剂等暂时性脱毛方法。这些方法不但不能永久性脱毛，操作也很不方便。电解脱毛是将带电流的细针插入毛囊深处破坏毛囊而达到对所有类型毛发永久脱毛的技术。但是这项技术操作繁琐，由于操作者技术及熟练程度不同而疗效各异，在实现永久脱毛方面效果也

不稳定。依氟鸟氨酸（α-difluoromethylornithine，DFMO）是一种能使头发生长缓慢的鸟氨酸脱羧酶抑制剂，目前已被美国食品药品监督管理局（FDA）批准用于去除女性面部多余的毛发。本章将详细介绍激光脱毛，包括毛囊生物学、激光脱毛的理论基础、优化疗效的关键因素以及未来的趋势。

二、毛发的生理学基础

毛囊是一种激素依赖性结构（图 4.1），解剖学上分为漏斗部（毛囊口到皮脂腺入口）、峡部（皮脂腺入口到立毛肌的起点）和下段（立毛肌的起点到毛囊根部）。真皮乳头为毛囊根部提供血管神经的支持，并有助于形成毛干。

每个毛囊都受到程序化的周期控制，该周期取

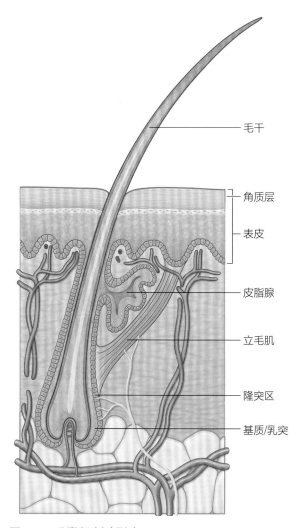

图 4.1 毛囊解剖（引自：Tsao SS, Hruza GJ. Laser hair removal. In: Robinson JK, Hanke CW, Sengelmann RD, Siegel DM, eds. Surgery of the Skin. Philadelphia, PA: Elsevier Mosby; 2005: 575–588.）

毛干

角质层

表皮

皮脂腺

立毛肌

隆突区

基质/乳突

决于解剖部位。毛发周期包括生长期、退行期和休止期。生长期的特征是毛发活跃生长，毛干延长。随后是毛囊退行的过渡时期，毛囊下部发生凋亡。随即进入静息期，即休止期。当生长期恢复时，毛发再次生长。毛发再生（处于循环周期中）依赖于毛球基质内部或附近的干细胞。慢周期干细胞位于立毛肌附着处外根鞘的毛囊隆突处。

毛发的主要类型有胎毛、毳毛和终毛。胎毛是覆盖胎儿身上的细毛，在新生儿时期脱落。毳毛通常为直径 30 ~ 50 μm 的无色素毛发。终毛直径为 150 ~ 300 μm。同一毛囊产生的毛发类型也会变

化，例如青春期的毛发从毳毛变成终毛，或雄激素性脱发的毛发从终毛变成毳毛。

毛发颜色由毛干中的色素含量和类型所决定。黑素细胞位于毛球的上部和漏斗的外根鞘，产生两种类型的黑色素：棕黑色的真黑素和红色的褐黑素。

不同的文化习俗对多毛的定义不一致，但通常可以分为多毛症（hypertrichosis）和雄性化多毛症（hirsutism）。前者指身体任何部位出现非雄激素依赖性的毛发过度生长；后者是女性的终毛出现在男性型部位（雄激素依赖性），如面部和胸部的毛发异常生长。此外，皮肤外科植皮和进行皮瓣手术时，往往会把毛发带入影响美观或导致功能障碍的区域。

三、激光脱毛原理

激光脱毛的原理是选择性光热作用理论，色基是毛干中的黑色素，可以精确靶向含黑色素的毛囊。黑色素具有在电磁波谱中与红光和近红外波长相似的吸收光谱（700 ~ 1000 nm）。为了达到永久脱毛，最终的"靶目标"为隆突和（或）真皮乳头的毛囊干细胞。由于色基和靶组织的微小空间分离，有学者提出了选择性光热分解的扩展理论，即热量从色基扩散至靶组织以产生破坏作用，这要求激光脉冲持续时间长于色基和靶组织所需的实际时间。当毛囊干细胞没有被完全破坏时，主要是通过诱导毛囊的类退行期状态，使毛发出现暂时性脱落。使用较低激光能量更容易实现暂时性激光脱毛而不是永久脱毛。长期脱毛取决于毛发颜色、肤色和可耐受的激光能量。当应用最佳治疗参数时，每次治疗时有 15% ~ 30% 的毛发可以被长期去除（图 4.2）。表 4.1 列举了目前常用的用于脱毛的激光和光设备。

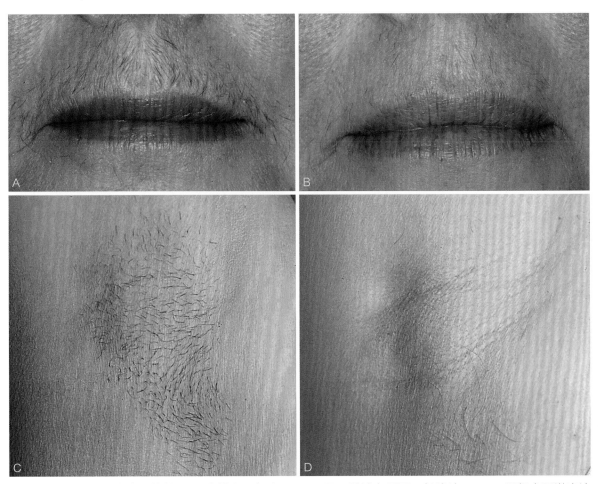

图 4.2　激光脱毛是安全有效的。A. 女性上唇部多毛。B. 同一受试者采用了长脉冲 755 nm 翠绿宝石激光治疗 3 次后的外观，光斑大小 12 mm，能量密度 16 J/cm²，脉冲持续时间 3 ms，动态冷却装置（dynamic cooling device，DCD）设置为 30/30/0。C. 成年女性的腋下部位。D. 使用大光斑、真空负压模式的长脉冲半导体激光治疗 4 次后。能量密度 12 J/cm²，脉冲持续时间 60 ms。上述两个受试者均取得了极好的脱毛效果，如果治疗次数更多，效果会更好

表 4.1　市场上常见的激光和光脱毛设备

激光 / 强光	波长（nm）	设备名称	脉冲持续时间（ms）	能量密度（J/cm²）	光斑大小（mm）	其他特性
长脉冲翠绿宝石	755	Apogee +（Cynosure, Westford, MA, USA）	0.5 ~ 300	2 ~ 50	5 ~ 18	冷气或整合冷却，可以添加 1064 nm Nd：YAG 模块（Elite+）
—		Arion（Alma Laser, Buffalo Grove, IL, USA）	5 ~ 140	高达 40	6 ~ 16	冷气冷却可选的治疗头尺寸为 60 mm × 65 mm
—		Clarity（Lutronic, Gyeonggi-do, Korea）	0.1 ~ 300	高达 600	2 ~ 20	低温或空气冷却，1064 nm 波长
—		Clarity II（Lutronic, Gyeonggi-do, Korea）	0.1 ~ 300	高达 600	2 ~ 25	低温或空气冷却，带有多点插头的单光纤手柄
—		Elite+（Cynosure, Westford, MA, USA）	0.5 ~ 300	高达 50	3 ~ 24	冷气冷却，Nd：YAG 1064 nm 激光，能够同时应用 755 nm 翠绿宝石激光和 1064 nm Nd：YAG 激光治疗
—		EpiCare Alex（Light Age, Somerset, NJ, USA）	0.5 ~ 300	高达 2500	1.5 ~ 1.8	动态冷却；可在 EpiCare Zenith 和 EpiCare Duo 系统中与 1064 nm 组合使用

续表

激光 / 强光	波长（nm）	设备名称	脉冲持续时间（ms）	能量密度（J/cm²）	光斑大小（mm）	其他特性
	—	Excel HR（Cutera, Brisbane, CA, USA）	3	高达 100	5 ~ 18	蓝宝石冷却治疗头（接触式冷却），配备 1064 nm Nd: YAG 激光
	—	GentleLase Pro（Candela, Wayland, MA, USA）GentleMax Pro（Candela, Wayland, MA, USA）	0.25 ~ 300	高达 400	3 ~ 24	动态冷却，配备 1064 nm Nd: YAG 激光
	—	SplendorX（Lumenis, Israel）	3 ~ 100	20	2 ~ 30（圆形）2 × 2 ~ 27 × 27（方形）	冷气冷却和接触式冷却，同时可发射 755 nm 和 1064 nm 激光，内置废气排出装置
半导体	810, 940（755 nm 激光 Pro 系列）	MeDioStar XT（Aesclepion）	3 ~ 400	高达 60	10 × 10 15 × 10 30 × 10 31.5 × 31.5	接触式冷却，配备 755 nm 翠绿宝石激光
	805, 1060	LightSheer Quattro（Lumenis, Israel）	5 ~ 400	4.5 ~ 100, 4.5 ~ 12	9 × 9 12 × 12 22 × 35	较小手具具有冷却头，较大手具具有真空负压技术，可提供 1060 nm 波长激光
	810	Soprano XL（Alma Lasers, Buffalo Grove, IL, USA）	10 ~ 1350	高达 120	12 × 10	接触式冷却
	810	Vectus（Cynosure）	5 ~ 300	高达 100	12 × 12 22 × 38	接触式冷却
长脉冲 Nd: YAG	1064	—	—	—	—	—
	—	ClearHair YAG（Sciton）	2 ~ 200	高达 400	3 × 6 30 × 30	接触式冷却
	—	Elite+（Cynosure, Westford, MA, USA）	0.4 ~ 300	高达 300	3 ~ 18	冷气冷却，配备 755 nm 翠绿宝石激光
	—	Epicare Nd: YAG（Light Age, Somerset, NJ, USA）	0.5 ~ 300	高达 2500	1.5 ~ 18	接触式冷却，可与 EpiCare Zenith 和 EpiCare Duo 系统中的 1064 nm 激光联合使用
		Excel HR	0.1 ~ 300	高达 300	3 ~ 18	接触式冷却，同时具有 755 nm 翠绿宝石激光
		SP and XP Dynamis , XP Focus, XP Max（Fotona）	0.1 ~ 50	高达 300	2 ~ 10	N/A
		GentleYAG Pro（Syneron-Candela, Wayland, MA）	0.25 ~ 300	高达 400	1.5 ~ 24	动态冷却
		LightPod Neo（Aerolase, Tarrytown, NY USA）	0.65 ~ 1.5	高达 312	2, 5, 6	—
		SmartEpil（Deka, Italy）	高达 20	11（能量达不到）	2.5, 4, 5, 6	接触式冷却，同一设备配备 2940 nm Er: YAG 激光和 410 ~ 1400 nm 闪光灯
		Synchro_FT（Deka）	2 ~ 30	高达 700	2.5 ~ 13	IPL 手具
		Xeo（Cutera, Brisbane, CA, USA）	0.1 ~ 300	3 ~ 300	3, 5, 7 10	接触式冷却，IPL 手具
IPL 设备	420 ~ 1400	BBL（Sciton）	高达 200	高达 30	15 × 45	内置冷却系统
	600 ~ 950	Ellipse IPL（Syneron-Candela, Wayland, MA USA）	2.5 ~ 88.5	4 ~ 26	10 × 48	接触式冷却，Nordlys 系统包括 1550 nm、1940 nm 和 1064 nm 激光
	700 ~ 950	Harmony XL SHR Pro（Alma Lasers）	30 ~ 50	高达 40	30 × 30	Harmony XL 平台包括 1064 nm Nd: YAG 激光

激光 / 强光	波长（nm）	设备名称	脉冲持续时间（ms）	能量密度（J/cm²）	光斑大小（mm）	其他特性
	650 ~ 1200	Icon MaxR Max Rs（Cynosure，Westford，MA，USA）	1 ~ 100	高达 48 高达 72	16 × 46 12 × 28	内置接触式冷却系统
	390 ~ 1200	Med Flash II（General Project，Italy）	高达 100	高达 45	N/A	冷气冷却
	500 ~ 1200	MiniSilk_FT（Deka）	3 ~ 8	高达 160	48 × 13 23 × 13	1064 nm Nd：YAG 激光手具
	400 ~ 1200	Mistral（Radiancy）	高达 80	4 ~ 15	25 × 50 13 × 50 13 × 35 12 × 12	接触式冷却
	640 ~ 1400	NannoLight MP50（Sybaritic，Minneapolis，MN，USA）	1 ~ 30	2.8 ~ 50	40 × 8	Nd：YAG 激光手具，可选择冷却模式
	640 ~ 1200	NaturaLight（FocusMedical，Bethel，CT，USA）	高达 500	高达 50	10 × 40	—
	750 ~ 1100	Solera Opus（Cutera）	自动	3 ~ 24	10 × 30	—
	415 ~ 1200	V-IPL（Viora. Jersey City，NJ. USA）	10 ~ 205	高达 35	6.4 × 6.4 2.4 × 2.4	接触式冷却
	550 ~ 950	PhotoSilk Plus（Deka）	3 ~ 25	3 ~ 32	46 × 10 46 × 18	接触式冷却，配备 1064 nm Nd：YAG 激光和 2940 nm Er：YAG 激光
	680 ~ 1100	ProWave LX（Cutera）	35 ~ 90	5 ~ 35	10 × 30	接触式冷却，在 Xeo 平台配备 Nd：YAG 激光手具
	500 ~ 1200	Quadra Q4（DermaMed，Lenni，PA，USA）	48	10 ~ 20	34 × 27	—
	400 ~ 1200	Universal IPL（Lumenis，Israel）	4 ~ 20	高达 56	35 × 15 15 × 8	接触式冷却，Stellar M22 平台具有长脉冲 Nd：YAG 激光、Q 开关 Nd：YAG 激光和 1565 nm 非剥脱性点阵激光
强脉冲光	480 ~ 920	OmniLight/NovaLight（American Medical BioCare，Newport Beach，CA，USA）	2 ~ 500	高达 90	7 × 15 10 × 20 30 × 30	蓝宝石尖端冷却
半导体激光与射频结合	810	Elos Motif Vantage（Candela，Wayland，MA，USA）	高达 100	可选择 4 ~ 30；射频能量 5 ~ 30 J/cm³	33 × 14	接触式冷却
家用设备	—	Lumea（Philips，Amsterdam，Netherlands）	—	—	—	基于强脉冲光（IPL）系统
	—	Silkn SensEpil（Skinnovations，Israel）	—	—	—	基于强脉冲光（IPL），设备的脉冲数量有限制
	—	SmoothSkin（Cyden，Swansea，United Kingdom）	—	—	—	基于强脉冲光（IPL），设备的脉冲数量无限制
	—	Viss IPL（Viss Beauty，Korea）	—	—	—	基于强脉冲光（IPL），设备的脉冲数量有限制
	—	Tria Laser 3.0（Tria Beauty，Pleasanton，CA，USA）	—	—	—	半导体激光器，具有低、中、高能量密度
	—	Touch（Iluminage）	—	—	—	强脉冲光（IPL）和射频（RF）

* 此表仅作参考，作者已尽力提供详细的激光脱毛设备清单，但不保证全面性。

四、优化治疗的关键因素

激光脱毛技术使各种肤色的患者都能够短暂和长期地去除多余毛发，治疗成功的关键在于正确地选择患者、术前准备、知情同意、理解激光安全原则以及对激光和光源的选择。在使用激光脱毛之前应该深入了解毛发解剖、生长、生理学及其与激光的相互作用，特别是选择最佳的激光能量参数以实现有效脱毛。

（一）患者选择

在进行任何激光治疗之前都应针对性地采集病史、进行体格检查和签署知情同意书，包括告知预期效果和评估潜在风险（框 4.1）。对于女性患者，应适当了解其内分泌和月经紊乱情况。同样，突发多毛症的患者应评估其肿瘤性病因。没有足够的数据表明激光脱毛在妊娠期使用的安全性，故通常不推荐使用。采集病史时应注意具有光敏现象的疾病，以及自身免疫性结缔组织病，或易出现同形反应（Koebner 现象）的疾病。对治疗区或其附近区域有反复皮肤感染病史的患者可能需要预防性使用药物。应警惕既往有瘢痕疙瘩或增生性瘢痕形成病史者。同时，还应关注患者以往接受的脱毛治疗方法，包括激光治疗等。2 周内使用蜡脱或镊子拔毛等任何完全去除靶色基的毛干脱毛方法都会降低激光脱毛的疗效。尽管尚无证据显示拔毛或激光治疗后何时可以进行激光脱毛，但我们建议至少间隔 6 周。剃须和脱毛膏可以一直用到激光治疗的当天，因为它们不会去除整个毛干。

框 4.1　激光和脉冲光脱毛相关病史

可能导致多毛症的情况：

-激素

-家族史

-药物（如皮质类固醇、激素、免疫抑制剂、自己或配偶使用米诺地尔）

-肿瘤

-局部或反复发作的皮肤感染史

-单纯疱疹病史，尤其是口周

-当治疗耻骨或比基尼部位时，需注意生殖器疱疹病史

-瘢痕疙瘩/瘢痕增生史

-类似白癜风和银屑病等易出现同形反应（koebnerizing）的皮肤病史

-既往治疗史：方法、频率、末次治疗日期及疗效

-最近晒黑或暴露于强光

-毛发再生现象（近期）

-文身或痣

-患者的期望值

-可能会干扰治疗的爱好或习惯

目前常用药物：

-光敏药物

病例讨论 1

一名 Fitzpatrick 皮肤分型为 Ⅳ 型的 27 岁西班牙裔女性前来咨询"胡须区域"的脱毛问题。她 2 年内在当地的一家水疗中心接受半导体激光治疗 5 次，但仅有少量的毛发减少。采集病史时发现她有月经不规则和周期性痤疮的病史，未在妇科就诊。

表面看来患者对激光治疗的效果不佳，但回顾病史提示她有激素失调的临床表现，这种失调可能促进毳毛转化为终毛，并可能使激光脱毛治疗看起来无效，而实际上患者对治疗有反应，但患者同时有新的毛囊生长。

（二）知情同意

知情同意需要评估激光脱毛的潜在风险，包括但不仅限于暂时性或永久性色素沉着/色素脱失、水疱、瘢痕、溃疡、瘀青、感染、痤疮和毛囊炎等。当治疗 Fitzpatrick 皮肤分型为 Ⅳ 型及以上的患者，或地中海、中东、亚洲或东南亚裔患者时，应当特别注意可能出现反常性多毛症（毳毛受刺激变

为浓密的终毛）的风险（较低），尤其是侧面部和下颌部位。应告知患者所谓的永久和完全脱毛是不太可能的，但通过多次治疗可以显著和长期地减少毛发。有多囊卵巢综合征等激素异常的多毛女性应被告知这种可能性，可能需要长期的维持治疗。同时，还需要告知患者治疗过程中可能出现疼痛，必要时可以使用局部麻醉药。治疗后 1 周内可能出现红斑和水肿反应。每次治疗前后都应该严格防晒。

要点 1

　　强烈建议患者不要使用任何方法拔毛，因为蜜蜡脱毛或拔毛会对激光治疗产生反作用。为提高疗效，建议 2 周后再行激光治疗。治疗前可以剃须或使用化学脱毛剂。

　　应关注患者治疗前的用药史，治疗前应停用所有的光敏药物或非处方制剂。如患者在治疗区域局部使用维 A 酸类药物，则应在治疗前停用 1~2 天。还应关注患者的 Fitzpatrick 皮肤分型及其对阳光照射的反应。

　　体检应确定患者的 Fitzpatrick 皮肤分型。这将有助于确定哪些激光和光对患者是安全的（表 4.1），因为深肤色患者的表皮黑色素会竞争毛囊内黑色素对光的吸收。重要的是应常规评估患者是否有近期暴晒史，如有，则应暂缓激光治疗或适当调整治疗参数，直至肤色恢复。最后，由于激光脱毛的色基是黑色素，还应该注意患者的毛发颜色。黑色和褐色的终毛通常含有足量的黑色素来作为色基。对缺乏黑色素或毛囊中存在真黑素的白色、灰色或红色 / 金色的毛发疗效欠佳（图 4.3）。得益于在矿物油中局部溶解碳溶液的理论，对于毛囊中几乎没有黑色素的患者，可以尝试使用外源性色基局部涂抹至毛囊中，来去除白色、灰色、红色和金色的毛发。最近，有学者研究了银金纳米颗粒，但尚未显示出令人满意的结果。另外，设置参数时还要考虑患者毛发的粗糙度和密度（见下文）。

要点 2

　　由于有暴晒史的患者在激光治疗后发生色素改变的风险较高，应等肤色恢复后方可开始激光治疗。

要点 3

　　激光脱毛目前不适合白色、灰色或金黄色毛发的患者，可以考虑其他脱毛方法。

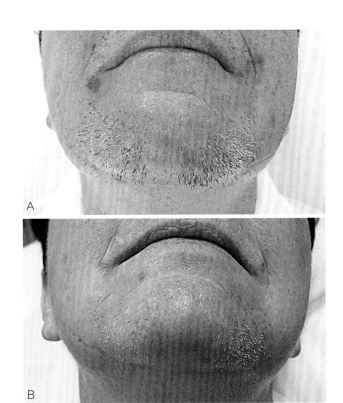

图 4.3　黑色、深色的毛发进行激光脱毛是有效的，但不适用于白色毛发。A. 治疗前；B. 治疗后

病例讨论 2

　　患者为 32 岁女性，埃及人，Fitzpatrick 皮肤分型为 V 型，选择激光脱毛去除侧面部耳前的黑色毳毛。

　　这对于治疗者来说是一种挑战，因为患者的深肤色和细毛发会导致脱毛效果不佳。更重要的是，治疗可能会诱发罕见的反常性多毛症（见前述）。这种激光刺激毛发生长或诱导毳毛变成终毛的现象难以解释，这会导致面部美容敏感区域毛发的外观明显恶化。尽管具有挑战性，但这些增长的毛发可以通过进一步的脱毛来治疗，通常需要更高的能量，但可能发生治疗抵抗的现象。出现这种情况后，患者可能需要进行电解脱毛治疗。

（三）术前准备和激光安全性

是否需要局部麻醉要根据患者需求和不同的解剖部位而定。各种表面麻醉剂包括利多卡因、利多卡因 / 丙胺卡因和其他酰胺 / 酯类麻醉剂都可以组合使用，用于减轻手术过程中的不适，应于治疗前局部封包 30 分钟至 1 小时。利多卡因或丙胺卡因应小范围使用，以减少利多卡因中毒或高铁球蛋白血症的风险。已出现过在背部和下肢局部使用高浓度复方利多卡因导致中毒死亡的病例。同样，大剂量使用任何表面麻醉剂都可能发生全身性中毒反应。根据作者的经验，激光脱毛很少需要使用表面麻醉剂。

（四）设备参数

1. 波长

激光脱毛的色基是黑色素，其主要分布在毛干内，其次在外毛根鞘和基质区。黑色素也可被红光和近红外光作为靶色基，因此，红宝石、翠绿宝石、半导体、钕：钇铝石榴石（Nd：YAG）激光以及强脉冲光（IPL）设备均可使用。

长脉冲红宝石激光（694 nm）是最早的选择性靶向毛囊的设备，可长期脱毛，可安全地用于 Fitzpatrick 皮肤分型为Ⅰ～Ⅲ型的患者。目前市场上没有可用于脱毛的长脉冲红宝石激光。

> **要点 4**
>
> 封包可使局部药物吸收增加至少一倍。利多卡因是一种心脏毒性药物，丙胺卡因可以将血红蛋白转化成高铁血红蛋白。背部和腿部等大面积应用表面麻醉剂时需小心谨慎。
>
> 患者应被安置在有治疗椅的、距离治疗区近的房间。同时，房间应充分冷却以利于激光设备散热，而且不要悬挂任何镜子或安装无遮盖的窗户。配备一个随时可用的灭火器。在进行激光治疗时尽可能关

闭氧气设备。在治疗过程中应常备负压装置来吸附激光仪器产生的烟和气味。由于视网膜中含有黑色素，会吸收红光和近红外波长的激光，患者和激光操作医生都应该戴护目镜，并且不同波长的激光或强脉冲光（IPL）设备之间不可互换。此外，用于脱毛的波长穿透深度可能会损伤视网膜，应禁止在眶区内做治疗。

> **病例讨论 3**
>
> 患者为 35 岁女性，Fitzpatrick 皮肤分型为Ⅱ型，毛发乌黑。在咨询过程中，她表示想拥有永久的眉形。她目前每隔几周打蜡一次，自觉不便。
>
> 她白皙的皮肤和黑色的头发是激光脱毛的理想人选。几乎所有的脱毛激光仪器都适用，但需要注意的是治疗部位。眼周治疗时须谨慎，因为有损害视网膜色素的风险。

研究发现长脉冲翠绿宝石（755 nm）激光对长期脱毛有效，尽管一些专家反对将长脉冲翠绿宝石激光用于 Fitzpatrick 皮肤分型Ⅰ～Ⅲ型，但实际上长脉冲翠绿宝石激光可以安全地用于 Fitzpatrick 皮肤分型Ⅰ～Ⅳ型。另外，一些大样本研究已经证明了长脉冲翠绿宝石激光在 Fitzpatrick 皮肤分型Ⅳ～Ⅵ人群中应用的安全性。与 Nd：YAG 激光联合治疗的疗效是否优于单独使用翠绿宝石激光，还需要更多的数据论证。

长脉冲半导体激光（long-pulsed diode laser, LPDL，800～810 nm）也被广泛地用于脱毛，可用于 Fitzpatrick 皮肤分型为Ⅰ～Ⅴ型的患者。1060 nm 半导体激光则可用于所有皮肤类型的患者，都是安全和长期有效的。

长脉冲 Nd：YAG 激光被认为是 Fitzpatrick 皮肤分型为Ⅵ型患者的首选，经过每次间隔 2 个月的 4 次治疗后，18 个月的长期随访发现毛发清除率为 73.6%。

强脉冲光（IPL）是由波长范围为 400～1200 nm 的多色非相干光组成，各种滤光片可用于针对黑色

素等特定的色基。一项对接受单次强脉冲光治疗的患者的研究发现，治疗 1 年后，毛发清除率可达到 75%。有两项研究直接比较了强脉冲光和长脉冲翠绿宝石激光或 Nd：YAG 激光的疗效，结果发现强脉冲光的脱毛效果逊于激光设备。与此相反，在一项针对多毛女性（其中一些被诊断为多囊卵巢综合征）的半脸对照研究中，经过 6 次强脉冲光或长脉冲半导体激光治疗，末次治疗后 1 个月时毛发分别减少 77% 和 68%，3 个月时分别为 53% 和 60%，6 个月时分别为 40% 和 34%，统计学显示两者的毛发减少无差异。

要点 5

在激光脱毛治疗前，应常规评估患者的 Fitzpatrick 皮肤分型。建议深肤色患者选择较长的波长，以降低表皮黑色素吸收过多能量而引起副作用的风险。此外，深肤色患者使用较长的脉冲持续时间和较大的光斑进行治疗时具有更高的安全性。

2．能量密度

能量密度指单位面积所吸收的能量，用 J/cm^2 表示。一般能量密度越高，激光脱毛效果越好，但也更容易引起副作用。建议经验不丰富的操作者使用仪器推荐的治疗能量。然而，确定患者最佳治疗能量的合适方法是治疗后几分钟内观察毛囊周围红斑和水肿等临床终点反应（图 4.4）。最佳的治疗能量是既能够产生这种终点反应，又无任何不良反应的最高耐受值。能量密度过高会导致表皮损伤，需降低。

要点 6

当患者初次进行激光脱毛治疗时，谨慎的做法是应用不同的能量测试几个光斑，以确定最佳治疗参数。出现红斑和水肿等临床终点反应且没有表皮损伤的最高可耐受能量将获得最佳的脱毛效果。

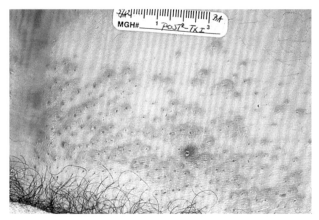

图 4.4　激光治疗后即刻毛囊周围出现红斑和水肿

3．脉冲持续时间

脉冲持续时间指以秒为单位的激光照射的时间，激光操作医师根据选择性光热作用理论及热弛豫时间（thermal relaxation time，TRT）选择最佳的脉冲持续时间。终毛的直径约为 300 μm，因此单个毛囊的热弛豫时间约为 100 ms。但毛囊不同于其他组织，毛干内的色基（黑色素）及隆凸和球部的生物"靶"干细胞有一个空间分隔。因此，选择性光热作用的扩展理论提出了比热弛豫时间更长的热损伤时间（thermal damage time，TDT）。更短的脉宽也能脱毛，目前尚不清楚哪种方法对永久脱毛更有效。较长的脉宽能使毛囊中的黑色素选择性吸收更多，并使脉宽大于表皮角质细胞和黑素细胞中黑素小体的热弛豫时间，从而使表皮损伤最小。

要点 7

当治疗深肤色的 Fitzpatrick 皮肤分型患者时，建议使用超过表皮黑色素热弛豫时间的脉冲持续时间，将表皮损伤的风险降至最低。

4．光斑大小

光斑大小是以毫米为单位表示的激光束直径。当激光束穿透皮肤时被真皮胶原纤维散射，而那些散射到区域之外的激光束基本上浪费掉了。光斑越小的光越有可能被散射到光束面积以外，而一个较大光斑的光可能在散射后仍留在治疗区域内。一项长脉冲翠绿宝石激光进行腋下脱毛的双盲随机对照试验比较了 18 mm 和 12 mm 的光斑大小，在其他治疗参数都相同的情况下，结果显示大光斑多去除了 10% 的毛发。一项前瞻性研究发现，无皮肤冷却、带有 22 mm × 35 mm 大手具、采用低能量密度的长脉冲半导体激光，与有皮肤冷却、小光斑、采用高能量密度的长脉冲半导体激光的长期脱毛效果相似。因此，激光脱毛推荐使用较大的光斑。

> **要点 8**
>
> 使用可能的最大光斑能达到最佳的穿透深度及减少覆盖治疗区域所需的脉冲数量，从而加快治疗过程。

5．皮肤冷却

在激光脱毛时，表皮中的黑色素会与毛囊黑色素竞争吸收激光的能量，特别是深肤色的患者易出现表皮受损（图 4.5）。冷却治疗区域皮肤表面可最大限度地减少表皮损伤及减轻疼痛，同时降低高能量治疗时的风险。所有的皮肤冷却方法都是通过

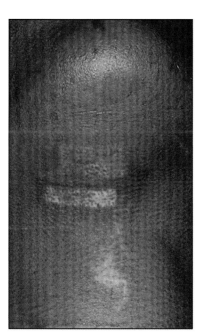

图 4.5 接触冷却不足导致 Fitzpatrick 皮肤分型为 V 型的患者出现炎症后色素减退（照片由 Nathan Uebelhoer 提供）

皮肤表面散热的方式来发挥作用的。其中，含水冷凝胶因被动吸收皮肤热量后不能进一步制冷而效果最差。另外，在激光脱毛前、中及后使用空气强制冷可以有效冷却皮肤。目前，大多数激光脱毛设备都有内置的皮肤冷却系统，包括接触式制冷或用制冷剂喷雾的动态冷却。前者通常采用蓝宝石治疗头在激光脱毛治疗前和治疗中冷却皮肤，适用于长脉冲持续时间（> 10 ms）。带有制冷剂液态喷雾的动态冷却在激光脉冲前用毫秒级的制冷剂喷雾预冷皮肤。在激光脉冲后可提供第二次喷雾，用于后冷却。但因制冷剂喷雾干扰了激光束的发射，故不能在治疗时同步冷却。动态冷却适用于脉冲持续时间小于 5 ms 的治疗设备。在使用具有动态冷却的激光脱毛设备时，需确保制冷剂喷雾与激光光束完全重合。如不能完全重合，会导致治疗区域出现新月形炎症后色素沉着，则需要立即对设备进行矫正。

> **要点 9**
>
> 皮肤冷却能够最大限度地减少表皮损伤和减轻治疗相关的疼痛。但使用制冷剂液态喷雾等方式可能引发冷却过度，从而导致局部色素改变。

（五）术后护理

激光脱毛后，治疗区域可能出现毛囊周围红斑和水肿，这些反应一般持续 2～7 天，可以通过局部冰敷和外用糖皮质激素药物来缩短这些不良反应的持续时间。患者经常会发现脉冲持续时间较短的单次激光脱毛会引起局部毛发几乎完全脱落，但需要提醒他们大多数毛发可能会重新长出，这并非是治疗失败。一般每次激光治疗只有约 15% 的毛发被永久去除。另外，脉冲持续时间较长的激光脱毛治疗后可能出现毛发"生长"，这时需告知患者，这些"生长"的毛发是从毛囊中脱落出来的，需 1～2 周才能完全脱落。

激光脱毛治疗后严格防晒的重要性怎么强调都不为过。常用的方式包括外用防晒霜和穿防紫外线服，最重要的是要避免阳光直射。

要点 10

防晒系数（SPF）大于 30 的产品不一定能增加防晒效果，因为 SPF 值仅反映其对 UVB 的防护，更需要关注的是选择还能防护 UVA 的广谱防晒产品。

五、激光脱毛治疗的疾病

除了美容用途外，激光脱毛还可辅助治疗多种与毛囊病理相关的皮肤病。本章末尾还提供了有关激光脱毛非常规用途的扩展阅读资料。

多项研究表明，激光脱毛对须部假性毛囊炎具有较好的疗效和安全性。须部假性毛囊炎是一种慢性炎症性皮肤病，常见于有粗硬卷曲毛发患者的胡须和颈部区域，由剃须引起。经数次治疗后，炎症性丘疹的改善率达到 50% 以上。

激光脱毛对藏毛窦（pilonidal sinus disease）具有一定的疗效。患者骶尾部的窦道随着时间推移可能会出现感染，导致疼痛和脓肿。虽然手术切除窦道是顽固性或复发性藏毛窦的首选治疗方法，但辅助性激光脱毛能够减少疾病复发，提高患者生活质量。一项研究表明 4 次激光脱毛后治疗效果最佳，治疗次数越少，复发率越高。

多项研究证明，激光脱毛可治疗化脓性汗腺炎。虽然半导体、Nd：YAG 激光和强脉冲光均可用于治疗，但应优先选择组织穿透能力较强的 Nd：YAG 激光。一项病例对照研究检测了同一患者的治疗后和未治疗部位，结果显示在第二次治疗后 2 个月，治疗部位的病变面积和严重程度改善了 32%。

头颈部癌症手术后的修复常常使用带毛发的皮瓣和移植皮肤，这会对患者造成困扰。一些病例

研究表明，使用标准治疗参数的翠绿宝石激光和 Nd：YAG 激光对口腔内皮瓣进行激光脱毛能够减少毛发数量。需要注意的是，由于皮瓣 / 移植皮肤的口腔内位置以及激光设备治疗头的大小和形状不同，某些特殊区域可能较难治疗。

激光脱毛也是性别重置手术的重要治疗之一。跨性别男性需对胡须和颈部的毛发进行脱毛治疗。此外，生殖器重建术可能需要使用带有毛发的皮瓣。跨性别女性需应用阴道成形术构建一个新阴道，这需要在术前对患者阴茎脱毛。对于性别重置手术前的毛发去除，激光脱毛优于电解脱毛。跨性别男性进行的阴茎成形术和尿道延长术通常是移植前臂内侧或大腿前外侧的皮肤，也需要在术前对移植皮肤进行永久性脱毛。

六、远期疗效

永久性脱毛早在韦尔曼中心的开创性脱毛试验中就已经应用了。该试验用普通模式的红宝石激光进行了单次治疗。13 名原始受试者中有 7 人在 2 年的随访中进行了评估。在这 7 名受试者中，4 人出现长期的永久性毛发减少，其余 3 人则毛发全部再生。在 50 名使用 LPDL 治疗的原始受试者中，18 人经过 1～2 次治疗（9 mm 光斑，脉冲持续时间 5～20 ms，能量密度 15～40 J/cm²，单脉冲或三脉冲）后平均随访 20 个月，毛发相应减少 25%～33% 和 36%～46%。一项比较 LPDL 和长脉宽翠绿宝石激光的头对头试验发现，15 名受试者使用 LPDL 进行 4 次治疗（9 mm 光斑，脉冲持续时间 20 ms，能量密度 12～40 J/cm²），1 年后随访发现毛发减少 49%～94%，在这项研究中使用的翠绿宝石激光也得到了相似的结果。在 20 名 Fitzpatrick 皮肤分型为 Ⅲ～Ⅳ 型的受试者中，有 15 人采用长脉宽翠绿宝石激光（12 mm 和 18 mm 光斑，脉冲持续时间 3 ms，能量密度 20 J/cm² 或 40 J/cm²）或

长脉宽 Nd：YAG 激光（12 mm 光斑，脉冲持续时间 3 ms，能量密度 40 J/cm²）治疗 4 次，每次间隔 8 周，18 个月后毛发分别减少了 76%~84% 和 74%。另一项针对 22 名受试者的头对头试验中使用了高能量 LPDL（9 mm 光斑，脉冲持续时间 30 ms，能量密度 20~50 J/cm²）和低能量 LPDL（12 mm × 10 mm 光斑，脉冲持续时间 20 ms，能量密度 5~10 J/cm²），进行了 5 次间隔 6~8 周的治疗，18 个月后随访时发现两者的疗效相似，毛发减少率分别为 94% 和 90%。最后，作者在一项目前最大规模的前瞻性试验中发现，使用大治疗头 LPDL 每月治疗一次，共 3 次治疗，6 个月和 15 个月后随访发现毛发清除率分别为 54% 和 42%，结果有统计学意义，剩下的毛发也变得稀疏和细软。

七、并发症

激光脱毛最常见的并发症是表皮损伤（图 4.6）和色素改变（包括色素沉着和色素减退）（图 4.7）。这可能是因为选择了不合适的波长、脉冲持续时间或能量密度，或表皮冷却不充分，或患者有近期暴晒史（图 4.8）。即便是采用了最佳治疗参数，也有可能会发生色素改变。这些色素改变一般都是暂时的，随着时间推移可以恢复，但也可见永久性色素脱失的情况（图 4.7B）。激光脉冲之间缺乏重叠可能造成脱毛效果不佳（图 4.9）。瘢痕形成非常罕见，一般出现在深肤色患者使用不合适的波长、能量密度过高和（或）重复脉冲等情况下。

当治疗侧面颊、下巴或其他较少见的区域时有可能诱发终毛生长，这种现象称为异常多毛症（图 4.10）。

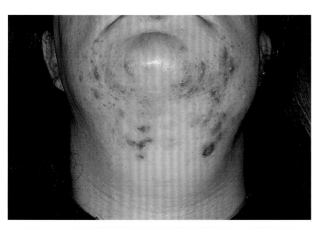

图 4.6　激光能量密度过高导致表皮损伤，局部结痂

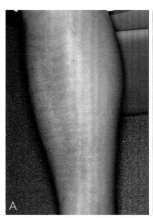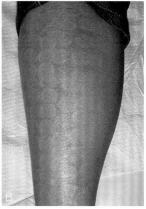

图 4.7　激光脱毛引起的色素沉着（A）和永久性色素减退（B）

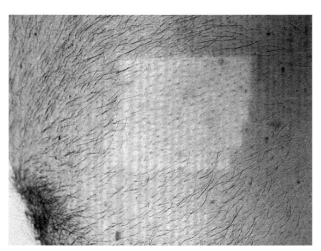

图 4.8　近期晒黑的皮肤治疗后导致色素脱失

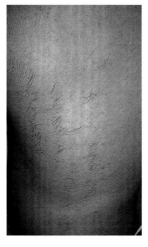

图 4.9　因激光脉冲之间缺乏适当重叠而遗留的未治疗的皮肤区域

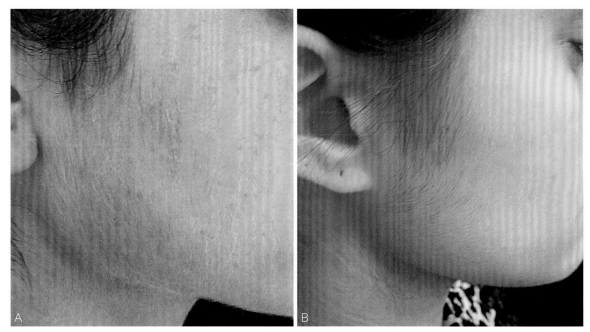

图 4.10　异常多毛症。一次激光脱毛后，细小、柔软的毛发从毳毛（A）转变为深色的终毛（B）

据报道，这种情况常见于地中海、中东、亚洲和南亚裔女性。其确切机制尚不清楚，可能是由于低于治疗能量的激光诱导了毛发生长。

对于易出现异常多毛症的患者，围绕治疗区域放置冰袋可能有助于降低激光能量对周围毛囊的影响。对于即使采取了预防措施后仍然出现此情况的患者，治疗方法包括进一步进行激光脱毛：使用更高的激光能量治疗和重复照射法（double pass method）——在一次治疗中进行两次激光辐照，或间隔 1 周进行二次治疗，电解脱毛或使用依氟鸟氨酸乳膏，并可配合口服螺内酯。

治疗时应小心谨慎，避开文身和痣，特别是不规则的痣。当治疗先天性血管性病变等皮肤疾病时，可能会因脉冲持续时间、波长的选择或治疗光斑重叠，而意外地导致永久性毛发脱落。

气相色谱－质谱检测分析发现，激光脱毛产生的烟雾中至少存在 13 种已知／疑似的致癌物质和 20 多种已知的环境毒素。因此，在通风良好的房间进行激光脱毛，并配备烟雾排放器及佩戴医用口罩是非常重要的。回顾分析医疗事故诉讼数据库发现，激光脱毛在激光治疗投诉事件是最常见的，

特别是针对水疗等场所中的非医务人员的投诉非常多。

八、未来展望

1．疼痛控制的研究进展

减轻激光脱毛相关疼痛的最新技术是气动皮肤展平技术（pneumatic skin flattening，PSF），其工作原理是通过耦合真空室产生的负压使皮肤紧贴在治疗手具上。基于疼痛传递闸门理论，皮肤中的压力感受器在激光发射前受到刺激，以阻止痛觉神经的激活。PSF 已被用于市场上的激光仪器中（见表 4.1）。一项使用大光斑 LPDL 和真空辅助吸引的脱毛研究显示，大多数受试者报告在无皮肤冷却和表面麻醉的情况下完全感觉不到疼痛或最多感到中度疼痛。值得注意的是，研究中没有一名受试者报告经历过剧烈或无法忍受的疼痛。

一项针对 10 名浅色毛发患者的激光脱毛研究显示，使用银纳米颗粒溶液进行预处理后使用 810 nm 半导体激光进行脱毛，与未使用银纳米颗

粒溶液预处理相比，脱毛效果显著提高（两组治疗间疗效差异为 −18.9%，*P*=0.04）。这一创新性技术在浅色毛发患者（例如金色和红色毛发）的脱毛治疗中具有很大的应用潜力。然而，目前此技术尚未投入商业使用。

2．家用激光与光脱毛设备

近年来，一些基于强脉冲光、激光和热能技术的破坏毛囊的设备能够让患者在家里进行脱毛。表 4.1 列举了通过美国 FDA 510（k）批准的设备，其他无 FDA 510（k）许可证的家用设备也使用类似的技术。

这些设备都缺乏大样本对照研究的证据，仅有一些小型非对照研究。一项研究发现，一种基于热能技术的家用脱毛设备在去除毛发、降低毛发密度或延缓毛发再生方面并没有剃须效果好。另外，在使用家用激光与光设备时，由于患者缺乏医疗培训，不恰当地使用激光和光设备，可能会造成严重的眼睛损伤。这带来了一个困境，即患者在使用可能有害的设备时应该拥有多少自主权。尽管如此，由于去皮肤科诊所或水疗中心的费用高昂，且出行不便，使用家用激光与光设备进行脱毛无疑具有一定的吸引力，这些因素也将间接推动家用脱毛设备的开发。

3．激光脱毛的替代技术

一项小型研究显示在蜡脱毛后，联合使用氨基酮戊酸（aminolevulinic acid，ALA）光动力疗法（photodynamic therapy，PDT）能有效减少多达 40% 的毛发。

光电协同（electro-optical synergy，ELOS）技术结合了电（射频，RF）和光（激光 / 光）能量。基于这项技术的一些设备已经生产出来（见表 4.1），原理是光学部件（激光或强脉冲光）能够加热毛干，并将双极射频能量集中于周围的毛囊。基于这一组合，光学部件需要较低的能量，故提示其可能适用于所有 Fitzpatrick 皮肤分型的患者，并可有效地去除白色和无色素的毛发。有学者采用强脉冲光 /

射频 ELOS 联合技术治疗 40 例患者（Fitzpatrick 皮肤分型为 Ⅱ~Ⅴ 型）的面部和非面部毛发，经过 4 次治疗后 18 个月回访发现毛发清除率为 75%，效果与皮肤类型或毛发颜色无相关性，同时未发现明显的不良反应。在光电协同技术治疗前使用氨基酮戊酸（ALA）预处理能进一步增强白色终毛的去除效果。另外，一种全反射放大的自发射频设备（total reflection amplification of spontaneous emission of radiation，TRASER）已被证实可产生与激光脱毛相似的临床和组织病理学效果。

小结

总之，脱毛已经从一门技艺迅速转变为一门基于选择性光热作用理论的科学。自 1996 年 Anderson 和同事首次报道选择性脱毛以来，激光脱毛设备数量急剧增加，使其成为世界上最受欢迎的美容操作。本章向读者介绍了毛囊解剖学和生理学基础知识、患者选择和术前准备要点、激光安全防护原则、各种激光 / 光设备相关知识和激光 – 组织的相互作用，这些内容对优化治疗效果，同时最大限度地降低并发症和副作用至关重要。

扩展阅读

Alster TS, Bryan H, Williams CM. Long-pulsed Nd:YAG laser-assisted hair removal in pigmented skin: a clinical and histological evaluation. *Arch Dermatol.* 2001;137(7):885–889.

Altshuler GB, Anderson RR, Manstein D, Zenzie HH, Smirnov MZ. Extended theory of selective photothermolysis. *Lasers Surg Med.* 2001;29(5):416–432.

Aleem S, Majid I. Unconventional uses of laser hair removal: a review. *J Cutan Aesthet Surg.* 2019;12(1):8–16.

Anderson RR, Parrish JA. Selective photothermolysis: precise microsurgery by selective absorption of pulsed radiation. *Science.* 1983;220(4596):524–527.

Ball K, Gustavsson M, Harris R, Berganza L, Zachary CB. TRASER: acute phase vascular and follicular changes. *Lasers Surg Med.* 2014;46(5):385–388.

Bernstein EF. Hair growth induced by diode laser treatment. *Dermatol Surg.* 2005;31(5):584–586.

Biesman BS. Evaluation of a hot-wire hair removal device compared to razor shaving. *Lasers Surg Med.* 2013;45(5):283–295.

Braun M. Comparison of high-fluence, single-pass diode laser to low-fluence, multiple-pass diode laser for laser hair reduction with 18 months of follow up. *J Drugs Dermatol.* 2011;10(1):62–65.

Campos VB, Dierickx CC, Farinelli WA, et al. Hair removal with an 800-nm pulsed diode laser. *J Am Acad Dermatol.* 2000;43(3):442–447.

Davoudi SM, Behnia F, Gorouhi F, et al. Comparison of long-pulsed alexandrite and Nd:YAG lasers, individually and in combination, for leg hair reduction: an assessor-blinded, randomized trial with 18 months of follow-up. *Arch Dermatol.* 2008;144(10):1323–1327.

Dierickx CC, Grossman MC, Farinelli WA, Anderson RR. Permanent hair removal by normal-mode ruby laser. *Arch Dermatol.* 1998;134(7):837–842.

Eremia S, Li C, Newman N. Laser hair removal with alexandrite versus diode laser using four treatment sessions: 1-year results. *Dermatol Surg.* 2001;27(11):925–929, discussion 929–930.

Garcia C, Alamoudi H, Nakib M, Zimmo S. Alexandrite laser hair removal is safe for Fitzpatrick skin types IV–VI. *Dermatol Surg.* 2000;26(2):130–134.

Gold MH, Bell MW, Foster TD, Street S. One-year follow-up using an intense pulsed light source for long-term hair removal. *J Cutan Laser Ther.* 1999;1(3):167–171.

Goldberg DJ, Littler CM, Wheeland RG. Topical suspension-assisted Q-switched Nd:YAG laser hair removal. *Dermatol Surg.* 1997;23(9):741–745.

Grossman MC, Dierickx C, Farinelli W, Flotte T, Anderson RR. Damage to hair follicles by normal-mode ruby laser pulses. *J Am Acad Dermatol.* 1996;35(6):889–894.

Haak CS, Nymann P, Pedersen AT, et al. Hair removal in hirsute women with normal testosterone levels: a randomized controlled trial of long-pulsed diode laser vs. intense pulsed light. *Br J Dermatol.* 2010;163(5): 1007–1013.

Hussain M, Polnikorn N, Goldberg DJ. Laser-assisted hair removal in Asian skin: efficacy, complications, and the effect of single versus multiple treatments. *Dermatol Surg.* 2003;29(3):249–254.

Ibrahimi OA, Avram MM, Hanke CW, Kilmer SL, Anderson RR. Laser hair removal. *Dermatol Ther.* 2011;24(1):94–107.

Ibrahimi OA, Jalian HR, Shofner JD, Anderson RR. Yellow light gone wild: a tale of permanent laser hair removal with a 595-nm pulsed-dye laser. *JAMA Dermatol.* 2013; 149(3):376.

Ibrahimi OA, Kilmer SL. Long-term clinical evaluation of a 800 nm long-pulsed diode laser with a large spot size and vacuum-assisted suction for hair removal. *Dermatol Surg.* 2012;38(6):912–917.

Jalian HR, Jalian CA, Avram MM. Increased risk of litigation associated with laser surgery by nonphysician operators. *JAMA Dermatol.* 2014;150(4):407–411.

Khoury JG, Saluja R, Goldman MP. Comparative evaluation of long-pulse alexandrite and long-pulse Nd:YAG laser systems used individually and in combination for axillary hair removal. *Dermatol Surg.* 2008;34(5):665–670, discussion 670–661.

Lask G, Friedman D, Elman M, et al. Pneumatic skin flattening (PSF): a novel technology for marked pain reduction in hair removal with high energy density lasers and IPLs. *J Cosmet Laser Ther.* 2006;8(2):76–81.

Lou WW, Quintana AT, Geronemus RG, Grossman MC. Prospective study of hair reduction by diode laser (800 nm) with long-term follow-up. *Dermatol Surg.* 2000;26(5):428–432.

Nouri K, Chen H, Saghari S, Ricotti CA Jr. Comparing 18- versus 12-mm spot size in hair removal using a gentlease 755-nm alexandrite laser. *Dermatol Surg.* 2004;30 (4 Pt 1):494–497.

Rao J, Goldman MP. Prospective, comparative evaluation of three laser systems used individually and in combination for axillary hair removal. *Dermatol Surg.* 2005;31(12):1671–1676, discussion 1677.

Richards RN, Meharg GE. Electrolysis: observations from 13 years and 140, 000 hours of experience. *J Am Acad Dermatol.* 1885;33(4):662–666.

Rohrer TE, Chatrath V, Yamauchi P, Lask G. Can patients treat themselves with a small novel light based hair removal system? *Lasers Surg Med.* 2003;33(1):25–29.

Ross EV, Ibrahimi OA, Kilmer S. Long-term clinical evaluation of hair clearance in darkly pigmented individuals using a novel diode 1060 nm wavelength with multiple treatment handpieces: a prospective analysis with modeling and histological findings. *Lasers Surg Med.* 2018;50(9):893–901.

Zenzie HH, Altshuler GB, Smirnov MZ, Anderson RR. Evaluation of cooling methods for laser dermatology. *Lasers Surg Med.* 2000;26(2):130–144.

第 5 章
强脉冲光皮肤治疗

谢宜彤 葛 格 刘丽红 王聪敏 廖 勇 译

☑ 概要和关键点

- 强脉冲光（IPL）设备应用非常广泛，可用于各类美容及疾病的治疗。
- IPL 平台通过高输出性闪光灯发射多色、非相干性（非激光）平行光，波长范围为 500～1400 nm。
- 良性色素性病变、皮肤异色症、多毛症、毛细血管扩张、面部红斑、面部潮红、Civatte 皮肤异色病、皮肤癌前病变和痤疮均可通过 IPL 有效治疗。
- 尽管通过调整治疗参数可提高 IPL 治疗较深肤色（Ⅳ～Ⅵ型）患者的安全性，但这类患者在治疗中仍然

容易出现并发症。所以，较深肤色患者和晒黑的皮肤接受 IPL 治疗需极其谨慎。
- 并非所有的 IPL 设备都相同，不同设备在设计和光学上有显著差异，从而导致疗效的巨大差异。设备的质量与价格直接相关。
- 通过深入掌握光与组织之间的相互作用，以及设备参数的高度灵活性，经验丰富的从业者可使高质量 IPL 设备具有多种功效。

一、引言

强脉冲光（IPL）治疗是最受欢迎的非侵入性皮肤治疗之一。IPL 设备使用被过滤、高强度、脉冲式、不同波长的非激光性光源来达到美容和治疗疾病的目的。目前的 IPL 设备包含精密的可更换滤光片，可提供多样且广泛的治疗选择。经验丰富的从业者在选择适当的患者进行 IPL 治疗后，可达到很好的临床疗效，且几乎无休工期。然而，患者选择不当、治疗参数错误或操作技术欠佳可能会导致严重的不良事件。本章将简要回顾 IPL 的历史和原理，进而重点介绍其临床应用、治疗参数和治疗技巧。此外，作者将分享一些 IPL 设备使用经验丰富的从业者提供的治疗案例。

二、历史

以色列航天工程师 Shimon Eckhouse 博士于 1992 年提出使用闪光灯治疗腿部静脉的想法，这与该设备最初作为战斗机油漆喷雾器的用途有很大的不同。当时，脉冲染料激光器的脉冲持续时间短，效果不理想，并发症发生率高。Eckhouse 博士认为宽谱光可以更均匀地治疗大血管，因为较短、更容易被吸收的波长可加热表层的血管，而较长、较不容易被吸收的波长可以穿透得更深，加热深层的血管。此外，他还提出一个理论，即较宽的波长范围将更有效地针对氧合血红蛋白和去氧血红蛋白。Eckhouse 博士得到 Mitchel Goldman 博士和 Richard Fitzpatrick 博士的帮助，他们一起开发

了 IPL 设备的原型机。到 1994 年，首个商用 IPL 平台 PhotoDerm VL（Lumenis Ltd, Yokneam, Israel）获得 FDA 的批准。早期的 IPL 设备在有效性、可重复性和可用性方面存在一些问题，这在激光学界引起了一些争议。然而到 20 世纪 90 年代末至 21 世纪初，新的机器解决了许多最初的使用问题，IPL 在治疗表皮色素性病变、血管病变和脱毛方面得到普及。IPL 还被发现对治疗痤疮和皮肤癌前病变有效。在过去 20 年中，技术的进一步发展扩展了 IPL 的治疗适应证，降低了发生不良反应的风险，并增加了操作的便利性。IPL 是一种高度依赖于操作者的治疗方式，尽管操作者经常为医疗辅助人员，但经验丰富且敬业的临床医生进行操作往往会取得更好的疗效。

三、强脉冲光相关术语

以下术语和概念对于理解 IPL 设备的原理很重要。

1．强脉冲光

强脉冲光是波长范围为 500～1400 nm 的多色性、非定向性、非相干性光源。其与激光不同，它有波长固定、定向性和相干性的特征。

2．闪光灯

闪光灯是脉冲式光源，由两端带有电极的玻璃管组成。玻璃管内充满气体，通常是氙气或氪气。当电源触发两个电极之间放电时，气体就会电离。电离后的气体会产生短时间高强度的宽谱光。IPL 设备直接发射这种宽谱光。部分激光器也使用闪光灯，但方式不同；激光器不是直接发射宽谱光，而是利用这种光来激发激光介质。

3．选择性光热作用

与激光相似，IPL 利用选择性光热作用原理，即在保护周围组织的情况下，对靶色基进行选择性加热。IPL 的靶色基主要是黑色素、氧合血红蛋白、去氧合血红蛋白和高铁血红蛋白，这些靶色基

具有广泛且重叠的吸收光谱。因此，IPL 的多色性使得其可在单次光照射下同时治疗血管和色素性病变。

4．脉冲持续时间

脉冲持续时间代表光能传递的时间长度和组织暴露在光束下的时间。IPL 系统的脉冲持续时间可设置为 0.2～100 ms，具体取决于设备本身。脉冲持续时间由热弛豫时间和靶色基的大小来决定。脉冲持续时间通常被设定为短于靶色基的热弛豫时间，以尽量减少对靶色基周围组织的损伤。

5．多次连续脉冲和脉冲延迟

根据 IPL 设备的不同，光可以以单脉冲、双脉冲或三脉冲的形式传送，脉冲之间以毫秒范围内的短脉冲延迟进行分隔。"多次连续脉冲"是用来描述使用双脉冲或三脉冲的术语。从理论上和实践上讲，"多次连续脉冲"可以让高能量分为多个较短的低能量脉冲，故可以实现更温和的治疗。"多次连续脉冲"还可对大血管进行连续加热，同时可对表皮进行充分冷却。部分 IPL 设备还允许调节每个单独脉冲的脉冲持续时间和脉冲之间的脉冲延迟时间。如对晒黑的皮肤或较深肤色的患者进行治疗时，需要加强表皮保护，可以通过延长脉冲延迟等多种方式来加强保护。

6．光谱移动

IPL 设备具有光谱移动（spectral shift）现象，即功率的降低导致较长波长下发射的能量密度相对增加。具体而言，在特定能量下，当脉冲持续时间较长且功率下降时，较长波长发射的能量密度相对增高，与较短脉冲持续时间下相同能量比较，更短波长下能量相对降低。光谱移动现象提高了 IPL 设备在治疗更深、更暗和更粗大血管时的疗效，这些血管对更长的波长反应良好。

> **要点 1**
>
> IPL 设备发出的是多色、非定向、非相干的光。激光发出的是单色、高度定向、相干的光。理解这些原理可提高治疗效果。

四、设备

有多种 IPL 设备已经上市。本部分将对 IPL 设备的一些常见部件进行概述。

1. 阻断滤光片和吸收滤光片

许多 IPL 设备使用可互换的光学涂层石英滤光片，称为"阻断滤光片"。这些滤光片缩小发射波长的范围，以优化所需靶色基的可吸收光谱范围。可用的阻断滤光片范围很广，包括 515 nm、550 nm、560 nm、590 nm、615 nm、645 nm、690 nm 和 755 nm；滤光片的工作原理通常是通过阻断短于限定波长光的发射而发挥作用。Palomar Icon 的 MaxG 手具（Cynosure，Westford，MA）完全是独一无二的，因为它结合了一个吸收滤光片，可实现两个不同波长范围的双光谱输出，分别是 500～670 nm 和 870～1400 nm 两个波段。这个滤光片吸收 670～870 nm 的大部分波长光，但允许发射两端波长的光。正是这种对光谱发射的优化使该设备与众不同，也是其疗效增强的原因之一。因此，它被称为 OPL（optimized pulsed light），即"优化脉冲光"。BBL（broad band light，宽谱光）HERO（high-energy rapid output，高能快速输出）设备（Sciton，Palo Alto，CA）有 7 个独立的阻断滤光片，包括 420 nm 窄谱蓝光滤光片，515 nm、560 nm、590 nm、640 nm、690 nm 和 800 nm 滤光片。值得注意的是，BBL 的独特之处在于其既可用于面部，也可用于改善颈部、胸部、手臂等非面部的光损伤（图 5.1）。该设备可在数分钟内以扫描式运动的模式释放数百个低能量脉冲，降低高风险区域出现冲压烫伤和"斑马条纹"的风险。M22（Lumenis，San Jose，CA）有 9 个滤光片，包括 515 nm、560 nm、590 nm、615 nm、640 nm、695 nm，以及"血管（vascular）"和"痤疮（acne）"滤光片。痤疮滤光片是一种新型的双波段陷波滤光片，可同时提供 400～600 nm 以及 800～1200 nm 双波段光，治疗痤疮时疗效显著。血管滤光片也是一种双波段陷波滤光片，可同时提供 530～650 nm 和 900～1200 nm 双波段光，专为治疗细小毛细血管扩张而设计。大多数 IPL 设备（Palomar Icon 除外）利用闪光灯周围的水来防止发射波长大于 900 nm 的光。

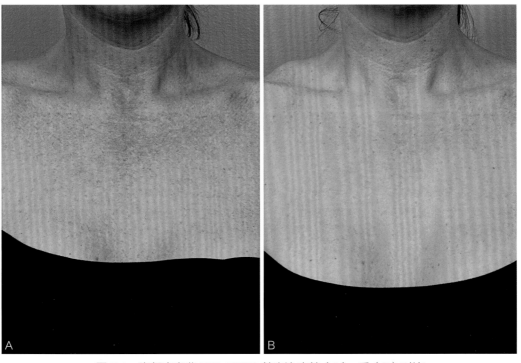

图 5.1　胸部光老化 BBL HERO 单次治疗前（A）、后（B）对比

2．IPL 手具

大多数 IPL 设备都通过一个大而扁平、矩形的蓝宝石晶体将光传递至皮肤。这种大治疗头具有快速覆盖、分布均匀和穿透更深的优势。然而，对于大光斑而言，不易在轮廓曲面上实现与皮肤的均匀接触，尤其在鼻部附近，且大光斑对于局部治疗可能相对困难。为了解决上述问题，一些公司提供多种 IPL 适配器，以便治疗不规则的皮肤区域以及散在的皮肤病变。例如，BBL HERO 设备具有适用于蓝宝石晶体的不同尺寸的点状适配器，其可以自定义治疗覆盖面积。另外，避光遮盖装置可将较大 IPL 覆盖面积有效转换为较小面积。一张具有自定义小窗口的纸也是一种低技术门槛、安全、简单的方法，可减少设备治疗时的覆盖面积，同时仍能进行充分且必要的接触冷却。许多 IPL 平台将阻断滤光片"滑入式"或"卡扣式"插入设备手具中，以便使用单手具即可处理各种皮肤问题。然而，吸收滤光片需要不断冷却以防止破裂，因此不同的光谱范围需要完全独立的手具。

3．冷却机制

表皮冷却可显著降低不良反应的发生，并可提高治疗能量。大多数高质量的设备采用连续的集成接触式冷却，通过在 IPL 晶体周围循环冷却水来实现。此外，冷却凝胶（如 Humatrix，一种微晶凝胶）与 IPL 装置一起使用，可达到以下目的：①扩散皮肤表面的热量；②通过降低折射率来增强光的光学传输。在脉冲治疗前和（或）后即刻使用冷敷包进行表面冷却可有效地保护表皮，以降低或避免不良反应的发生。除此之外，Zimmer 冷风机是另一种快速有效降低表皮温度的选择。

4．宽光谱光（BBL）

BBL 是由 Sciton 公司（Palo Alto，CA）针对其强脉冲光设备开发的一个营销术语。术语"BBL"和"IPL"具有相似的含义，有时可以互换使用。

> **要点 2**
>
> 冷却凝胶（如 Humatrix）与蓝宝石冷却头一起用于 IPL 设备，可达到以下目的：①扩散皮肤表面的热量，从而最大限度地减少不良反应的发生；②通过降低折射率来增强光的光学传输，从而提高疗效。

五、患者选择

为了最大限度地提高疗效和减少并发症，治疗前进行适当的患者选择和患者咨询必不可少。临床医生应确保患者的皮肤状态、治疗目标、治疗目的和皮肤类型适合于 IPL 治疗。理想情况下，患者应知情同意，并有较现实的期望值，同时表现出以下至少一种皮肤问题：弥漫性红斑、面部潮红、玫瑰痤疮、血管瘤（蜘蛛痣或樱桃状血管瘤）、毛细血管扩张、静脉湖、皮肤异色病、雀斑、日光性角化病和多毛症。IPL 可以对身体大部分区域进行治疗，根据不同区域皮肤的反应，调节相应的治疗参数。对于不适合 IPL 治疗的患者，如非色素或血管问题的患者，或伴有严重心律失常的患者，需要考虑替代方案。对深肤色类型患者进行 IPL 治疗时，可以通过降低治疗能量，选择较长波长、较长脉冲延迟时间以及加强皮肤冷却来提高其治疗安全性，但这类患者仍常出现并发症。Fitzpatrick 皮肤分型为Ⅰ～Ⅲ型的患者适用于 IPL 治疗，其疗效确切且可重复治疗。因此，我们更倾向于对深肤色患者使用激光和（或）其他治疗方式。即使是那些肤色较浅的患者，皮肤经过自然或人工晒黑后也会增加不良事件发生的风险，建议这类患者延迟治疗，直至肤色恢复。为帮助评估患者的晒黑情况，我们经常将预期治疗区的肤色与前臂内侧或上臂内侧的肤色进行比较，这是未晒黑皮肤的良好基线。此外，我们通常仅在 10 月中旬至来年 6 月初对患者进行治疗，以尽量降低阳光照射对治疗的影响。我们倾向不依赖于使用配备有黑色素阅读器（melanin reader）的设备，如 Skintel 黑色素读取器光子平台（Cynosure，Westford，MA）。虽然这类设备检测精准，但其推荐的治疗范围较宽，可能对参数选择产生误导，最终导致治疗不足或治疗过度。我们更倾向于医生基于临床经验进行判断，这依赖于患者的长期随访。结合详细的患者病史，尤其注重种族基因型和表型，以及完善的体格检查，有助于确定适合的治疗设置。与所有的治疗方式一样，安全有效治疗的一个关键因素是高度谨慎。需密切关注目标靶色基和能量 - 组织的相互作用。随着治疗的进展，常需对治疗参数进行调整，因为初始设置的参数只是一个起始指导，良好的临床判断至关重要。

欲改善散在性色素性病变的患者需要特别注意。虽然皮肤科医生接受过辨别异常色素痣和色素型皮肤癌的教育和培训，但缺乏皮肤疾病相关培训的医生可能无法区分恶性病变和良性病变。如果有任何疑问，应在 IPL 治疗前行皮损活检。此外，虽然一些研究表明 IPL 可短期有效改善黄褐斑，但常常复发，而且由于治疗光谱宽以及热作用，有可能致使黄褐斑加重。由于以上原因，我们通常不推荐选用 IPL 治疗黄褐斑。我们也建议避免对活动性结缔组织疾病（如红斑狼疮）患者进行 IPL 治疗，有使病情恶化的可能。

> **要点 3**
>
> 　　虽然深肤色患者可以通过降低治疗能量，选择较长波长、较长脉冲延迟时间以及加强皮肤冷却来提高其相对安全性，但这类患者仍常出现并发症。因此，IPL 通常用于 Fitzpatrick 皮肤分型为 I ～ III 型的患者。

六、治疗方案

（一）预处理

一旦临床医生认为患者适合 IPL 治疗，并告知

患者治疗的实际预期和可能发生的并发症，即可获取患者的治疗知情同意。IPL 治疗通常可在不经表面麻醉的情况下进行。然而，更高的治疗能量和更长的波长可能会导致更加显著的疼痛。在这种情况下，也可选择应用表面麻醉。治疗区域应用无菌纱布和酒精进行彻底清洁，清除任何阻碍光透射的化妆品或外用产品。如果患者将接受脱毛治疗，治疗前也应剃掉毛发。

患者洁面后，将薄层冷凝胶（厚度 2 ~ 3 mm）均匀涂在整个治疗区域，以有效降低表皮温度。过去使用未集成冷却系统的 IPL 进行治疗时需要外涂更厚的冷凝胶层。一些临床医生会根据治疗需要，在术前、术中和术后使用冰袋来进行皮肤冷却。

与激光相比，虽然理论上 IPL 的非定向特性降低了眼部损伤的风险，但仍可能发生眼部损伤。因此，治疗室内的每个人都必须佩戴适当的护目镜。治疗医生佩戴的传统护目镜为深绿色，可能会降低可见度，较新的棕色护目镜可以更好地识别颜色。此外，可使用闪光传感器护目镜（Lightspeed，Glendale，Smithfield，RI），它会在强光闪烁时变暗。我们更推荐使用闪光传感器护目镜，因为它能提供更好的实时治疗反馈。使用普通护目镜可能很难观察出治疗时皮肤轻微的红斑反应或颜色变灰。通过使用黏合剂或传统防护盾给患者提供不透光的眼部保护。

鉴于 IPL 通常会导致延迟性的组织反应，故在治疗当天进行光斑测试并不能准确反映治疗的安全性。此外，不同的解剖部位会产生不同的反应，尤其反应会随局部靶色基密度的改变而改变。面颊外下方的光斑测试点可能无法准确预测前额皮肤的反应。虽然理论上在治疗当日之前进行光斑测试是最保守和安全的方法，但在临床实践中，我们认为没有必要这样做。对于经验丰富的临床医生来说，他们熟悉自己的设备，并了解光与组织相互作用的细微差别，在每个解剖位置进行数次脉冲后，评估发生潜在并发症的风险性，例如过度疼痛、局部皮肤

变白、水疱出现的可能性、明显的红斑和（或）水肿等，就已经足够了。如果患者对治疗的耐受性良好，皮肤出现预期反应，则可在同一天进行全面部治疗。

（二）治疗技巧

一些医生倾向对治疗区域进行多遍治疗，每次治疗都针对不同的靶色基。而有些医生则更倾向于单遍治疗，伴或不伴有脉冲重叠。脉冲之间通常有20%的重叠率，这个数据由手持式治疗头的几何形状和IPL的物理特性决定。此外，有些医生使用冷凝胶在脉冲之间进行滑动操作，而有些医生则在每个脉冲间隔从皮肤上抬起蓝宝石晶体治疗头来进行操作。另外，对于Ⅱ~Ⅲ型皮肤患者，我们延长脉冲之间的间隔时间，这使得脉冲之间有更多的冷却时间。若患者需接受血管疾病治疗，在治疗前嘱患者处平卧位，或嘱患者做瓦式（Valsalva）呼吸，或用吹风机升温面部，或嘱患者做一些手扶椅的健身动作，可进一步增加面部血管血流量，以增强治疗效果。

由临床医生选择面部治疗的部位以及以何种顺序进行治疗。有些医生倾向先治疗前额，因为前额靶色基通常较少，是一个相对安全的部位，可以用来评估组织-IPL的相互反应性，以及患者对脉冲治疗的耐受性；通常接着对上外侧面颊进行治疗，扫向面颊内侧，因为后者更敏感，然后沿着下颌骨继续往下由外向内进行治疗。其他一些医生更喜欢从右面颊内侧开始，先治疗右面颊，然后依次是下颏、左面颊、唇部，再是鼻部，最后是前额。无论采用何种技巧，实时与患者沟通，并关注患者的反馈至关重要。如果患者反馈疼痛剧烈，应停止治疗，并对治疗区域进行评估及相应的处理，因为剧烈的疼痛可能指示选用的治疗参数不合适。临床医生在整个治疗过程中必须保持高度谨慎，仔细观察及倾听治疗过程中的所有细节，以判断治疗是否正常进行。

治疗参数根据目标靶组织、患者和所选设备类型的不同而调整。我们常在治疗过程中调整参数设置以达到预期的治疗终点。适当的治疗终点包括血管轻微变暗、血管收缩，或颜色从亮红色转变为蓝色/紫色。当血管变成蓝色/紫色时，这表示目标靶组织中氧合血红蛋白转变为去氧/高铁血红蛋白。我们通常利用这个机会，用稍长的脉冲持续时间再次重复治疗，并将治疗光谱转换为更长的波长，以便去氧/高铁血红蛋白被更好地吸收。同样，如果热反应不充分，按压后血管仍然变白，意味着血管持续通畅，则进行第二次聚焦治疗，增加能量和（或）缩短脉冲持续时间。尽管患者的审美倾向于非紫癜性治疗，但如果需要，紫癜也可作为终点反应。

一般来说，在首个治疗阶段时，治疗靶目标最多，以较温和的参数设置起始；在之后的治疗阶段，随着靶色基趋于减少，可以相应增加治疗强度。面部比颈部和胸部能耐受强度更大的参数设置，而四肢通常需要最温和的参数设置。颈部的参数设置可以稍高一点，更接近面部的参数设置；从颈部往下至胸部锁骨上方，参数设置逐渐降低。

治疗过程中关键是要避免遗漏治疗区域，以及避开毛发生长区域（除非治疗的目的是脱毛）。IPL治疗中遗漏治疗区域可能导致"斑马纹"（图5.2）。考虑到阻断滤光片的特性，假定发射光能够穿透到足够深的层次损伤毛囊，应避免在眉毛或发际线等区域附近进行治疗。

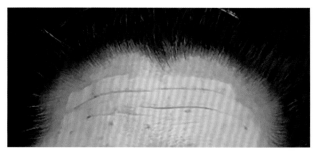

图5.2　强脉冲光（IPL）治疗不均匀后表现为"斑马纹"，治疗区域和未治疗区域之间有明显的分界线。注意患者的肤色背景

此外，考虑到 IPL 的光束可快速发散，保持手具的尖端晶体头与皮肤表面的冷凝胶紧密而均匀的接触非常重要。当治疗尖端晶体头被抬离皮肤，与凝胶和（或）皮肤接触不均匀时，或按压入皮肤太紧实时，由于光束散射度的改变，所传送的脉冲可能发生不均匀散射，影响治疗效果。紧密接触也能确保冷却的蓝宝石晶体可为表皮提供足够的接触冷却。对于难以到达的部位，如鼻翼处，应用一层较厚的冷凝胶，确保皮肤、凝胶和蓝宝石晶体之间充分接触。一些医生提倡在术前、术中和术后进行冰敷。我们常在治疗前冰敷治疗区域以减轻治疗过程中的不适，尤其是鼻翼区域，同时还可以减少术后发生红肿和炎症后色素沉着的可能性。

七、治疗后处理

术后即刻开始采用冷敷处理（不是冰冻），在治疗后的 24 小时内，每小时冰敷至少 10~15 分钟（除去睡眠时间），可显著减轻肿胀、红斑和不适，并最大限度地减少不良反应的发生，如炎症后色素沉着。对于 IPL 治疗后面部肿胀明显的患者，冷敷处理可延长至治疗后 48 小时，同时建议患者抬高头部，枕在 2~3 个枕头上睡觉。尽量给这些患者安排在早晨治疗，可进行全天的术后冷却处理和冷敷，以尽量减轻面部水肿。

在治疗室完成冰敷 / 冷却，并去除皮肤表面的冷凝胶后，立即外用抑制潮红的面霜或精华液，以冷却皮肤，并起到舒缓作用。建议患者术后保持皮肤清洁和保湿，避免阳光暴晒。如果 IPL 治疗是针对血管问题，如潮红、玫瑰痤疮或毛细血管扩张等，应建议患者在术后 2~3 天内避免任何剧烈活动，以减少闭塞或凝固的血管扩张。如果患者容易出现唇部复发性疱疹，建议给予预防性抗病毒药物治疗。虽然治疗后恢复时间通常很短，但红斑、肿胀和微痂皮的形成及持续时间因患者、解剖部位、治疗方式和治疗参数而异。

八、适应证

1．良性色素性病变

单个黑素小体的热弛豫时间在纳秒范围内，而 IPL 设备的脉冲范围是毫秒级内，似乎不适用于表皮色素的治疗。然而，虽然 Q 开关激光和皮秒激光确实在靶向单个黑素小体方面更胜一筹，但 IPL 设备可有效地靶向聚集的黑素小体和黑素细胞，它们比单个黑素小体具有更长的热弛豫时间。Yamashita 等的一项研究通过使用共聚焦显微镜明确证明了该理论，研究提示 IPL 治疗导致含有聚集黑素小体的黑色素帽状结构发生变性。Yamashita 还提出，这种变性会导致基底层角质形成细胞加速分化，导致坏死的角质形成细胞和黑素小体向上迁移；这一结论为 IPL 治疗色素性病变后患者皮肤出现微痂皮提供了科学解释。这些微痂皮通常在面部持续 5~10 天，在胸部可持续 7~14 天，在四肢有时甚至更长时间。结痂会自然脱落，局部皮肤色素较前减少，治疗效果理想。大量研究已证明 IPL 在治疗良性色素性病变和光老化引起的皮肤色差方面的疗效（图 5.3）。Bjerring 等在一项对 18 名患者的研究中显示，仅在一次 IPL 治疗后，日光性黑子数量减少 74.2%。同样，Kawada 等证明，绝大

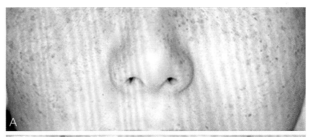
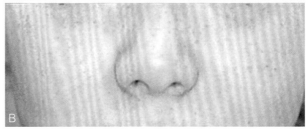

图 5.3 A．强脉冲光（IPL）治疗前的雀斑；B．经一次 IPL 治疗后，雀斑有所改善（图片由 Cynosure 提供）

多数患者在 3~5 次 IPL 治疗后，黑子和雀斑改善了 50%~75%。以我们自己的经验，使用 IPL 治疗表皮色素沉着已取得很好的疗效。我们发现，通常仅在 1~2 次治疗后，深色的散在色斑首先得到改善，随着治疗次数增多，皮肤颜色和较浅的病变也得到相应改善。

虽然很少有研究直接将 IPL 与激光治疗进行比较，但我们倾向于将 IPL 用于皮肤颜色较浅、很少或没有晒黑的良性色素性病变患者，以及期望较短休工期的患者。对于皮肤色素较多的患者，我们选择非剥脱性点阵铒激光、Q 开关激光或皮秒激光。考虑到 IPL 设备的光斑尺寸较大，Q 开关或皮秒激光器可能更有效地治疗散在皮损；然而，如上所述，IPL 设备可以很容易地进行调整以治疗单个皮损。虽然有 IPL 改善黄褐斑和其他色素性疾病（如斑痣和咖啡牛奶斑）的报道，但我们采用其他治疗方式的效果更佳，并发症也更少。

2. 毛细血管扩张、潮红和其他血管性病变

大量研究已证明 IPL 在治疗玫瑰痤疮和光损伤皮肤中常见的细小毛细血管扩张方面取得了成功（图 5.4）。IPL 技术治疗血管病变的主要优势之一是治疗效果好，术后无紫癜。IPL 可增加血管内的温度，引起血管内凝血，随后血管被纤维肉芽组织破坏和取代。此外，IPL 可同时靶向氧合血红蛋白、去氧血红蛋白和高铁血红蛋白，其吸收光谱峰值分别为 418 nm、542 nm 和 577 nm。Negishi 等在一项 73 例患者的研究中表明，超过 80% 的患者经过 5 次 IPL 治疗后，面部毛细血管扩张改善了 80%~100%。在这项研究中，研究者使用 560 nm 阻断滤光片，脉冲持续时间为 3.6~5 ms。同样，Bitter 等证明使用 550 nm 或 570 nm 阻断滤光片，70% 的患者在平均 5 次治疗后，毛细血管扩张的外观改善 50% 或更多。Bitter 等也发现，大多数患者面部潮红明显改善，表明 IPL 有助于缓解玫瑰痤疮的症状。Kassir 等同样发现，78% 的患者在平均 7.2 次的 IPL 治疗后潮红减轻。同样值得注意的

是，Prieto 等发现 IPL 可损伤蠕形螨，这可能与改善面部炎症和红斑有关。

虽然 Neuhaus 等的一项研究比较了 IPL 与非紫癜性脉冲染料激光（PDL）治疗 29 例红斑性毛细血管扩张性玫瑰痤疮患者，但目前缺乏比较 IPL 与 PDL 治疗毛细血管扩张的高质量随机研究。研究发现，两种治疗方式都能显著减轻红斑、毛细血管扩张和玫瑰痤疮的症状，两种治疗方式之间无显著差异。同样，在一项半脸对照研究中，Tanghetti 等发现 IPL 治疗面部毛细血管扩张与 PDL 具有相同的安全性和有效性。虽然我们倾向于使用 PDL 作为毛细血管扩张和潮红的一线治疗方案，但我们经常使用 IPL 有效治疗顽固性病例。在经验丰富医生的操作下，IPL 可有效、可靠地治疗血管性疾病。

虽然 IPL 最初是作为治疗腿部静脉病变而研发的，但其临床疗效有限。目前普遍认为，硬化疗法仍然是治疗腿部毛细血管扩张的金标准，IPL 和激

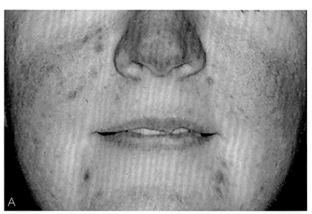
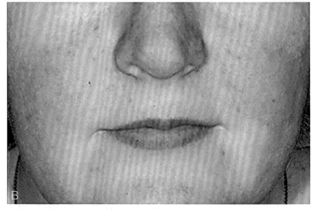

图 5.4 玫瑰痤疮（A）经强脉冲光（IPL）治疗后（B）得到改善（图片由 Cynosure 提供）

光仅适用于治疗难治性病例或腿部小管径毛细血管扩张。此外，尽管已使用 IPL 成功治疗了其他血管性疾病，如鲜红斑痣和婴幼儿血管瘤，但我们仍然认为血红蛋白靶向激光是治疗这些复杂疾病的首选方式。

3．Civatte 皮肤异色病

IPL 可同时针对 Civatte 皮肤异色病的三个皮肤表现（红斑、色素沉着和萎缩）。在一项最大的研究中，Weiss 等采用 IPL 治疗 Civatte 皮肤异色病，在 1 ~ 5 次治疗后可清除 75% 以上的毛细血管扩张和色素沉着。多数情况下，经 IPL 治疗后还可观察到患者的肤质改善。

4．皱纹和胶原刺激

研究表明，IPL 可以通过刺激胶原蛋白的新生来改善皱纹和皮肤纹理。Goldberg 等对 30 例 I ~ II 级皱纹患者进行了研究，受试者接受多达 4 次的 IPL 治疗，并在最后一次治疗后 6 个月进行评估。30 名患者中有 25 名患者的皱纹和肤质有所改善。Negishi 等在一项研究中对 73 名亚洲患者进行了 5 次或更多次的全面部 IPL 治疗，结果发现下眼睑轻度静态皱纹明显改善。然而 IPL 对于动态皱纹和中重度皱纹的疗效最弱。Hernandez-Perez 等同样报道 5 次 IPL 治疗后细纹得到中等至良好的改善。

许多 IPL 设备所发射的光谱波长并不直接针对水（Palomar Icon 除外，其波长延至 1400 nm），人们认为是通过非选择性光热作用，靶色基吸收热量后引起有益的附加损伤，刺激了胶原新生。

研究表明，尽管 IPL 刺激胶原生成有效，但与剥脱性激光和其他水靶向性激光相比，靠其通过间接的靶向作用对皱纹的改善效果不尽如人意。我们的发现与 Negishi 等的相似，IPL 治疗后细小皱纹可得到改善，但对重度皱纹改善欠佳。因此，对于为改善中重度皱纹或严重的皮肤纹理问题而寻求治疗的患者，我们更倾向于使用作用靶基为水的剥脱性或非剥脱性点阵激光。

5．脱毛

IPL 常用于脱毛治疗（图 5.5），许多研究证实 IPL 可有效脱毛。Weiss 等在一项对 48 例 Fitzpatrick 皮肤分型为 I ~ V 型患者的研究中发现，2 次 IPL 治疗后 6 个月，毛发数量减少 33%。在该研究中，浅肤色和深肤色患者分别使用 615 nm 和 645 nm 阻断滤光片。3 次脉冲的输出能量为 40 ~ 42 J/cm²，脉冲持续时间为 2.8 ~ 3.2 ms。Sadick 等对 67 名体毛过多患者的研究中也取得类似的疗效。这项研究基于患者的皮肤类型使用不同的阻断滤光片，脉冲持续时间 2.9 ~ 3.0 ms，能量范围 40 ~ 43 J/cm²。经过多次 IPL 治疗，6 个月后平均脱毛率为 64%。将 IPL 与激光脱毛进行比较，大多数研究都发现两者的疗效相当。虽然所有皮肤类型均可行 IPL 脱毛治疗，但我们常为 I ~ III 型的患者进行 IPL 脱毛；对皮肤分型为 IV ~ VI 型的患者，我们更倾向于使用长脉冲 Nd：YAG 激光进行脱毛。

6．干眼症

虽然本章的重点是使用 IPL 治疗皮肤病，但有趣的是，IPL 在治疗干眼症方面已显示出良好进展。睑

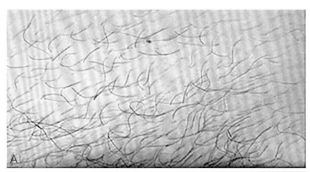
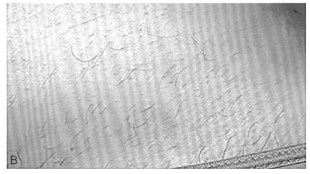

图 5.5　A．治疗前；B．强脉冲光（IPL）治疗后毛发减少（图片由 Cynosure 提供）

板腺功能障碍（Meibomian gland dysfunction，MGD）是眼科最常见的疾病之一，在西方国家患病率为5%～20%，在亚洲人群中患病率为45%～70%。此外，80%的玫瑰痤疮患者伴有眼部症状，最常见的就是MGD。MGD和干眼症之间存在联系是由于皮肤疾病、眼睑炎症和微生物感染引发炎症，引起睑脂融化温度升高，导致睑脂腺堵塞并随后萎缩。最终，泪膜丧失稳定性，角膜暴露，导致干眼症。有证据表明，IPL可通过抑制炎症介质和恢复睑脂功能来帮助恢复睑板腺的功能。此外，目前还认为IPL可通过破坏血管来降低导致眼睛干涩的炎症反应。如前所述，IPL还会损伤蠕形螨，蠕形螨可能会加重部分患者的眼部症状。Dell等对40名中重度MGD患者（80只眼睛）进行了一项前瞻性研究，所有患者经IPL治疗后有主观明显改善，眼睛的SPEED评分（Standard Patient Evaluation of Eye Dryness questionnaire score，标准干眼患者问卷评分，评估内容包括干燥、疼痛/刺激、灼烧/流泪和眼睛疲劳）达到正常，从22%增加到84%；泪膜渗透压、睑板腺评分和泪膜破裂时间也有明显的改善；患者接受连续4次IPL治疗，间隔3周，每次治疗后用睑板腺按摩镊或两个棉签进行睑板腺挤压。需要注意的是，IPL治疗干眼症后对睑板腺进行挤压的疗效和安全性有争议，由于睑板腺可能受损，所以并不建议使用。治疗时采用外置一次性眼罩保护眼部，从耳屏侧到耳屏侧水平移动治疗，再从颧骨上颌突到下眶缘水平移动治疗。为了提高舒适度，在治疗区局部使用20%苯佐卡因–7%利多卡因–7%丁卡因复合凝胶麻醉。重要的是IPL应在眶缘以外进行治疗，如果太靠近眼睑边缘，可能会导致睫毛脱落。

7．强脉冲光和光动力疗法

IPL联合5-氨基酮戊酸（ALA）的应用在治疗光线性角化病、光老化和炎症性皮肤问题方面有较好表现。ALA作用于皮肤后，转化为原卟啉IX，优先在快速分裂的细胞和皮脂腺中蓄积。原卟啉IX具有光敏性，因此暴露于日光下会产生自由基并导致细胞损伤。原卟啉IX的光吸收波段分别为 410 nm、504 nm、538 nm、576 nm 和 630 nm，其可被IPL、自然光和410 nm蓝光等多种光源激活。

在Ruiz-Rodriguez等的一项研究中，通过ALA和IPL的联合治疗，89%的光线性角化病得到清除。该研究中，ALA被避光封包4小时后，使用IPL 615 nm阻断滤光片进行治疗。Michelini等最近的一项研究显示5-甲基氨基酮戊酸（一种类似于ALA的光敏剂）和IPL联合治疗光线性角化病同样取得成功。该研究中，光敏剂在用IPL 640 nm滤光片治疗前封包3小时。9个月随访时，这种联合治疗的清除率达到95%。当使用IPL治疗光线性角化病时，经过3次治疗即可取得很好的疗效；前两次治疗时，对于红斑、色斑和色素异常进行IPL治疗（未联合ALA）；在进行第3次IPL治疗前，先用丙酮擦洗并ALA局部封包1.5～2小时。

针对光老化，Dover等进行了一项包括20名患者的具有里程碑意义的半脸对照研究，结果显示，与单独使用IPL相比，ALA与IPL联合使用时，光老化的整体评分有更明显的改善。在该研究中，ALA预处理组最终的研究者美容评估和受试者满意度得分均明显优于对照组，并且两组不良反应的发生率差异性不大。Gold等既往的一项研究同样表明，ALA和IPL联合使用与单独使用IPL相比，对光损伤的改善更大。此外，鉴于皮脂腺可优先吸收ALA，因此通过ALA和IPL联合使用的方法来改善炎症性痤疮也就不足为奇了。

九、并发症

IPL设备是适合熟练操作者使用的优秀多功能设备。而对于不熟练的或新手操作者，这种多功能性可能导致并发症的发生。虽然IPL治疗通常是医生诊室中最常使用的光能量治疗，但我们认为 IPL 应该是最后被考虑的治疗之一，因为未受培训的操作者治疗后并发症的发生率很高。

报道过的不良反应包括色素改变（图 5.2）、水疱、持续性红斑、瘢痕和非预期发生的毛发脱落。通过熟练的操作技术可预防大多数的不良反应和并发症。能量密度过高或脉冲持续时间过短会产生过高的能量，从而增加非必要热损伤的风险，进而导致水疱、结痂、色素沉着和色素减退的可能性。即刻冰敷和压迫受累组织有助于降低随后的并发症发生率。治疗后即刻局部外用高效皮质类固醇也有益。此外，与激光脱毛类似，IPL 治疗后出现反常性多毛是一种罕见但可能发生的不良反应。使用较短波长的阻断滤光片、较高的能量密度或色素靶向激光可能对反常性多毛有所改善。此外，在治疗期间用冰袋对中度色素沉着皮肤的治疗区域和周围组织适度冷敷，有助于降低反常毛发生长的风险，同时仍然确保足够和有效的治疗效果。

肤色较深的患者更易于出现 IPL 治疗后的不良反应。因此，我们对这类患者避免使用 IPL 进行治疗，而更倾向于进行激光治疗。如果不能采用激光治疗，可通过使用足够的冰敷、更长的波长、更低的能量、更长的脉冲持续时间、减少重复率、延长脉冲之间的延迟时间来进行 IPL 治疗，以提高深色皮肤患者的治疗安全性。如上所述，熟练的操作技术有助于防止"斑马纹"的出现，"斑马纹"是未治疗皮肤在治疗区域之间遗留的条纹。由于 IPL 设备的长脉冲持续时间会导致文身色素的长时间加热和对周围组织的热损伤，因此应注意避免在文身及附近区域进行 IPL 治疗。此外，考虑到"使用较久"的设备输出能量低于新设备或新维修的设备，所以在 IPL 设备维修或更换后，应非常谨慎地使用保守的参数设置。两台外观完全相同的设备使用相同的参数设置也可能带来灾难性后果，因为没有两台设备完全相同。重要的是"了解你的设备！"

十、并非所有强脉冲光设备都一样

已上市多种 IPL 设备，质量和价格存在很大差别。价格差异往往反映质量、可靠性和安全性的差异。不同设备在能量的有效性、光谱发射的控制性、脉冲波形和冷却技术方面各不相同。因此，即使不是非常危险，也很难比较不同制造商的治疗参数和安全性情况。当寻求一台理想的 IPL 设备时，其功能应包括大电容器、外部校准接口、最小的频谱振动、方形脉冲波形和高质量的集成式接触式冷却。

小结

综上所述，IPL 设备是一种应用范围广和疗效佳的设备。其广泛的治疗选择和参数设置对经验丰富的临床医生是有利的。虽然部分人可能由于恐惧或无知，认为 IPL 是激光"丑陋的姐妹"，实际上我们认为 IPL 是一个成功的且被低估的"舞会之花"。通过对 IPL 科学原理的深刻理解，以及对皮肤组织学、光-组织相互作用物理学的全面认识，采用熟练的技术以及恰当的临床应用，可在临床上达到疗效佳、不良反应小的目的。

扩展阅读

Babilas P, Schreml S, Szeimies RM, Landthaler M. Intense pulsed light (IPL): a review. *Lasers Surg Med*. 2010;42(2): 93–104.

Creadore A, Watchmaker J, Maymone MBC, Pappas L, Vashi NA, Lam C. Cosmetic treatment in patients with autoimmune connective tissue diseases: best practices for patients with lupus erythematosus. *J Am Acad Dermatol*. 2020;83(2):343–363.

DiBernardo BE, Pozner JN. Intense pulsed light therapy for skin rejuvenation. *Clin Plast Surg*. 2016;43(3):535–540.

Dover JS, Bhatia AC, Stewart B, Arndt KA. Topical 5-aminolevulinic acid combined with intense pulsed light in the treatment of photoaging. *Arch Dermatol*. 2005;141(10):12.

Galeckas KJ, Collins M, Ross EV, Uebelhoer NS. Split-face treatment of facial dyschromia: pulsed dye laser with a compression handpiece versus intense pulsed light. *Dermatol Surg*. 2008;34(5):672–680.

Goldman MP, Eckhouse S. Photothermal sclerosis of leg veins. ESC Medical Systems, LTD Photoderm VL Cooperative Study Group. *Dermatol Surg*. 1996;22(4):323–330.

Goldman MP, Weiss RA, Weiss MA. Intense pulsed light as a nonablative approach to photoaging. *Dermatol Surg*. 2005;31(9 Pt

2):1179–1187, discussion 1187.

Kassir R, Kolluru A, Kassir M. Intense pulsed light for the treatment of rosacea and telangiectasias. *J Cosmet Laser Ther*. 2011;13(5):216–222.

Li D, Lin SB, Cheng B. Intense pulsed light: from the past to the future. *Photomed Laser Surg*. 2016;34(10):435–447.

Moreno-Arias GA, Castelo-Branco C, Ferrando J. Side-effects after IPL photodepilation. *Dermatol Surg*. 2002;28(12): 1131–1134.

Thaysen-Petersen D, Erlendsson AM, Nash JF, et al. Side effects from intense pulsed light: importance of skin pigmentation, fluence level and ultraviolet radiation—a randomized controlled trial. *Lasers Surg Med*. 2017;49(1):88–96.

Town G, Ash C, Eadie E, Moseley H. Measuring key parameters of intense pulsed light (IPL) devices. *J Cosmet Laser Ther*. 2007;9(3):148–160.

Trivedi MK, Yang FC, Cho BK. A review of laser and light therapy in melasma. *Int J Womens Dermatol*. 2017;3(1):11–20.

Ullmann Y, Elkhatib R, Fodor L. The aesthetic applications of intense pulsed light using the Lumenis M-22 device. *Laser Ther*. 2011;20(1):23–28.

Yi J, Hong T, Zeng H, et al. A meta-analysis-based assessment of intense pulsed light for treatment of melasma. *Aesthetic Plast Surg*. 2020;44(3):947–952.

Yin Y, Liu N, Gong L, Song N. Changes in the meibomian gland after exposure to intense pulsed light in meibomian gland dysfunction (MGD) patients. *Curr Eye Res*. 2018;43(3):308–313.

第 6 章
非剥脱性点阵激光换肤

周剑峰　刘振锋　张星月　廖　勇　杨蓉娅　译

概要和关键点

- 非剥脱性点阵换肤（nonablative fractional resurfacing，NAFR）是一种安全有效的治疗方法，已成为面部年轻化和痤疮瘢痕的基本治疗手段。
- 其能有效治疗多种皮肤问题，包括瘢痕、轻度至中度光老化和某些类型的色素沉着。
- 非剥脱性点阵光热作用的休工期短，治疗后即刻几乎没有活动限制。
- 红斑和水肿是治疗后常见的不良反应，数天内可消退。长期并发症极为罕见。

- 通过调整相应参数，Fitzpatrick 皮肤分型中的所有类型皮肤都可以接受治疗。
- 为确保最佳的治疗效果，术前咨询和评估在制订治疗方案时至关重要。
- 点阵皮秒激光和点阵射频微针是非剥脱性点阵换肤治疗的新工具。
- 该领域的技术日新月异，设备可基于操作者的个人偏好进行选择。

一、引言

点阵光热作用（fractional photothermolysis，FP）是由 Anderson 和 Manstein 于 2004 年提出的一个概念，它使皮肤年轻化领域发生了革命性变化。尽管需多次治疗才能获得理想的效果，但与剥脱性换肤激光相比，非剥脱性点阵换肤的优点是显著减轻了不适感，并且治疗后红斑、水肿所致的平均休工期仅有 3 天；而非点阵剥脱性换肤治疗后的开放性创面则需要 7~10 天的休工期。结合其良好的安全性，非剥脱性点阵换肤已成为激光皮肤年轻化的基本治疗手段，用于治疗光老化、瘢痕形成等其他各种皮肤问题。

二、病理生理学

在点阵光热作用中，激光的每一次扫描或治疗头产生的像素光能化阵列形成微小柱状的表皮热变性坏死，即微小热损伤区（MTZ）（图 6.1），其被周围正常的未受影响的皮肤所包绕。MTZ 的这种靶向损伤可刺激胶原蛋白新生和重塑，从而改善瘢痕和光老化的临床表现。自点阵光热作用被发现以来，基于上述技术已开发出多种不同的激光设备。通过调整激光参数可控制 MTZ 垂直柱的密度、深度和大小。此外，非剥脱性点阵激光波长的变化取决于影响吸收系数的器件以及激光器如何形成 MTZ。

剥脱性换肤　　　　　　　　非剥脱性点阵换肤　　　　　　剥脱性点阵换肤

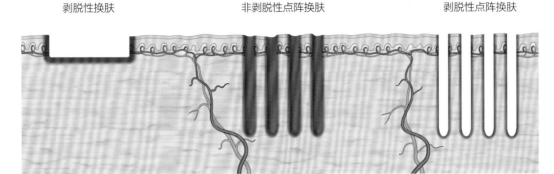

图 6.1　图示为传统剥脱性换肤、非剥脱性点阵换肤和剥脱性点阵换肤之间的区别。通过点阵激光技术，微热损伤治疗区与非治疗区形成相互交错的岛状结构。愈合时间明显缩短，而且能量可安全地穿透至真皮深层

Manstein 等在初期的研究中详细描述了点阵光热作用后的组织学变化。治疗后即刻，乳酸脱氢酶活性染色提示与 MTZ 相关的边界清楚的柱状结构内表皮细胞和真皮细胞坏死。治疗 24 小时后，真皮细胞活性继续下降，但通过角质形成细胞迁移修复了表皮缺损。治疗 1 周后，乳酸脱氢酶活性染色仍可见单个的 MTZ，但 3 个月后细胞活力丧失的组织学证据就消失了。

Hantash 等证明了点阵光热作用修复组织的独特机制。2006 年，他们使用一种弹性蛋白抗体证实受损的真皮成分被整合至显微表皮坏死碎片（microscopic epidermal necrotic debris，MEND）柱中，经表皮清除，透表皮排出。这一机制未被既往的激光技术所描述，它解释了光老化和瘢痕中变性胶原的清除机制，也为色素沉着性疾病（如黄褐斑）和其他沉积性疾病（如淀粉样蛋白及黏蛋白沉积症）提供了新的治疗策略。

点阵皮秒激光是非剥脱性点阵激光换肤中的一个新工具。这些激光将高能量区域限制在微点上，而大部分治疗区域接收低能量。高能微点产生激光诱导光学击穿（laser induced optical breakdown，LIOB）区，这些区域是保留了周围表皮的表皮空泡。LIOB 反应随后触发胶原重塑，可改善皮肤纹理和色素异常。

三、流行病学

2018 年，美国皮肤外科学会（American Society of Dermatology Surgery）《皮肤科手术年度调查》（*Annual Survey on Dermatologic Procedures*）对美国皮肤外科医生进行的美容治疗操作进行了全面统计。该调查显示，自 2012 年以来，激光、光和基于能量的治疗增加了 74% 以上。大多数激光换肤术是非剥脱性的，并且接受治疗的患者以女性为主。

四、设备

随着点阵光热作用技术的不断发展，新设备不断推向市场。目前上市的非剥脱性点阵换肤系统如表 6.1 所列。此表并未包括全部的设备，而且可以想象，设备将会根据市场需求不断更新。本部分将简要介绍一些比较常用的设备。

Manstein 和 Anderson 描述了最初的非剥脱性点阵换肤系统，其特点是波长 1500 nm 的手持式扫描手具。目前更新后的上市型号为 Fraxel Dual（Solta Medical, a division of Bausch Medical, Bothell, WA），在同一平台上整合了 1550 nm 铒玻

璃激光和 1927 nm 铥激光。铥激光更适用于浅表性皮损的治疗，能更有效地处理色素异常问题；而 1550 nm 铒激光穿透更深，可诱发胶原重塑。该设备的设置可调，医生可根据治疗需求调整 MTZ 的密度和能量。该系统增加了灵活性，允许医生在两种激光之间切换，以相应地进行个性化治疗。Fraxel Dual 内置了冷却装置，有助于减少治疗过程中的不适感。

表 6.1 非剥脱性点阵激光

设备	制造商	类型	波长（nm）
Clear + Brilliant Original	Solta（Bothell, WA）	半导体	1440
Clear + Brilliant Permea	Solta（Bothell, WA）	半导体	1927
Fraxel Re: Store	Solta（Bothell, WA）	铒	1550
Fraxel Dual	Solta（Bothell, WA）	铒：玻璃 + 铥光纤	1550+1927
Halo[a]	Sciton（Palo Alto, CA）	半导体 + 铒：YAG	1470+2940
Icon Lux 1440	Palomar, Cynosure（Westford, MA）	Nd：YAG	1440
Icon Lux 1540	Palomar, Cynosure（Westford, MA）	铒	1540
Lutronic Ultra	Lutronic（San Jose, CA）	铥	1927
Mosaic	Lutronic（San Jose, CA）	铒	1550
PicoSure Focus Array	Cynosure（Westford, MA）	翠绿宝石	755
PicoWay Resolve	Syneron Candela Wayland, MA（Irvine, CA）	Nd：YAG	1064+532
Enlighten PICO Genesis Fx	Cutera（Brisbane, CA）	Nd：YAG	1064

[a] 复合点阵非剥脱性激光和剥脱性激光。

赛诺秀公司的帕洛玛品牌（Cynosure, Westford, Massachusetts）提供 Icon 平台，其独立手具连接到独立单元上，用途广泛。Lux1440 和 Lux1540 手具

提供两种波长选择（1440 nm 和 1550 nm），用于点阵非剥脱性光热治疗。此外，该公司为其非剥脱性激光手具研发了一种新的 XD 微透镜，它包含一个带微针的蓝宝石窗口。该公司宣称在其研究中，手动按压和微针的结合有助于对真皮的挤压，并将真 - 表皮交界处的间隙水分排入周围空间。由于水的吸收更少，激光的散射减少，从而增加较深层的靶目标对光的吸收。

市场上有许多激光设备，可以分段发射皮秒脉冲。这些设备包括配备聚焦透镜阵列手具的 PicoSure 激光器（Cynosure, Chelmsford, MA）、配备 Reslove 手具的 PicoWay 激光器（Syneron Candela, Wayland, MA），以及配备 PICO Genesis Fx 手具的 Enlighten 激光器（Cutera, Brisbane, CA）。在 PicoSure 激光器上的聚焦透镜阵列手具由一个固定的 6 mm 光斑和一个固定的能量输出组成。手具发射脉宽为 750 ~ 850 ps、波长为 755 nm 的激光，使总能量的 70% 集中于总治疗面积的 10%，其余 30% 的能量分布于 90% 的剩余面积。类似的，PicoWay 激光器（Syneron Candela, Wayland, MA）具有 532 nm 和 1064 nm 波长的手具，每 6 mm × 6 mm 面积发射 100 个微束阵列，脉宽为 450 ps。Enlighten 激光器（Cutera, Brisbane, CA）有一个微透镜阵列手具，可发射 1064 nm 波长的激光。该手具通过一个可调光斑尺寸发射点阵式激光，每个微束能量大约比平光能量设置高 10 倍。

五、应用

虽然非剥脱性点阵光热技术目前已被美国食品药品监督管理局批准用于治疗良性表皮色素性病变、眶周皱纹、换肤、黄褐斑、痤疮和手术瘢痕、日光性角化病和萎缩纹，但在许多其他临床问题上的应用也有相关报道（框 6.1）。

（一）光老化

光老化是由紫外线辐射引起皮肤衰老的过程，包括弹性、色泽和纹理的改变。非剥脱性点阵激光是一种非常有效的治疗方式，在某种程度上可以改善几乎所有的光老化征象。虽然剥脱性激光仍然是皮肤紧致的金标准，但正如 2004 年对原型点阵 1550 nm 激光的前瞻性研究所证明的那样，非剥脱性点阵换肤可以提供适度的改善。在这项研究中，在最后一次治疗后 3 个月测量到 2.1% 的线性收缩，皱纹评分改善了 18%。这项研究还表明，非剥脱性点阵换肤治疗的皮肤紧致效果与剥脱性换肤类似，治疗第 1 周时感到紧致，1 个月时略显松弛，3 个月时再次紧致（病例讨论 1）。另一项基于大鼠皮肤的研究也证实了非剥脱性点阵激光紧致皮肤的潜在疗效，并显示治疗后皮肤表面积减少了 4.3%，同时促进了胶原蛋白再生。值得注意的是，Borges 等最近的一项研究表明，接受 1540 nm 非剥脱性点阵激光治疗的患者在治疗 3 个月后出现了Ⅰ型和Ⅱ型胶原重组，并有成纤维细胞活化的迹象。

虽然非剥脱性点阵激光的皮肤紧致效果比较温和，但对日光诱发的色素沉着和雀斑的改善作用可能更显着。Geronemus 等证明，两次使用 1927 nm 非剥脱性点阵铥激光治疗日晒引起的面部色素沉着，治疗效果达到中度至显著改善，患者满意度高。Narurkar 等同样发现，在 1550 nm 和 1927 nm 波长激光进行 4 次的疗程治疗后，光损伤和色素沉着有所改善。1927 nm 非剥脱性铥激光是光老化的治疗手段之一，尤其适合日晒引起的明显色素沉着。

点阵皮秒激光也为解决光老化问题提供了一种新的治疗方式。Brauer 等证明了点阵 755 nm 皮秒激光在治疗与光老化相关的轻度纹理变化和色素沉着方面的有效性。点阵 532 nm 和 1064 nm 皮秒激光改善了光老化皮肤，显著降低了 Fitzpatrick 皮肤分型为Ⅰ~Ⅴ型面部皱纹患者的弹性组织变性评分。此外，一项组织学研究显示，经过点阵皮秒激光治疗后，表皮和真皮衰老相关性萎缩得到改善。

病例讨论　1　理想的患者

一名 58 岁的白人男性因轻度皱纹和轻至中度光损伤（伴有面部散在雀斑样痣）前来咨询。医生推荐其进行了一系列的非剥脱性点阵换肤激光治疗。第 6 次激光治疗后 6 个月时随访患者。他对自己皮肤质地和肤色的改善非常满意，随后又推荐一些自己的朋友来就诊。

他是理想的接受非剥脱性点阵换肤治疗的患者。只要选择适当，患者大都可见上述典型的改善效果。1927 nm 波长的点阵激光最适合用于治疗光老化相关的表皮色素沉着，1550 nm 和 1540 nm 波长最适合用于改善纹理。上述情况下，每次就诊时或交替使用不同波长激光的组合可获得最佳的治疗效果；由于可快速改善色素问题，通常首先推荐使用 1927 nm 非剥脱性点阵换肤激光。皮肤纹理改善相对较慢。

随后的研究证实，非剥脱性点阵换肤不仅对眶周皱纹有效。Wanner 等的研究显示，面部及非面部光老化也存在统计学意义上的显著改善，其中 73% 的患者至少改善了 50%。2006 年，Geronemus 报道了他使用点阵激光的经验，证实该治疗对轻至中度皱纹的有效性。图 6.2 和图 6.3 展示了非剥脱性点阵换肤治疗后皱纹及色素沉着的明显改善。对于较深的皱纹（如上唇的垂直纹）也可获得改善，但改善程度不及剥脱性治疗。

除了面部光老化，非剥脱性点阵换肤也可以安全和有效地应用于颈部、胸部、手臂、手部、下肢及足部（图 6.4）。对上述这些部位，由于剥脱性治疗出现并发症（例如瘢痕）的风险增加，或者与既往应用其他非剥脱性设备一样治疗效果欠佳，故应用其他治疗方式非常具有挑战性。Jih 等报道了 10 位应用非剥脱性点阵换肤治疗手部色素沉着、粗糙及皱纹的患者，发现临床改善具有统计学意义。根据作者的经验，只要设置好合适的治疗参数，非剥脱性点阵换肤治疗应用于全身部位是非常安全的。

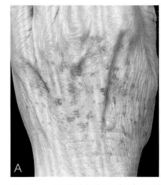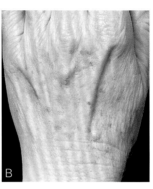

图 6.4　手部皱纹及色素异常使用 Fraxel re：store 激光治疗 2 次后 1 个月时的改善情况（照片由 Solta Medical 提供）

（二）瘢痕

瘢痕会对个体造成巨大的心理、生理及美容影响。既往治疗瘢痕的方法包括：外科环钻植皮术、皮下切除术、磨削术、化学剥脱术、皮下填充术以及剥脱性和非剥脱性激光换肤术。已发表的研究表明，非剥脱性点阵换肤可成功用于多种瘢痕的治疗，并具有良好的安全性（图 6.5）。理论上，点阵光热作用能够可控地将高能量传送至真皮深层，导致胶原溶解，促进胶原新生，从而使痤疮瘢痕的异常纹理变得平滑。研究表明，非剥脱性点阵换肤治疗后胶原持续重塑长达 6 个月，可能是由于激光诱导基质金属蛋白酶（matrix metalloproteinase，

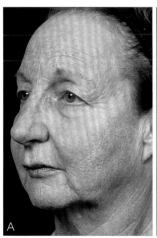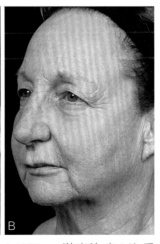

图 6.2　中度皱纹使用 Fraxel 1927 nm 激光治疗 2 次后 1 个月时的改善情况（照片由 Solta Medical 提供）

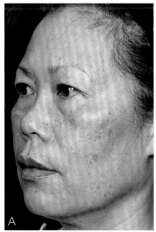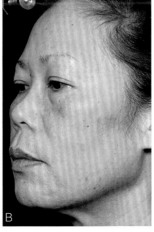

图 6.3　皱纹及色素异常使用 Fraxel re：store 激光治疗 3 次后 1 个月时的改善情况（照片由 Solta Medical 提供）

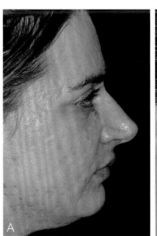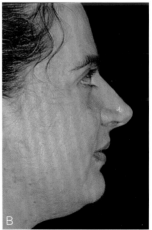

图 6.5　使用 Fraxel 1550 nm 激光治疗 4 次，治疗后 2 个月可见肤质和滚筒型痤疮瘢痕明显改善

MMP）和白细胞介素表达的调节作用。这些基因表达水平的改变可能与真皮重塑、抗炎和表皮分化增加相关，从而导致瘢痕的改善。

出于疗效和安全性的考虑，许多临床医生包括作者在治疗痤疮瘢痕时，更喜欢使用非剥脱性点阵换肤，而不是剥脱性点阵换肤。Weiss 在一项大型临床研究中发现，使用 1540 nm 点阵激光系统治疗 3 次（每次间隔 4 周）后，85% 的患者认为痤疮瘢痕得到改善，改善程度的中位数为 50%～70%。Alster 在一项对 53 名轻中度痤疮瘢痕患者的研究中发现了类似令人印象深刻的结果，患者接受 3 次治疗（每次间隔 4 周），治疗后 87% 的患者表示痤疮瘢痕外观至少改善了 51%～75%。

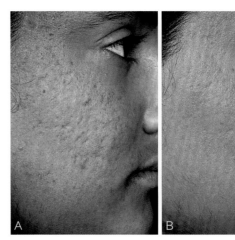

图 6.6　深肤色患者使用 Fraxel 1550 nm 激光治疗 5 次，治疗后 1 个月可见痤疮瘢痕明显改善

要点 1

痤疮瘢痕深在或皱纹严重的患者通常需要使用高能量的设置，从而使得激光穿透更深，继而重塑皮肤深层胶原结构。

点阵皮秒激光为痤疮瘢痕提供了一种新的、有效的治疗选择。最近一项对 25 名亚洲患者进行的半脸对照研究比较了点阵皮秒 1064 nm 激光和点阵二氧化碳激光治疗痤疮瘢痕的效果。作者发现，两种疗法都能显著改善皮肤纹理和萎缩，两者间无显著性差异。点阵皮秒激光治疗侧未见炎症后色素沉着，而点阵二氧化碳激光治疗侧有 24% 的患者出现轻度炎症后色素沉着。

非剥脱性点阵换肤也可安全地用于治疗肤色较深患者的痤疮瘢痕（图 6.6）。一项对皮肤分型为 Ⅳ 或 Ⅴ 型的韩国患者的研究显示，接受 3～5 次非剥脱性点阵换肤治疗后未见明显的不良反应，特别是色素沉着。此外，所有类型的痤疮瘢痕（包括冰锥型瘢痕、箱车型瘢痕、滚桶型瘢痕）患者都有改善，其中 8 位患者（30%）有极佳的改善，16 位患者（59%）有显著的改善，3 位患者（11%）有中度的改善。低能量密度似乎可以降低有色人种患者皮肤色素沉着的风险。如果发生了色素沉着，通常较轻且持续时间较短。

虽然研究有限，但非剥脱性点阵换肤也可用于治疗萎缩性和增生性瘢痕。虽然萎缩性瘢痕在过去一般是通过剥脱性换肤来治疗，但有案例研究显示，通过 1927 nm 和 1550 nm 非剥脱性点阵换肤治疗后，患者肢体萎缩性瘢痕的主观和客观活动范围都有所改善。在一项针对 8 名增生性瘢痕患者的研究中，根据医生的临床评估，所有患者的瘢痕都有所改善，平均改善率为 25%～50%。尽管闪光灯泵浦的脉冲染料激光（PDL）长期以来被认为是治疗增生性瘢痕的首选激光，但与 PDL 相比，非剥脱性点阵换肤也显示出极佳的应用前景。在一项对 12 位患者共 15 处手术瘢痕的研究中，非剥脱性点阵换肤在改善浅表色素沉着、纹理变化和整体瘢痕厚度方面优于 PDL。尽管还需要更多的研究，但非剥脱性点阵换肤已经被认为应该是一种可与 PDL 联合使用或作为 PDL 的替代治疗方案。

（三）色素减退和色素沉着

虽然色素改善的机制尚不完全清楚，但非剥脱性点阵换肤在治疗色素异常以及色素沉着和色素减退性瘢痕方面已展现出临床效果。一项关于色素减退的初步研究显示，7 例患者在 1550 nm 非剥脱性点阵换肤治疗后，有 6 例色素减退性瘢痕的改善率为 51%～75%。1550 nm 非剥脱性点阵换肤在治疗特发性点滴状色素减少症方面也显示出希望，通过比色法测量，每次治疗后肤色逐渐恢复正常。近年来，临床医生越来越多地应用比马前列素联合非剥脱性点阵换肤治疗色素减退。非剥脱性点阵换肤被认为可以增强局部给药，这种联合治疗已经取得了显著的效果（图 6.7 和图 6.8）。

除色素减退外，非剥脱性点阵换肤还可改善色素沉着和色素沉着性瘢痕。一项对 61 例 Fitzpatrick 皮肤分型为Ⅳ～Ⅵ型和炎症后色素沉着患者的回顾性研究显示，在使用一系列低能量 1927 nm 激光治疗后，色素沉着改善率为 43.2%。一系列 1550 nm 非剥脱性点阵换肤治疗也被证明对顽固性眶周色素沉着有效。除 1927 nm 和 1550 nm 波长外，点阵皮秒激光正逐渐被用于治疗炎症后色素沉着和色素沉着性瘢痕，特别是在有色人种，因为局部热扩散作用有限，从而降低了色素沉着的风险。最近一项针对 16 例患者的研究表明，在经过一系列 1064 nm 皮秒激光治疗后，色素沉着性瘢痕的黑色素指数显著下降，未见明显的不良反应。

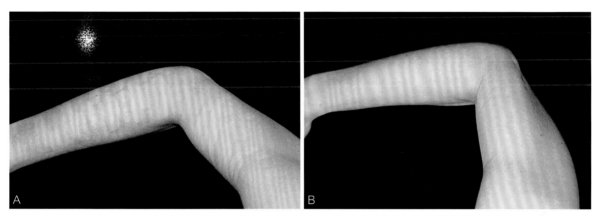

图 6.7　色素减退性瘢痕使用 Fraxel 1927 nm 激光治疗 3 次后 1 个月时的改善情况

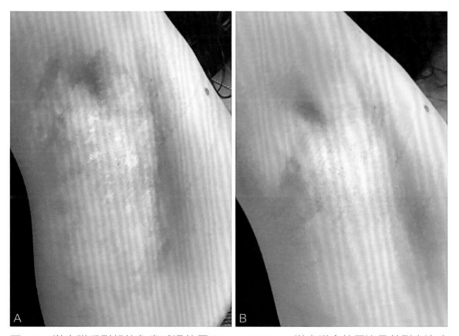

图 6.8　激光脱毛引起的色素减退使用 Fraxel 1927 nm 激光联合外用比马前列素治疗 4 次后的改善情况

（四）黄褐斑

非剥脱性点阵激光可以改善黄褐斑，但效果仅能短暂维持。多个不同波长的激光已被用于治疗黄褐斑，包括 1550 nm、1927 nm、755 nm 和 1064 nm。有学者提出，可通过点阵激光产生的治疗通道代谢消除真皮中的黑色素。

最初针对非剥脱性点阵换肤治疗黄褐斑的研究使用 1550 nm 激光，结果显示在经过 4 ~ 6 次的疗程治疗后 3 个月，60% 的患者黄褐斑清除率达到惊人的 75% ~ 100%。只有一名患者出现短暂的色素沉着，随后消退。Goldberg 等的另一项研究显示，使用 1550 nm 铒玻璃激光治疗后，Ⅲ型皮肤患者的黄褐斑得到了"良好"改善。在这项研究中，他们还通过电镜观察到黑素细胞的减少，并提示非剥脱性点阵激光可能会推迟黄褐斑的复发，因为在 3 个表皮更替周期后观察到黑素细胞数量的减少。

虽然早期的研究报道应用 1550 nm 波长激光治疗黄褐斑取得了成功，但最近的研究报道发现只有轻度的改善。德国 Raulin 的研究小组对 51 名患者进行 1550 nm 非剥脱性点阵换肤治疗的大样本研究，发现激光治疗的效果并不比防晒霜好。此外，Wind 等的一项相关研究显示，在一项比较 1550 nm 非剥脱性点阵换肤激光与三联霜局部治疗的半侧脸对照随机试验中，29 例患者中有 9 例在接受非剥脱性点阵换肤治疗后色素沉着加重。因此，激光治疗侧的患者满意度明显较低。

目前，1927 nm 比 1550 nm 更常用于治疗黄褐斑，因为它穿透表皮更深，与黄褐斑中表皮色素的大致位置相对应。1927 nm 非剥脱性点阵换肤的研究结果部分显示出显著的改善和持久的疗效，而另一些则疗效并不非常明显，改善逐渐减弱。作者的经验与后者更一致。在 Polder 和 Bruce 的一项初步研究中，在接受 3 ~ 4 次 1927 nm 激光治疗后 1 个月，黄褐斑面积和严重程度指数（melasma area and severity index，MASI）评分降低了 51%，具有统计学意义。然而，6 个月时的 MASI 评分下降到 34%。最近一项对 40 例患者的研究显示，经过一系列 1927 nm 非剥脱性点阵换肤治疗后，治疗后第 4 周和第 12 周，斑驳的色素沉着面积和严重程度指数改善了 50%。无进一步的随访报道。激光外科医生在使用非剥脱性点阵换肤治疗黄褐斑时必须谨慎，因为激进的治疗可能会导致黄褐斑复发。鉴于此，新的点阵式低能量 1927 nm 半导体激光器（Clear and Brilliant Permea，Solta，Bausch Medical，Bothell，WA）尽管缺乏临床研究，但依然被越来越多地使用。

虽然很少有研究关注点阵皮秒激光治疗黄褐斑，但这些激光显示出治疗前景，特别是对于有色人种皮肤的治疗。Chalermchai 等比较了点阵皮秒 1064 nm 激光联合 4% 氢醌与单独使用 4% 氢醌的效果。研究发现，联合治疗使改良 MASI 评分的降低效果明显优于单独使用氢醌。根据作者的经验，尽管需要多次治疗和维持治疗，但点阵皮秒激光为深色皮肤患者的顽固性色素沉着提供了一种安全有效的解决方案。

作者在临床实践中对黄褐斑更倾向于采用联合治疗，通常包括使用含有氢醌的乳膏、严格的防晒和激光治疗。关于激光治疗，作者常使用温和设置的 1927 nm 激光或皮秒激光（如果色素更接近表皮，则使用点阵激光；如果色素更接近真皮，则使用平扫）。对于顽固性黄褐斑患者，作者也会给予 3 ~ 4 个月的氨甲环酸口服。也可以使用激光辅助药物递送与点阵激光（如 1927 nm 激光）和外用氨甲环酸。

要点 2

治疗皮肤色素异常时（病变通常比较表浅），应当使用低能量和高密度的参数设定。然而，在治疗深色皮肤类型的色素沉着和黄褐斑时，应使用低能量和低密度的设置，以避免炎症后色素沉着的风险。

（五）日光性角化病

在治疗日光性角化病时，应覆盖病变部位的整个区域，即所谓的区域治疗，以确保临床可见和镜下病灶均被覆盖。Katz 等首次尝试应用 1550 nm 点阵激光治疗该癌前病变，获得了较好的临床效果，治疗后 1 个月时的清除率大于 73%，6 个月时清除率为 55.6%。然而，治疗后的组织病理活检显示未实现组织学清除，因此不建议非剥脱性点阵换肤作为单一方法治疗日光性角化病。最近，1927 nm 点阵铥激光被 FDA 批准用于治疗日光性角化病。Geronemus 的研究表明，应用 1927 nm 铥激光单次治疗后，日光性角化病平均清除率为 63%；2 次治疗后，84% 的病灶可被清除。仍缺乏组织学上彻底清除的确切数据。虽然临床数据尚不足，但作者的临床经验提示，非剥脱性点阵换肤在治疗头面部广泛日光性角化病的效果是明确的。仍需要更进一步的研究来证实其有效性，尤其是组织学分析的数据。

> **要点 3**
>
> 1927 nm 点阵铥激光的穿透深度比非剥脱性点阵铒激光要表浅，可用于治疗日光性角化病，特别适用于治疗发生于面颈部、胸部以及手部的日光性黑子。

（六）萎缩纹

虽然非剥脱性点阵换肤已经被 FDA 批准用于治疗萎缩纹，但只有少数小型研究对其有效性进行了验证。Kim 等进行的一项早期研究证实，6 名女性患者使用 1550 nm 非剥脱性点阵换肤激光治疗后，萎缩纹外观出现显著改善。此外，组织学检查提示表皮厚度增加，胶原蛋白和弹力纤维沉积。其他研究也证实萎缩纹有改善，尽管改善程度不明显。一项研究显示 27% 的患者获得良好至非常

好的临床改善，另一项研究显示 63% 的患者获得 26% ~ 50% 的改善。然而，仍需进行大规模的研究以明确非剥脱性点阵换肤治疗萎缩纹的有效性。基于作者的经验，其对萎缩纹有一定效果，但不太明显。一篇共识性文章建议，在患者接受系列治疗前应先进行大面积的测试。

（七）Civatte 皮肤异色病及颈部皮肤色素异常

Civatte 皮肤异色病的特征是色素沉着、色素减退、皮肤萎缩和毛细血管扩张。尽管许多学者认为 PDL 和 IPL 是治疗 Civatte 皮肤异色病的首选方法，但 1550 nm 和 1927 nm 非剥脱性点阵设备在改善患者的整体肤色和肤质方面是有效的。

（八）其他疾病

非剥脱性点阵换肤还被用于治疗其他多种疾病，包括太田痣、米诺环素诱发的色素沉着、网状毛细血管扩张、血管瘤退化后残余的纤维脂肪组织、顽固性播散性浅表性光化性汗孔角化症、播散性环状肉芽肿和胶样粟丘疹。尽管单个病例报道难以评价其临床疗效，但上述报道仍提示该技术具有潜在的应用价值。

六、患者选择

术前评估对于最大限度提高疗效，同时最大限度减少并发症至关重要。临床医生应该评估患者对本次治疗的预期和目标。向患者展示典型病例的治疗前后照片，有助于患者设定对疗效的预期。即便如此，患者也必须了解治疗反应可能存在个体差异。

　　为了使非剥脱性点阵换肤治疗获得满意的疗效，必须进行 2~3 次的 1927 nm 激光治疗，以及 4~6 次的 1540 nm 和 1550 nm 激光治疗，从而改善皮肤纹理。通常治疗间隔为 4 周，因此整个疗程可能需要 6 个月或更长时间（病例讨论 2）。那些只在一次疗程后就有显著效果的患者不是非剥脱性点阵换肤的合适人选。这些患者可能通过单次剥脱性点阵换肤治疗获益，通常治疗次数较少，但恢复期较长。非剥脱性点阵换肤治疗过程中会感到疼痛，但局部麻醉和强风冷却可使大部分患者耐受治疗。红斑及肿胀反应平均持续 3 天，但点阵皮秒激光的持续时间通常较短。表皮色素异常患者治疗后局部可出现持续约 5 天的棕色砂纸样外观。

病例讨论 2　有时多次治疗疗效更佳

　　一名 48 岁男性患有严重的滚筒型和箱车型痤疮瘢痕，应用 1550 nm 设备进行 6 次非剥脱性点阵换肤治疗。治疗结束后 6 个月，患者希望继续接受治疗以进一步改善痤疮瘢痕。通过对比治疗前后照片发现，患者的痤疮瘢痕已获得一定改善，但仍有进一步改善的空间。建议患者再接受 2 次治疗，并在第 8 次治疗结束后 6 个月时进行随访。患者对治疗效果非常满意，自觉最后 2 次治疗后瘢痕显著改善。这种治疗反应是可预期的，因为非剥脱性点阵换肤的疗效与治疗次数呈曲线形正相关。前 2 次治疗效果非常有限，随后 2 次的效果会相对明显一些，最后 2 次则可见到比较明显的改善。对于瘢痕比较严重的患者，建议在前 6 次治疗结束后观察 6 个月，评估前期治疗的最终效果后决定是否追加 2 次治疗。

　　非剥脱性点阵换肤可安全地用于所有 Fitzpatrick 皮肤分型的患者，但对肤色较深的患者应谨慎治疗。Alajlan 和 Alsuwaidan 以及 Alexis 对点阵激

光治疗痤疮瘢痕的研究显示，对深色皮肤患者而言，点阵激光治疗痤疮瘢痕的安全性很高。虽然色素沉着在深色皮肤患者中更为常见（特别是使用较高能量和密度时），但通常持续时间短。

　　为了尽量减少深色皮肤患者的并发症，建议使用美白面霜配合较低的能量参数设定。

　　了解以下信息非常重要，包括：既往的激光治疗史和治疗反应、瘢痕疙瘩和单纯疱疹病毒感染的病史、皮肤光反应类型、炎症后色素沉着、目前用药情况（包括既往服用异维 A 酸）、利多卡因过敏史、疼痛耐受性和焦虑水平。不适合接受点阵换肤治疗的患者包括：妊娠期或哺乳期女性，有活动性感染的患者，尤其是单纯疱疹病毒感染者。美国皮肤外科学会指南工作组的一份共识声明得出结论：对于目前正在服用或近期服用过异维 A 酸的患者，没有足够的证据证明要推迟非剥脱性点阵换肤治疗。此外，不应对存在不切实际期望的人进行治疗（框 6.2）。

　　治疗的理想患者应是皮肤白皙（Fitzpatrick 皮肤分型 I~III 型）、有治疗意愿、希望在数天的休工期内获得可达到的预期效果并有符合现实的期望者（病例讨论 3）。

框 6.2　非剥脱性点阵换肤治疗的禁忌证

- 妊娠
- 活动性感染（细菌、病毒或真菌）
- 患者存在不切实际的期望

病例讨论 3　直接拒绝

　　一名 76 岁的女性前来接受非剥脱性点阵换肤治疗的术前咨询。她刚刚在海滩愉快地度过了夏天，准备几周后回家过冬。检查发现，她有明显的光损伤，在松弛和深皱纹的皮肤背景下，晒黑的皮肤上可见很多日光性黑子。咨询过程中她明确表示，由于即将离开本地，她希望接受一次恢复时间短且可显著改善皱纹的治疗。她通过互联网了解到非剥脱性点阵换肤治疗可极大地改善其老化的面部皮肤，

且恢复时间很短，她希望尽快进行此项治疗。

　　该患者显然不适合接受非剥脱性点阵换肤治疗。应当告知患者，虽然非剥脱性点阵换肤是一种恢复期较短的有效治疗手段，但需要进行至少间隔数周的完整疗程的治疗才能达到满意的效果。此外，该患者被明显晒黑的皮肤并不适合接受激光治疗，因其可能会增加色素沉着的风险，所以她需要选择更为保守的治疗参数。最后，其松弛下垂的皮肤并不能通过该治疗得到改善。该患者更适合接受剥脱性点阵换肤治疗或通过其他非手术或手术方式来紧致皮肤。

七、治疗预处理

　　所有患者在治疗前、治疗期间、治疗后即刻都应外用广谱防晒霜（SPF > 30），且要避免日光暴晒。没有证据表明深色皮肤类型（Ⅳ ~ Ⅵ型）患者在非剥脱性点阵换肤前 1 ~ 2 个月外用氢醌会降低炎症后色素沉着的风险。也没有任何科学证据证明敏感性皮肤患者接受治疗前需停用外用维 A 酸类药物。尽管如此，许多医生仍建议在非剥脱性点阵换肤前应用氢醌并要求停止使用维 A 酸类药物。

> **要点 5**
>
> 　　非剥脱性点阵换肤治疗前不必停用外用维 A 酸类药物。对于某些敏感性皮肤的患者，应用维 A 酸可能会提高其对治疗的耐受性。

　　对于有单纯疱疹病毒（herpes simplex virus，HSV）感染史的患者，建议口服抗病毒药物进行预治疗（框 6.3）。作者通常建议患者在手术早上服用 2 g 盐酸伐昔洛韦，12 小时后再服用 2 g。虽然一些医生提倡无论既往有无感染，都应常规针对 HSV 进行预防性干预，但作者认为并非必要。Firoz 等首次报道了 3 例非剥脱性点阵换肤治疗后

发生于三叉神经分布区域带状疱疹的病例。所有患者都有水痘感染的既往史，且均未进行相应的预防性治疗。因此，有带状疱疹家族史但本人未发病的患者，可能从抗病毒预治疗中获益。非剥脱性点阵换肤前没有必要预防性应用抗生素。

> **框 6.3 非剥脱性点阵换肤的操作步骤**
>
> 1. 征得患者同意并做好准备工作
>   a. 告知治疗的风险和局限性，回答相关问题
>   b. 评估患者的期望值
>   c. 术前拍照
>   d. 有口唇疱疹病史的患者进行 HSV 预防性治疗
> 2. 清洗治疗区域
> 3. 用酒精轻柔擦拭清洁皮肤
> 4. 术前涂抹表面麻醉剂并留置 1 小时
> 5. 操作步骤
>   a. 使用皮肤冷却装置
>   b. 手具与皮肤保持垂直
>   c. 注意避免大面积加热
> 6. 患者出院准备
>   a. 使用冷敷纱布或冰块减轻水肿
>   b. 重申术后护理
>   c. 确定随诊时间

　　首次治疗当天应拍摄一系列的标准化照片，便于患者观察他们的治疗进展。应在开始治疗前 1 小时应用表面麻醉药。目前可选的麻醉剂包括：5% 利多卡因、2.5% 利多卡因 /2.5% 丙胺卡因、7% 利多卡因 /7% 丁卡因、23% 利多卡因 /7% 丁卡因以及 30% 利多卡因。根据作者的经验，含有丁卡因的麻醉剂可引起明显的红斑，导致患者不满。作者使用 30% 利多卡因软膏，因为它可获得最大的舒适度且红斑反应最轻。为了最大限度地减少表面麻醉药的全身毒性，每次治疗的面积不应超过 300 ~ 400 cm²。治疗前应将所有的麻醉剂彻底清洗干净（病例讨论 4）。对于一小部分单纯应用表面麻醉药不能耐受治疗的患者，可给予口服抗焦虑药

物和镇痛剂。对那些应用表面麻醉药后，治疗仍感到极度不适的患者，可以将接触时间从 60 分钟延长到 90 分钟，并确保在 90 分钟的时间内多次补充药物，以增加其透皮吸收。值得注意的是，随着表面麻醉时间的延长，患者对治疗的耐受性将大大提高。如果效果仍不佳，我们首先添加酮咯酸（Toradol）。对于较为焦虑或不耐受的患者，我们配合使用地西泮和肌内注射哌替啶（Demerol）。治疗过程中不需要静脉应用镇静剂。虽然一些医生建议为患者佩戴金属眼罩保护眼睛，但许多医生建议患者在治疗过程中闭眼即可（点阵皮秒激光除外，由于有眼损伤的风险，需佩戴金属眼盾）。治疗室内的所有人员也应佩戴眼睛保护装置。当选择治疗参数时，需要周密考虑多种因素，包括：患者的临床适应证、解剖部位以及患者皮肤的日光反应分型。研究表明，当使用较低的密度设置、较少的扫描次数和较长的治疗间隔对深色皮肤患者进行点阵换肤治疗时，炎症后色素沉着并不常见。非面部位治疗时，应设定较低的密度和能量参数。

要点 6

应避免进行大面积（> 400 cm²）治疗，以降低利多卡因中毒的风险。

要点 7

对于肤色较深的患者，应当降低能量密度。通过降低能量和减少扫描次数以降低发生色素沉着的风险。

病例讨论 4　毒性反应

一名身材娇小的 45 岁女性（体重 46 kg）因皮肤光老化接受面颈部及胸部非剥脱性点阵换肤治疗。她既往未接受过类似治疗，对治疗过程有些焦虑。在对患者进行咨询并解决其顾虑之后，患者签署知情同意书并拍摄术前照片；然后将 30% 利多卡因凝胶涂抹于其面颈部和胸部。

在她接受治疗前，医生的日程安排被延迟，以至于患者在表面麻醉一个半小时后才开始治疗。她耐受了面颊部的第一遍治疗，但随后突然出现焦躁不安，并表示非常焦虑。治疗立即终止，但患者开始主诉恶心伴口周麻木。医生开始给患者输注生理盐水并密切观察病情变化，在之后的数小时内并未出现后续不适症状。患者的血清利多卡因水平升高至 2 μg/ml。

为了避免类似情况的发生，表面麻醉的应用时间不应超过 90 分钟。此外，应避免在一次就诊时进行大面积的治疗，作者通常将每次治疗的解剖部位限定在 2 个（如面颈部或颈胸部，而不是一次性治疗面、颈、胸部）。

八、基本技术

作者发现平卧位对于患者和医生均是最舒适的姿势。采用这种姿势，操作者可以保持舒适的坐姿，肘部呈 90°，以减轻疲劳及重复性应力性损伤。治疗时，患者体位是确保激光手具垂直使用的关键。例如，当治疗颈部时（特别是下颌下区域），将下颏向上倾斜可更好地暴露治疗区域。

Fraxel 系统（Solta Medical，Valeant Aesthetics，Bothell，Washington）的扫描手具治疗面部痤疮瘢痕、皱纹和光老化时，作者给予 8 遍扫描，采用双重扫描、"上 – 下" 50% 重叠的技术。进行一个线性扫描后，完全停止手具，抬起并重新定位，然后沿相同的路径进行第二次扫描。然后将手具横向移动 50%，重复该技术直至完全覆盖整个治疗区域。因此，每个区域治疗 4 遍。在接下来的 4 次治疗中，作者将治疗路径改为与第一次的路径垂直，以确保激光的覆盖完整而平均。通过上述 50% 重叠的技术，最外层的治疗区域总共仅接受 4 遍治疗，而其余的治疗区域则总共接受 8 遍治疗，这样使得治疗区至非治疗区的过渡更加合理。将面部划分为 4 个象限也有助于管理治疗区域，减少重叠或遗漏某个区域的风险。

治疗参数应根据患者的需求和耐受性做个性化设定。对于 Fraxel Dual 1550 nm 面部换肤治疗，作者通常从 40 ~ 50 mJ 的能量水平和 6 ~ 8 的治疗水平起始（表 6.2）。如果可以耐受，则会在后续治疗时增加参数的设置。当使用 Fraxel Dual 1927 nm

激光组件时，作者通常对面部、颈部和胸部分别使用 10 mJ 和 5、4、3 的治疗水平。对于想要减少休工期的患者，作者有时会将治疗水平降低到 1，并只进行 4 遍治疗。在参数设置温和的情况下，患者的休工期通常不到 1 天。

表 6.2　推荐的治疗参数

设备		适应证	能量（mJ）	脉宽	治疗水平[a]	遍数
1550 nm（Fraxel）		面部换肤（皱纹、痤疮和瘢痕，但黄褐斑和色素异常除外）	40 ~ 70	—	6 ~ 10	8
		非面部换肤	20 ~ 40	—	6 ~ 10	8
		黄褐斑	10 ~ 20	—	3 ~ 6	8
1927 nm（Fraxel）		面部换肤	10	—	5	8
		非面部换肤	10	—	3	8
		黄褐斑	5 ~ 10	—	2 ~ 4	8
1440 nm（StarLux/Icon）	10 mm 手具	面部换肤	25 ~ 70	7 ~ 10 ms	—	2
	15 mm 手具	面部换肤	6 ~ 10	7 ms	—	1 ~ 3
1540 nm（StarLux/Icon）	10 mm 手具	面部换肤	40 ~ 70	10 ~ 15 ms	—	3 ~ 6
	15 mm 手具	面部换肤	10 ~ 15	10 ~ 15 ms	—	3 ~ 4
	15 mm 手具	黄褐斑	5 ~ 12	10 ~ 15 ms	—	2 ~ 5
	14 mm 手具	面部换肤	3 ~ 4	—	—	2
755 nm（PicoSure Focus Array）	6 mm	面部换肤（皱纹、瘢痕和色素异常）	0.71 J/cm^2	500 ~ 750 ps	—	2 ~ 6
1064+532 nm（PicoWay Resolve）	6 mm	面部换肤（皱纹和色素异常）	最高 400 mJ	450 ps	—	1 ~ 4

[a] 深色皮肤类型（Ⅳ ~ Ⅵ）的治疗水平应适当降低，以减少色素沉着的风险。

在使用冲压手具时，点阵能量基于手具的大小进行传递。例如，StarLux 系统（Cynosure, Westford, Massachusetts）和 15 mm Lux1540 手具通过 3 ~ 4 遍的治疗通常在两个方向上有 50% 的覆盖。每次脉冲之间应将手具抬离皮肤，不建议进行脉冲叠加。应用 Lux1540 15 mm 手具进行面部换肤治疗时，作者建议激光束能量为 10 ~ 15 mJ，脉宽 10 ~ 15 ms。

对于点阵皮秒激光治疗，30 分钟的表面麻醉通常就够了。建议进行多遍治疗，每次治疗的脉冲总数为数千次。患者每 4 ~ 6 周接受一次治疗，最多可接受 6 次治疗，或直到获得满意的效果。

九、冷却

与非剥脱性点阵换肤激光设备一起使用的冷却装置应该是所有治疗的标准。Zimmer Cryo（Zimmer Medizin Systems, Irvine, CA）是一种普遍应用的强制空气制冷设备，其可显著提高患者的舒适度。有些激光系统目前也配备了内置的冷却装置。在一项对 20 名患者的研究中，19 名患者在使用冷却装置后疼痛明显减轻。

十、治疗后处理

治疗结束后，建议患者即刻冰敷局部皮肤至少10分钟，然后在接下来的数小时内定时重复冰敷。这样不仅能使患者感觉舒适，还能缓解治疗后的肿胀。肿胀通常会持续1~3天，但在极少数情况下，肿胀会持续1周。虽然在第一次治疗前很难预估肿胀程度，但在一系列治疗中，肿胀反应通常保持不变。第一次治疗后无肿胀的患者，在随后的治疗中也不会肿胀。所有接受治疗的患者术后均会即刻出现红斑（图6.9），一般在3天内消退。推荐患者使用不致粉刺的保湿霜。建议患者治疗后数周内做好光防护，以降低色素沉着的风险。对于色素沉着风险较高的患者，可要在治疗后立即开始应用氢醌。我们通常在看到炎症后色素沉着的迹象后才开始常规应用美白药物，通常是在治疗后第21天左右。Alster等的研究表明，发光二极管设备（Gentlewaves，Light BioSciences，Virginia Beach，Virginia）可减轻治疗后红斑的程度和缩短其持续时间，但其确切作用机制尚不清楚。

十一、安全性和并发症

非剥脱性点阵换肤治疗的耐受性好、安全性高。Fisher和Geronemus研究了即刻和短期的不良反应，结果令人满意。他们对60名皮肤分型为Ⅰ~Ⅳ型患者的研究发现，所有患者在治疗后即刻都如预期地出现红斑，大多数在3天内消退。86.6%的患者出现局部干燥，通常在治疗后2天出现，5~6天后消退。这可造成轻度不适，但通过保湿可明显改善。其他常见的治疗后不良反应均持续时间短，包括面部肿胀（82%）和脱屑（60%）。也有报道称46.6%的患者出现轻微且表浅的印迹。

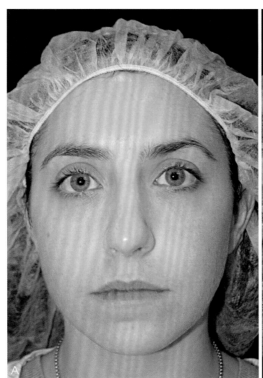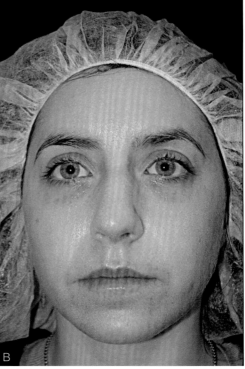

图6.9　A. 治疗前；B. 非剥脱性点阵换肤治疗后即刻出现红斑

这些印迹均可完全消退，没有后遗症，被认为与缺乏经验的操作者使用手持手具或脉冲堆叠相关。瘙痒（37%）和古铜肤色（26.6%）也是治疗后常见的不良反应。也许这项短期研究最有价值的发现是治疗对患者生活质量的影响：72% 的患者报告称，影响其社交活动的平均时间仅 2.1 天，这与传统换肤激光的休工期形成鲜明对比。最常见的原因是红斑及肿胀。治疗具有良好的耐受性，平均疼痛评分为 4.6 分（评分范围 1 ~ 10 分）。

由于非剥脱性点阵换肤是专门为减少并发症而开发的，因此，其长期并发症也极其罕见。Graber 等对非剥脱性点阵换肤的并发症及长期不良反应进行了大规模研究。与 Fisher 和 Geronemus 的研究一致，他们报道非剥脱性点阵换肤的短期并发症发生率较低。422 名患者总共接受 961 次治疗，最常见的并发症为痤疮皮损（1.87%）、HSV 暴发（1.77%）和糜烂（1.35%），上述并发症的发生率都低于剥脱性治疗。痤疮皮损倾向于发生在有痤疮病史的患者，因此，对于某些患者可考虑预防性应用抗生素。其他少见的并发症包括持久性红斑和水肿。

当不同皮肤分型的患者使用相似的治疗参数时，那些肤色较深的患者更易发生并发症，尤其是炎症后色素沉着。虽然炎症后色素沉着是一种罕见的并发症（0.73%），但其平均持续时间为 51 天，明显长于其他任何并发症。研究提示，通过适当的参数设定，深肤色患者可以得到更安全的治疗。Chan 等首次提出了 MTZ 密度可能会增加炎症后色素沉着风险的证据。通过减少密度并延长治疗间隔时间，可显著降低深肤色患者出现炎症后色素沉着的风险。虽然并发症（尤其是长期并发症）极为罕见，但应告知患者对典型的不良反应（如治疗后红斑、水肿、皮肤干燥和脱屑）要有心理预期（框 6.4）。

框 6.4　非剥脱性点阵换肤治疗相关并发症

常见并发症
- 痤疮样皮损
- HSV 暴发
- 糜烂
- 炎症后色素沉着

少见并发症
- 持久性红斑
- 持久性水肿
- 再发性红斑
- 皮炎
- 脓疱病
- 瘢痕形成
- 水痘 – 带状疱疹病毒
- 利多卡因中毒

十二、点阵微针射频

虽然激光仍然是治疗皱纹、瘢痕和皮肤紧致的金标准，但点阵微针射频（fractional microneedle radiofrequency，FMRF）设备提供了另一种治疗选择。近年来，这些设备越来越受欢迎，新设备不断推向市场。一些常用的设备包括 Profound（Syneron Candela，Wayland，MA）、Genius（Lutronic，San Jose，CA）、Legend（Lumenis，San Jose，CA）和 Secret（Cutera，Brisbane，CA）。与通过选择性光热作用产生热量的激光不同，点阵微针射频的工作原理是以射频的形式通过微针以非发色团特有的模式直接向组织传递能量。所传递的能量产生热凝固损伤区，导致胶原蛋白的收缩和重组。微针的刺入深度和能量释放可根据不同设备进行调节，并且可达到比非剥脱性点阵激光更深的层次。微针的尖端可以绝缘，也可以非绝缘。在深色皮肤类型中，绝缘微针治疗时表皮不受热损伤，安全性更高。

尽管缺乏研究数据，但一些学者认为点阵微针射频是一种可替代剥脱性点阵激光的更安全的皮肤治疗方式。治疗通常需要局部麻醉，红斑可能持续不到 24 小时，或长至 4 天。最近的一项研究评估了点阵微针射频治疗后皮肤的生理特征变化，发现真皮的密度和厚度以及胶原蛋白含量增加。虽然很少有研究直接比较非剥脱性点阵激光与点阵微针射频，但一项研究显示，与点阵微针射频相比，1550 nm 激光治疗对萎缩性痤疮瘢痕有类似的效果，但改善程度更大。

十三、技术的发展

点阵换肤是一个相对较新的领域，治疗参数不断更新，新技术的应用也日新月异。自从 2004 年第一台点阵换肤设备应用以来，激光系统一直在不断改进和更新。非剥脱性激光波长以及目前使用皮秒 755 nm 和 1064 nm 技术的激光波长也显著拓宽。此外，Sciton 最近发布了 Halo 激光，这是首个混合激光，提供剥脱和非剥脱性激光，产生相同的 MTZ。

十四、更进一步的话题：经验丰富的操作者的治疗技巧

许多患者都有与光老化相关的色素改变和皱纹。一种联合治疗方法结合了两种非剥脱性点阵换肤波长，从而优化了治疗效果。交替使用 1927 nm 和 1550 nm 激光治疗可解决上述两个问题（病例讨论 5）。另一种方法是采用强脉冲光来解决光老化引起的色素不均问题，而 1550 nm、1540 nm 或 1440 nm 的非剥脱性点阵换肤设备用于解决皱纹。将各种技术结合在一起（有时被称为"megas"）可以显著改善纹理和肤色。一些组合包括非剥脱性点阵换肤治疗前应用 Q 开关翠绿宝石激光、

Q 开关 Nd：YAG 激光、长脉冲绿色激光或强脉冲光。作者自己的研究表明，在 Lux1540 非剥脱性换肤治疗前进行 MaxG IPL（Cynosure，Westford，Massachusetts）治疗，可使医师双盲试验评定的光老化评分获得显著改善。

病例讨论 5　联合治疗

一位 62 岁的女性因大量日光性黑子和轻度皱纹来进行美容咨询。她听说强脉冲光（IPL）治疗可改善其褐色斑点。医生认为，虽然通过 IPL 可显著改善其色素异常沉着，但建议使用 1550 nm 非剥脱性点阵设备替代 1927 nm 设备进行治疗。这种治疗策略可谓"一箭双雕"，既能治疗色素沉着，又可以改善皱纹。患者 6 个月内共接受了 6 次治疗（两种激光各 3 次），治疗完成后效果非常显著，她对疗效非常满意。

小结

非剥脱性点阵换肤技术彻底改变了我们对许多皮肤疾病的治疗策略。再加上易于接受的不良反应和最短的休工期，这项新技术将继续得到普及应用。随着新设备的涌现以及现有系统的不断更新，其应用范围也将继续拓宽。临床研究证实的有效性和进一步的科学验证将有助于继续推动这项技术的发展。

扩展阅读

Alexiades-Armenakas MR, Dover JS, Arndt KA. The spectrum of laser skin resurfacing: nonablative, fractional, and ablative laser resurfacing. *J Am Acad Dermatol.* 2008;58(5): 719–737.

Amann PM, Marquardt Y, Steiner T, et al. Effects of non-ablative fractional erbium glass laser treatment on gene regulation in human three-dimensional skin models. *Lasers Med Sci.* 2016;31(3):397–404. A mechanistic study of the effects of NARFR in scars.

Bogdan Allemann I, Kaufman J. Fractional photothermolysis—an update. *Lasers Med Sci.* 2010;25(1):137–144. This article reviews both ablative and non-ablative fractional photothermolysis. It includes a table of available devices. A little bit cumbersome to read but reviews the literature comprehensively.

Brauer JA, Kazlouskaya V, Alabdulrazzaq H, et al. Use of a picosecond pulse duration laser with specialized optic for treatment of facial acne scarring. *J Am Med Assoc Dermatol.* 2015;151(3):278–284. A study describing the use of a pixilated handpiece affixed to a picosecond alexandrite leaser for treatment of acne scars.

Cohen BE, Brauer JA, Geronemus RG. Acne scarring: a review of available therapeutic lasers. *Lasers Surg Med.* 2016;48(2):95–115. A nice review of all available technologies for the treatment of acne scarring with a large section on NAFR.

Geronemus RG. Fractional photothermolysis: current and future applications. *Lasers Surg Med.* 2006;38(3):169–176. One of the earliest articles discussing the clinical applications of non-ablative fractional photothermolysis through the eyes of one early implementer. Good clinical photos.

Graber EM, Tanzi EL, Alster TS. Side effects and complications of fractional laser photothermolysis: experience with 961 treatments. *Dermatol Surg.* 2008;34(3):301–305. A study with a large population reporting potential complications. The study also documents the safety of non-ablative fractional photothermolysis.

Manstein D, Herron GS, Sink RK, Tanner H, Anderson RR. Fractional photothermolysis: a new concept for cutaneous remodeling using microscopic patterns of thermal injury. *Lasers Surg Med.* 2004;34:426–438. The seminal article on the concept of fractional photothermolysis. It includes an excellent background to the technology, mechanism of action, and clinical data.

Marra DE, Yip D, Fincher EF, Moy RL. Systemic toxicity from topically applied lidocaine in conjunction with fractional photothermolysis. *Arch Dermatol.* 2006;142(8):1024–1026. A case report of systemic toxicity to topical lidocaine during treatment with non-ablative fractional photothermolysis.

Metelitsa AI, Alster TS. Fractionated laser skin resurfacing treatment complications: a review. *Dermatol Surg.* 2010;36(3):299–306. A good review of treatment of complications with non-ablative fractional photothermolysis.

Narurkar VA. Nonablative fractional laser resurfacing. *Dermatol Clin.* 2009;27(4):473–478. A review of non-ablative fractional photothermolysis and its clinical applications with good before and after photos.

Prather H, et al. Laser safety in isotretinoin use: a survey of expert opinion and practice. *Dermatol Surg.* 2017.

Sherling M, Friedman PM, Adrian R, et al. Consensus recommendations on the use of an erbium-doped 1,550-nm fractionated laser and its applications in dermatologic laser surgery. *Dermatol Surg.* 2010;36(4):461–469. In this article, a group of laser experts provide their recommendations of treatment settings on one particular laser, the Fraxel re:store. An excellent resource to obtain guidelines for treatment settings for new practitioners.

Taudorf EH, Danielsen PL, Paulsen IF, et al. Non-ablative fractional laser provides long-term improvement of mature burn scars—a randomized controlled trial with histological assessment. *Lasers Surg Med.* 2015;47(2):141–147.

Tierney EP, Kouba DJ, Hanke CW. Review of fractional photothermolysis: treatment indications and efficacy. *Dermatol Surg.* 2009;35(10):1445–1461.

第 7 章

非手术紧肤技术

廖 勇 杨蓉娅 祝 贺 译

概要和关键点

- 随着新设备的不断上市，非手术紧肤已经成为一个流行的概念。

- 非手术紧肤技术的主要类别包括射频、红外光、超声、微针射频以及皮下微创射频。

- 多年来，非手术紧肤的治疗方案一直在优化，重点是降低能量设置或配合移动技术，使治疗过程对于患者而言更加安全和舒适。

- 所有非手术紧肤设备的作用原理都是将热能以能量的形式传递至皮肤或皮下组织，其可产生机械和生物化学效应，导致胶原纤维即刻收缩，继而通过延迟的创伤愈合反应诱发胶原再生和重塑。

- 患者筛选是获得最佳疗效和提高患者整体满意度的关键。

- 非剥脱性治疗的理想人选是那些对侵入性治疗的风险和术后恢复有所顾虑，而且愿意降低疗效以换取更少

的不良反应和更短恢复时间的患者。

- 无创和微创紧肤设备能够改善皮肤松弛和面部轮廓。医生必须分析患者动态和静息状态下的面颈部三维结构，以确定最适合治疗的区域。疗效较好的常见部位包括上面部/眉毛区域、下面部/下颌缘区。

- 紧肤治疗可以与注射填充剂、肉毒毒素或其他激光或光学设备联合使用，从而产生多重作用并实现更为全面的整体改善：这些模式之间的协同作用提高了患者满意度。

- 极少数情况下，患者可能因过于激进的治疗而引起不良反应，如烫伤、凹陷、瘢痕或色素改变。由于更新的操作指南趋向于使用较低的能量和以患者反馈作为安全能量输出的标准，对现有的治疗设备而言，上述不良反应的总体发生率极低。

一、引言

随着衰老进程，皮肤会逐渐出现皱纹和松弛的现象。多种方法可用于改善皮肤皱纹和松弛，包括激光、其他能量技术（非激光）和外科技术。在 20 世纪 90 年代中期到末期，剥脱性激光换肤被视为面部紧肤治疗的金标准。尽管临床效果显著，但仍受到休工期较长和不良反应风险增加的困扰，包括红斑、持久性色素改变、感染和瘢痕等。患者现在更习惯接受既有效、休工期又短的治疗方法。这

促使了大量非剥脱性技术的出现，这类技术的恢复期很短，甚至无恢复期。与剥脱性激光不同，非剥脱性技术在没有表皮汽化的情况下，对真皮或者皮下组织造成热损伤。通常通过辅助表面冷却措施对表皮进行保护。

针对于皮肤松弛，治疗的金标准仍然是除皱手术或外科提升术。本章将回顾几类主要的微创、非剥脱性的组织收紧技术，包括射频、光学和超声设备（表 7.1）。这些设备并不能替代外科手术，合理选择患者仍然是提高患者整体满意度的关键。

表 7.1　紧肤技术的主要类别

紧肤技术	设备
单极射频	Thermage CPT 和 FLX(Solta) Pelleve (Cynosure) NuEra Tight (Lumenis)
双极射频结合光能	Elos Plus，Galaxy，Aurora，Polaris，ReFirme (Syneron-Candela)
双极射频结合真空负压	Aluma (Lumenis)
通过微针阵列电极发射双极射频	Profound (Syneron-Candela)
	Infini (Lutronic)
	Intensif (Endymed)
	Genius (Lutronic)
	Legend Pro (Lumenis)
	Morpheus8 (Inmode)
宽谱红外光	Titan (Cutera)
	Icon (Cynosure)
	SkinTyte(Sciton)
单极和双极射频	Accent (Alma)
	TruSculpt (Cutera)
双极射频	Evoke (SpectruMed)
超声技术	Ulthera (Merz)
	Sofwave (Sofwave)
超声联合射频	Exilis (BTL Aesthetics)

二、热致胶原重塑

所有紧肤设备的作用原理都是将热能以能量的形式传递至皮肤或皮下组织。所产生的机械和生物化学效应可导致胶原纤维发生即刻收缩，继而通过创伤愈合反应诱导延迟性胶原再生和重塑（框 7.1）。

框 7.1　紧肤设备的作用机制

- 直接加热胶原纤维使其立即收缩。
- 通过创伤愈合反应诱导延迟性胶原再生和重塑。

胶原纤维是由三螺旋蛋白链通过链间化学键交联而成的晶状结构。当胶原纤维加热到特定温度时，由于分子内氢键断裂而引起收缩，继而导致三螺旋晶状结构发生折叠，形成粗短的胶原纤维，这被认为是紧肤治疗后即刻组织紧致的机制。研究还发现皮下脂肪中的纤维间隔可选择性向内收缩（图 7.1）。热量作用于成纤维细胞时被认为会刺激新胶原形成，增加 I 型胶原的合成，并在紧密纤维束的平行排列中重组，然后导致延迟的真皮重塑。

过多的热量传递会导致一些问题。当超过临界温度阈值时，胶原纤维会彻底变性，这可导致细胞坏死、变性和瘢痕形成；但如果热量传递过少，则不会产生组织反应；尽管随着时间的推移，轻微的热损伤可使长期光损伤的皮肤合成新的胶原基质并进行组织重塑。胶原蛋白的最佳收缩温度为 $58 \sim 65\ ℃$，其纤维缩小的初始发生温度为 $58\ ℃$，主要的变性温度发生在 $65\ ℃$左右。然而，胶原收缩实际上是由温度和作用时间共同决定的。温度每降低 $5\ ℃$，就需要增加 10 倍的作用时间才能获得同样的胶原蛋白收缩反应。研究显示，如果作用时间是毫秒级别，需超过 $85\ ℃$才能引起胶原收缩；而当温度低至 $60 \sim 65\ ℃$时，作用时间则需数秒才可引起胶原收缩。总之，必须同时考虑温度和作用时间。

皮肤年轻化的其他主要机制包括继发性损伤 – 愈合反应所产生的持续性真皮重塑。损伤 – 愈合反应需要激活成纤维细胞，增加 I 型胶原的合成，并促使其重组成平行排列的紧密纤维。

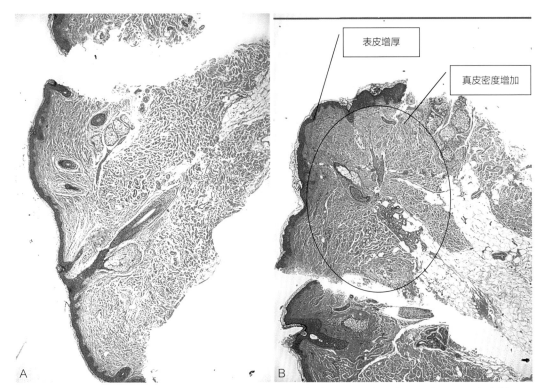

图 7.1　应用 Thermage 治疗前（A）和治疗后 4 个月（B）的人体皮肤病理图片，显示表皮增厚和真皮密度增加（图片由 Solta 提供）

三、射频设备

射频（radiofrequency，RF）设备在皮肤科领域已被用于止血、电凝和静脉腔内闭合术。在美容领域，该技术已被用于皮肤年轻化和无创组织紧致术。

射频能量是一种频率从 300 MHz ~ 3 kHz 电磁波谱的能量。与大多数特定靶色基吸收的激光不同，热量是射频场范围内组织对电子运动的自然电阻产生的，该效应遵从欧姆定律（框 7.2）：最重要的是，它是计算电路中电压、电流和电阻之间关系的公式（V=IR）。这种电阻称为阻抗，通过将电流转换成热能，产生与电流和时间相关的热量。因此，可控深度的能量分布于组织三维结构中。

无创性射频设备中的电极结构可以是单极、双极、多极或点阵形式。微创平台包括点阵形式（绝缘或非绝缘微针）或皮下探头。主要区别在于电极结构和产生的电磁场类型。单极射频的电流通过手具的单一电极传输至接地板（框 7.3）。这种类型的电极结构常见于外科射频设备，由于靠近电极表面的能量密度很高，使其能够向深部穿透加热组织。在紧肤治疗过程时，配合表面冷却保护皮肤表层，使得热量局限于皮肤深部靶组织。在双极射频系统中，电流只在两个电极之间固定的区域传导（框 7.4）。这种电极结构具有更可控的电流分布，穿透深度仅局限于大约两个电极之间距离的一半。单极射频将射频能量作为电磁辐射而非电流传输，导致电阻加热不需要接地。在点阵射频中，利用多电极阵列或微针诱导点阵热损伤。射频微针设备可以使用绝缘或非绝缘针头；绝缘针只加热非绝缘尖

框 7.2　欧姆定律

因电子运动的阻抗（Z）产生的热量与电流（I）总量及作用时间（t）的相关性：

$$能量（J）= I^2 \times Z \times t$$

> **框 7.3　单极射频设备**
>
> - 电流通过手具的单极射频头传输到达接地板。
> - 在靠近电极表面的区域存在高能量密度的电流，能够深部穿透并加热组织。

> **框 7.4　双极射频设备**
>
> - 电流在两个电极之间固定的距离内传导。
> - 电流的穿透深度局限于大约两个电极之间一半的距离。

端周围的区域，而非绝缘针在依赖于表皮高阻抗的情况下在表皮和真皮中都产生热损伤柱。尽管存在高阻抗，表皮并未完全免受非绝缘针的热损伤。皮下微创射频设备利用皮下探头（通过局部皮肤穿孔进入真皮）以单极或双极方式传递能量，将真皮加热到期望的既定温度（真皮 55～65 ℃，脂肪 70 ℃）。

　　射频技术中能量的穿透深度不仅取决于电极的结构（即电极的形状，是单极或双极），还取决于传导方式（即皮肤表面直接接触、针状或探针状射频头）、用作传导介质的组织类型（即脂肪、血液或皮肤）、温度以及电流的频率（框 7.5）。组织有很多层组成，包括真皮、脂肪、肌肉和纤维组织，它们对射频能量传导的阻抗不同（表 7.2）。结构的阻抗越高，越容易被加热。一般来说，脂肪、骨骼和干燥皮肤的导电性低。因此，电流倾向于围绕这些结构传导，而非穿过。而湿润皮肤的导电性高，可允许较高的电流穿过。这就是为什么在某些射频治疗时，大量涂抹耦合剂以及提高皮肤的含水量可改善其疗效。除了其他可比较的参数外，每个个体组织的结构（真皮厚度、脂肪厚度、纤维间隔、皮肤附属器结构的数量和大小）在决定阻抗、热感知、总的能量聚积方面起着重要作用。

　　温度也会影响组织的导电性和电流的分布。

> **框 7.5　射频技术穿透深度的影响因素**
>
> - 电流的频率
> - 电极的结构（即单极或双极）
> - 作为传导介质的组织类型
> - 温度

一般来说，温度每升高 1 ℃，皮肤的阻抗就会降低 2%。皮肤表面冷却会增加表皮附近电场的抵抗，促使射频电流进入组织，增加其穿透的深度。相反，理论上讲，经过光能预热的靶组织其导电性会更强、阻抗更低，更易于被射频电流选择性加热。这是光电结合紧肤设备所宣传的理论优势，这些设备使用光和射频能量的联合治疗产生协同效应。

表 7.2　室温下人体组织对 1 MHz 电流的导电性能

组织类型	导电性（siemens/m）
骨	0.02
脂肪	0.03
干燥皮肤	0.03
神经	0.13
软骨	0.23
湿润皮肤	0.22
肌肉	0.50
甲状腺	0.60

（一）无创单极射频

　　首个上市的单极组织紧致设备是 2001 年推出的 Thermage（热玛吉，Solta Medical, Hayward, CA; Valeant Pharmaceuticals, Bridgewater, NJ），其是研究和报道最多的单极射频设备。该设备采用单触点电容耦合电极以及频率高达 6 MHz 的射频电流。通过一次性使用的膜性射频头将能量传递至皮肤，与之配套的粘贴式接地板作为电流流动的低阻抗路径完成电流回路。采用电容耦合而非电导耦合这一点非常重要，因为其可使能量弥散分布于皮肤表面，形成一个组织加热带。而电导耦合将电能聚集于电极的顶端，导致皮肤接触面的温度升高，增加了表皮损伤的风险。通过手具尖端的冷冻喷雾所传递的预冷却、平行冷却和后冷却来进行表皮冷却，对避免表皮受伤、增加皮肤阻抗和增加射频电流的穿透深度至关重要。

早期的临床经验发现，Thermage 治疗的主要缺点之一是治疗过程中的明显不适感，需要采取深度镇静或直接麻醉。当时的治疗方案是在高能量下治疗 1～2 遍。治疗相当痛苦，结果导致患者耐受度的个体差异以及其他一些不良反应（如脂肪坏死和萎缩性瘢痕），引起临床的关注。近年来，治疗方案已发展出一种新的模式，即采用较低能量、重复多遍治疗以及基于患者热感觉反馈的治疗终点。2006 年，Kist 等注意到，在较低的能量下进行 3 次操作所造成的胶原变性量是在较高能量下进行一次操作的 2 倍。这几乎消除了那些难以接受的不良反应，并显著改善了治疗中的疼痛感，使得大多数治疗可在非麻醉状态下实施。此外，最近推出了 Thermage FLX，将治疗尖端的表面积从 3 cm^2 增加到 4 cm^2，优化了治疗效率。系统还增加了振动（舒适脉冲技术，comfort pulse technology，CPT），进一步提高了患者的舒适度，并改良了手具以及与所有治疗头（眼睑、面部和身体）的兼容，以避免需要更换。单极射频目前常用于面部（病例讨论 1）、颈部、眼睑（病例讨论 1）、腹部和四肢的紧肤治疗。

医生应该专注于提供多次低能量密度的治疗，并根据患者的舒适程度进行调整，以最大化地提升治疗效果。相关生产商提供了可移动、临时性墨水网格，应涂抹于额头，并从下眼眶向下延伸至颈中部，从耳前线向前到鼻唇沟和中唇沟内侧，以指引多次操作。目标是至少进行 3 次全面部的操作，以网格上的正方形、圆形和线条为目标，进行水平和垂直操作。有多种精细技术，包括：①分区方法，将治疗区域分成块，以理想的热积累为目标，避免过度加热；②多遍治疗；③矢量线；④靶向表浅肌肉腱膜系统（superficial muscular aponeurotic system，SMAS）。其基本原则和目标不变，即舒适地向组织传递最佳能量，以理想的热效应实现最佳效果和患者最大程度的满意度。患者通常会在骨性突出部位（如下颌角、口角外侧和颈中前下方）感到不适。减轻疼痛的方法包括足量使用耦合液、增加振动、避免操作重叠和降低能量密度（尤其是治疗颈部时）。我们建议要避免直接治疗甲状腺区域。重点是沿着下颌线进行额外的操作，重视下颌线和颏区等部位的治疗，可提高疗效和患者的满意度；同样，也可以在前额上操作以减轻眉下垂。

单极射频治疗的绝对禁忌证包括体内植入起搏器、除颤器、ICD（植入型心律转复除颤器）或接

病例讨论 1

一名 47 岁的女性患者前来咨询下面部和下颌线皮肤松弛。她自述近年来发现皮肤下垂和双下巴的问题逐渐加重，很难通过化妆来掩饰。4 个月后，她将迎来高中毕业 30 年同学聚会，希望自己届时能有所改善，但并非想变回 18 岁时的模样，只是想让自己看起来像自己的感觉那样好。检查时发现她有轻到中度双下巴、下颌轮廓不清晰；她还有轻度颏下松弛，无颈阔肌条索，有轻度的颈下脂肪膨隆；她的肤色和厚度正常。这位患者既适合做射频紧肤，也可以做面部除皱手术。她可能更适合进行非手术紧肤治疗，因为她仅有轻至中度的皮肤松弛，没有皮下结构的缺失。她对治疗效果的期望值也较理性，并且在聚会之前还有数月的时间可让紧术产生效果。大多数的紧肤技术可用于身体的多个部位，但有些部位更适合使用这些设备。Thermage 设备是下面部紧肤的最佳选择，因为它有一个 0.25 cm^2 的小治疗头，眼部防护好，而且在治疗过程中无明显不适。

受其他植入式电子设备的患者。当用专门为眼周区域设计的特殊治疗头在眶缘上下眼睑进行治疗时，需要使用无菌塑料眼盾以避免巩膜热损伤。

Fitzpatrick 等在 2003 年首次报告了眶周非剥脱性射频紧肤治疗的临床效果。报道中至少有 80% 的受试者出现一定程度的临床改善（图 7.2 ~ 7.4）。值得注意的是，在一项对 86 名受试者进行的研究中，61.5% 的患者眉毛提升至少 0.5 mm。由于照片缺乏标准化和随机性，以及全部受试者都接受了治疗，因此其客观性评价遭到质疑。在 Abraham 等的一项研究中，单次治疗后 12 周平均垂直眉高度增加 1.6 ~ 2.4 mm，具有统计学意义。Alster 和 Tanzi 使用 Thermage 对 50 名患者进行了治疗，并对相机设置、照明及患者拍照时的姿势进行了标准化。照片随后由 3 名盲法评审员进行独立评估。所有人都认为改变不大，但大多数患者都有改善，30 名患者中有 28 名的鼻唇沟和颊中沟有所改善，20 名患者中有 17 名感觉颈部松弛有所改善。当然也注意到这 5 名无效患者的年龄都超过了 62 岁。

Dover 等在 2006 年比较了原始的高能量单遍治疗和更新后的低能量多遍治疗的效果，使用组织收紧作为实时治疗终点。采用原始方法的治疗组有 26% 的患者可见到即刻收紧，54% 的患者在治疗 6 个月后观察到皮肤收紧，45% 的患者认为治疗过程非常疼痛。采用更新方法的治疗组有 87% 的患者可见到即刻收紧，92% 的患者治疗 6 个月后观察到一定程度的皮肤收紧，只有 5% 的患者认为治疗过程非常疼痛，94% 的患者表示治疗符合他们的预期（图 7.5）。报道称低能量多遍治疗的安全性更高，不良反应的发生率在 0.05% 以下。需要注意的是，患者应该设定合理的预期，效果通常会在 6 个月的过程中逐渐显现。在最初的短期改善之后（通常在 2 周后消失），通常会有一个效果滞后期；在第一阶段有一个非常缓慢、温和的改善，而在后期则呈指数变化。2019 年，Alam 等对单极射频进行了研究，纳入 25 名轻至中度手臂皮肤松弛的女性患者，在手臂的治疗部位上应用文饰墨水为每个受试者勾勒出两个 6 cm × 12 cm 的矩形区域，

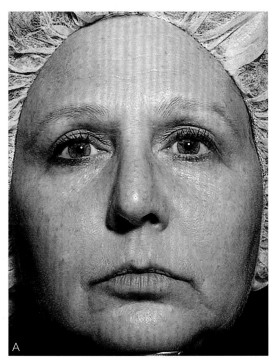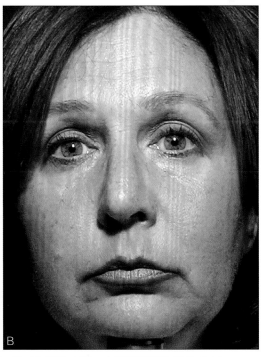

图 7.2　Thermage 治疗后的提眉效果。A. 治疗前；B. 治疗后 4 周，右侧眉毛平均提升 3.42 mm，左侧眉毛平均提升 3.41 mm（照片由 Solta 提供）

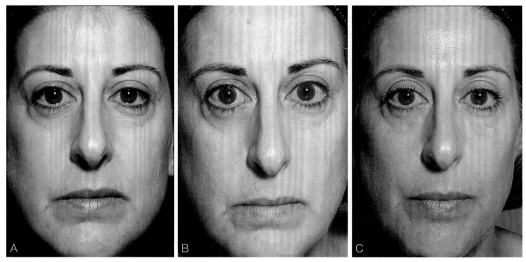

图 7.3　Thermage 眶周年轻化治疗。A. 治疗前；B. 治疗后 2 个月；C. 治疗后 4 个月（照片由 Solta 提供）

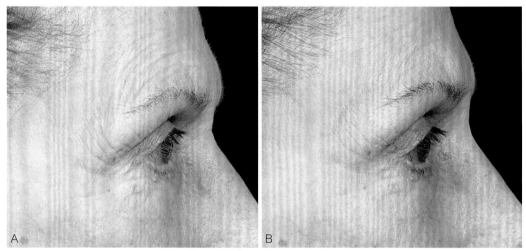

图 7.4　Thermage 眶周年轻化治疗。A. 治疗前；B. 治疗后 4 个月（照片由 Solta 医学美容中心提供）

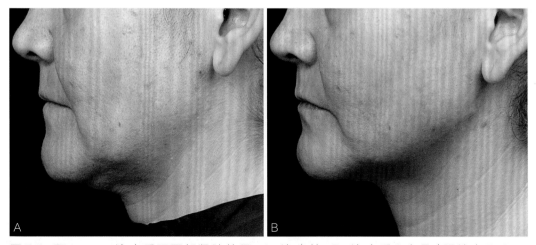

图 7.5　Thermage 治疗后下面部紧肤效果。A. 治疗前；B. 治疗后 3 个月（照片由 Dr Ivan Rosales 提供）

以为组织收缩评估提供固定、客观的标志。患者被随机分成两组，接受了两次 Thermage 治疗，分别使用多次或单次技术。对每个矩形区域的大小进行了精准测量后发现，在 6 周的随访中，皮肤缩小和收缩具有显著的统计学意义。

Pelleve（Cynosure，Westford，MA）和 Nuera（Lumenis，Israel）设备均为单极无创平台。

（二）点阵微创双极射频

早期的射频设备采用电极阵列，需要能量通过表皮到达真皮。当表皮达到 48 ℃时，会发生热灼伤，但真皮胶原蛋白收缩的最佳温度被确定为 58～60 ℃。为了解决表皮温度限制射频能量渗透深度的问题，需要采取积极冷却皮肤和多次短时治疗的尝试。随后，微针和皮下射频递送平台被开发出来，以规避真-表皮交界并将能量直接递送到真皮。绕过表皮也提高了所有肤色治疗的安全性。

Profound（Candela-Syneron，Wayland，MA）是采用微针传导双极射频的原型设备。该设备与其他上市的设备不同，其开创性地采用一种微针电极阵列，绕过表皮和真皮乳头层，将双极射频能量传输至真皮网状层。一次性使用的治疗盒中包含 5 个独立控制的 32 G 规格的双极微针。250 μm 的微针间距为 1.25 mm，每对微针的功率是由独立的发电机控制。微针长 6 mm，顶端 3 mm 绝缘，从而在治疗过程中保护皮肤的表层部分；底部 3 mm 暴露，以允许电流通过。针尖与表皮呈 25° 插入，使其顶端的 2 mm 处于表皮内。微针的插入是通过弹簧式注入的方式完成。由于电流是在两个配对的微针之间进行传导，射频能量在离皮肤表面 1～2 mm 的真皮深处产生细小的热损伤带（每对针之间有一个）。表皮冷却是通过敷料器上集成的热动力学冷却棒来实现。上述装置通过每个电极尖端使用的温度传感器实时监测温度，以维持局部处于

要点 1

理想的 Thermage 治疗终点包括但不限于以下内容：触摸时组织更加紧实；眉毛紧致、提升，眼睑提升；面颊沿颧弓的轮廓更加平滑、丰满；口角连合支撑度提高，口角轻微上翘；眉间纹和鼻唇沟外观改善；下颌缘轮廓线清晰度增加；下颏轮廓线清晰度增加，颈部组织松弛改善；腹部、膝和手臂等非面部区域的皱纹改善。这些改善在治疗后立即显现，随后多在 2 周内消退，但在 6 个月后疗效又呈指数形式逐渐上升。治疗效果最初是缓慢呈现的，但在 4～6 个月内改善越来越明显。每年多次的治疗有可能减少皮肤松垂的趋势。

要点 2

尽管紧肤手术可能会引起明显的不适，为了获得最佳效果，应将患者疼痛反馈规律作为特定治疗区域能量选择的基础，根据每个人的舒适度进行个性化定制。使用更新的治疗方案，无需麻醉。不应使用神经阻滞和静脉注射镇静剂，因为需要一定程度的患者疼痛反馈来限制副作用并提高患者的安全性和疗效。也不建议使用局部浸润麻醉，因为它会改变固有的组织阻抗并可能增加不良反应。如果治疗计划涉及对同一区域进行 Thermage 和 Coolsculpting 的治疗，例如下颌部、手臂或腹部区域，许多临床医生选择先进行 Thermage 治疗。治疗区域在冷冻溶脂后的疼痛感知变化可能会导致射频能量错误升高，增加对患者的治疗风险。愉快、舒适的治疗才能实现最佳疗效。

预先设定的目标温度，而无须考虑皮肤状况如何：这提高了不同患者治疗反应的一致性。

Alexiades-Armenakas 等比较了 15 名采用微针射频设备进行紧肤治疗的患者及 6 名接受除皱术的患者在术前和 3～6 个月后随访的照片。射频治疗组患者较治疗前基线获得 16% 的改善，而手术组患者获得 49% 的改善。作者由此得出结论，单次微针射频治疗对皮肤松弛的平均改善程度是手术治

疗的 37%。在一项多中心临床试验和自身对照研究中，目标真皮温度为 52 ~ 78 ℃，结果发现温度为 67 ℃的治疗组新生胶原蛋白和弹力纤维的数量最多，透明质酸的合成和相关皱纹及松弛的减少最多，对治疗的反应率达到 100%。较高和较低的目标温度获得的效果均不佳。微针射频治疗的效果支持作者的理论，即部分变性的胶原蛋白能更有效地诱导强烈的创伤—愈合反应，事实上，亚凝固温度比凝固温度更有效。图 7.6 ~ 7.8 展示了一个受试者在接受单次微针射频治疗（Profound；Syneron Candela，Wayland，MA）前后的效果对比照片。相对于其他微针射频平台，Profound 被认为具有更大的凝固区域。疼痛通常是治疗的一个限制因素。

许多微针双极射频设备也已经上市，每种都有其独特之处：

（1）Infini（Lutronic，Burlington，Massachusetts）的微针穿透深度可调（0.5 mm、1.0 mm、1.5 mm、2.0 mm 和 3.5 mm）。该设备提供 49 针头（10 mm × 10 mm，7×7 针头）和 16 针头（5 mm×5 mm，4×4 针头）的治疗头。微针由医用不锈钢制成，黄金涂层用于提高导电性，除了针尖的 300 μm 外，双涂层为绝缘硅化合物。微针直径 200 μm，针头直径 20 μm。针轴绝缘意味着微针电极的活动区域局限于针尖，不会对表皮产生电热损伤。临床试验表明，使用该设备治疗后皱纹减少，临床评估的总体疗效和患者满意度指数分别是

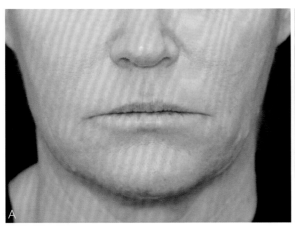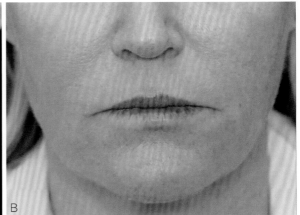

图 7.6　A. 治疗前；B. Profound 微针双极射频治疗后

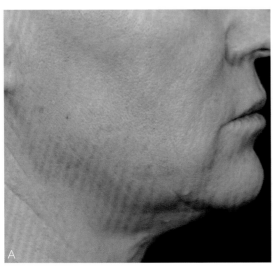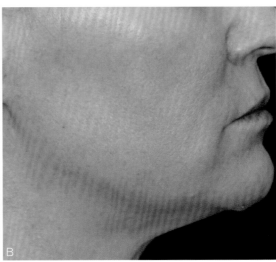

图 7.7　A. 治疗前；B. Profound 微针双极射频治疗后

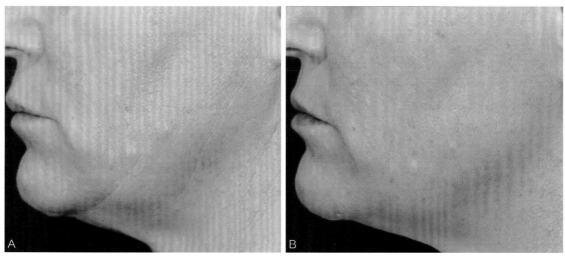

图 7.8　A. 治疗前；B. Profound 微针双极射频治疗后

80.7% ~ 88.9% 和 81.3% ~ 85.9%。

（2）Intensif（ EndyMed Medical，Caesarea，Israel ）治疗头采用 25 个非绝缘镀金微针电极，底部最大直径 300 μm，逐渐变细形成锥形针头。穿透深度可达 3.5 mm，并以数控方式每 0.1 mm 递增。最大功率为 25 W，最大脉冲持续时间为 200 ms。当针头达到预定的穿刺深度时，有选择地发出射频加热真皮，同时不影响表皮。表皮（高阻抗）和真皮（低阻抗）之间电阻抗的差异确保射频流经真皮。射频辐射至针头的整个真皮部分，可进行有效的凝血，使得出血极少或无出血，同时深层加热皮肤。

（3）Fractora（Invasix，Irvine，CA ）是最初的 InMode 微针射频，它使用 24 根射频传导针、交流电和两个长的侧方电极。传导针长 2500 μm，底部宽 200 μm×300 μm。沿着针头近端 2000 μm 有绝缘涂层，远端 500 μm 处无绝缘涂层。将手具装入 Fractora 平台（也适用于 InMode 或 BodyTite 平台；Invasix Ltd./InMode Irvine，CA ）。据报道，该设备可以显著改善痤疮和痤疮瘢痕。InMode 公司最近改进了 Fractora 产品并发布了一款新的微针射频手具，称为 Morpheus8（InMode，InMode，Irvine，CA ）。该产品配备 24 个镀层绝缘针头，宣称其可调节针头深度达 4 mm，并额外具有 1 mm 的加热

深度，总深度可达 5 mm。通过在多个深度进行治疗，该设备旨在实现可定制的治疗，其不仅限于面部，还可针对脂肪以及深层真皮。通常在骨质区域、眼周皮肤、额部和下颌处推荐的针头穿透深度为 2 mm，软组织和颈部建议为 3 mm；考虑到治疗热区域超出针头深度 1 mm，因此在身体上推荐为 4 mm。Morpheus8 设备已经与皮下双极射频（FaceTite，InMode，Israel ）进行了联合研究。对 247 名接受联合射频治疗颈部皮肤松弛和下颌松弛的患者进行前瞻性评估，结果表明平均 Baker 面颈部评分从 3.1 分（标准差 +/−1.4）降至 1.4（标准偏差 +/−1.1）。93% 的患者对效果感到满意，并愿意在未来再次接受该治疗。

（4）Genius（Lutronic，Billerica，MA ）是另一种双极、绝缘针、微针射频设备，其独特之处在于尽管各组织结构的阻抗存在差异，但通过实时阻抗监测实现精确的凝固区域，能确保能量输送的一致性。通过测量针尖之间的阻抗，可以在治疗期间提供一致的能量输送，使凝固区域可预测。如果阻抗上升过快，导致温度可能引起组织脱水，则系统会自动将功率降低到安全水平，从而避免过热。

（5）Legend Pro VoluDerm（Lumenis，Yokne'am Illit，Israel ）是另一种，其使用电极传递能量对皮

肤表皮层进行热剥脱，并深达真皮层，随后通过剥脱柱进行微针穿刺，最后释放射频能量。相对于其他微针射频平台，在微针穿刺之前形成的点阵性剥脱柱可以最大限度地减少疼痛。这些电极直径仅为0.15 mm。此平台还配备了一个 Tripollar 手具，用于经皮传递射频。值得注意的是，在作者的实践经验中，与其他平台相比，Legend Voluderm 治疗所产生的疼痛是患者最容易耐受的。

并非所有带射频的微针治疗设备都是相同的，它们在穿透深度、针头的材质和直径、绝缘与非绝缘针头以及有无实时阻抗监测等方面存在差异。疼痛是一个重要的治疗限制因素，可能导致早期中止治疗、治疗不能完成和难以重复研究报道的结果。即使像 Profound 这样的设备也需要肿胀麻醉以提高耐受性。

（三）皮下微创射频

Thermi（ThermiAesthetic, Irving, TX）开发了一款皮下探针传输的单极射频设备，将射频能量传输到皮下层。刺入一个 10 cm 长、18 G 规格钝针的经皮治疗头，进行远端射频治疗。治疗头顶端连接有一个温度传感器，用于启动自动反馈回路，在治疗真皮时将皮下组织温度保持在 55～65 ℃，在治疗脂肪时将温度保持在 70 ℃。当接触到温度的微小变化时，温度传感元件检测到电阻的变化，随后对频电流输出进行调制。皮下层温度为 65 ℃和 50 ℃时，分别对应皮肤表面温度41.6 ℃和 41.1 ℃。热敏电阻元件已与前视红外（forward looking infra-red，FLIR）相机集成，该相机连续监测表皮温度，目标温度为 42～45 ℃。ThermiTight 系统在 35 名接受下颌和颈部皮肤松弛治疗的患者中射进行了研究。两名盲评者评估了术前和术后 30 天的患者照片，4 分法皮肤松弛评分显示 74% 的患者表现出临床改善，平均变化为−0.78/4。

BodyTite、FaceTite 和 AccuTite（InMode, Irvine，CA）是双极射频设备，利用皮下射频递送探头治疗皮下筋膜和皮下脂肪层结构，结合沿皮肤表面滑动的表面电极，允许经皮传输非点阵的射频能量到乳头层和网状真皮层。Paul 等于 2009年推出射频辅助吸脂 / 溶脂设备，用于对比射频辅助吸脂 / 溶脂与激光辅助溶脂。BodyTite 射频设备在 20 名患者的 40 个脂肪抽吸区域中提供了更一致和均匀的亚坏死水平的射频传输，最大表皮温度为 38～40 ℃，具有更强的溶脂、减少出血和淤血、增加组织收缩以及皮下纤维和真皮基质收缩的作用。Ahn 等随后在 42 名患者中研究了FaceTite 用于治疗面颈部皮肤松弛，最大皮肤温度为 38～40 ℃，结果发现在治疗后 3～4 周开始显现出眉部、下眼睑、脸颊和颈部明显的提拉和紧致，并持续 6 个月以上。

四、光电结合技术

另一种类型的紧肤设备是将射频能量与激光或强光光源相结合。目前上市的光电联合设备均采用双极射频，包括 Galaxy、Aurora、Polaris 和ReFirme 系统（Syneron Candela）。这类设备可能的优点是两种能量形式可协同产生热量。理论上讲，靶结构被光能预热后会有更好的导电性、更小的阻抗，射频电流对其有更好的选择性加热作用。与单极射频电流穿过身体其他部位不同，双极射频的电流仅在两个电极之间传导，而无须接地板。这些设备的主要不良反应是产生组织电弧，可能造成局部烫伤和瘢痕形成。正确的操作有助于避免因手具与皮肤接触不良而产生的电弧。

该技术已被用于脱毛、除皱、紧肤以及色素性和血管性疾病的治疗（病例讨论 2），其前提是最终需要通过较低的射频能量来获得适当的胶原变性和重塑。这类设备的主要缺点是双极射频能量的皮肤穿透深度不足。也有一些批评认为，相比单极射频，双极射频不能产生均匀的容量加热反应。此外，由于双极射频设备经常与其他光学技术相结合，因此很难准确评估双极射频在此类治疗的临床结果中实际发挥的作用。

对于求美者而言，光电结合技术可能是治疗其皮肤松弛的最佳选择，同时也可以治疗其他的光损伤症状如雀斑样痣或毛细血管扩张。Bitter 在 2002 年的一项研究中评估了光老化患者接受系列强脉冲光和射频能量的联合治疗（3～5 次），结果发现红斑和毛细血管扩张改善了 70%，雀斑样痣改善了 78%，皮肤质地改善的主观满意度为 60%。由于这些设备也可用于脱毛，因此在治疗男性下面部和颈部时需谨慎使用，以免导致胡须变细或脱落。当使用色素吸收的光学元件治疗深色皮肤或晒黑皮肤时，也应谨慎使用。总体原则是：当治疗黑色皮损或者密集色素不均的皮损时（即使是浅肤色的求美者），能量至少要降低 20%，以避免如烫伤、结痂或色素异常等不良反应的发生。

Doshi 和 Alster 于 2005 年首次使用半导体激光联合射频技术对 20 例女性患者进行了连续 3 次的系列治疗（射频能量 50～85 J/cm^2，光能量 32～40 J/cm^2）。根据患者对疼痛的耐受程度以及即刻的红斑和水肿反应，逐次增加治疗的能量。所有患者治疗 3 个月后均出现一定程度的改善，但治疗 6 个月后发现改善不那么明显。Sadick 等于 2005 年进行了强脉冲光联合射频技术治疗面部皱纹和皮

要点 3

大多数射频、超声和红外光的紧肤治疗方法通常对于所有类型的皮肤都是安全的。只有在联合应用色素吸收性的光学元件时需要注意，例如强脉冲光联合射频的技术。在这种情况下，治疗 Fitzpatrick 皮肤分型为 Ⅳ～Ⅵ型的患者、浅肤色晒黑皮肤、黑色皮损或密集色素不均的皮损时均须谨慎。

病例讨论 2

一位 42 岁的女士就诊时抱怨自己的上臂皮肤松弛，看起来像是"松软的干酪"，以至于她不愿意再穿无袖的衣服。她说自己一直保持着相对正常的体重。检查发现，相对于她的身高、体型来说，她的体重正常。她的上臂外侧有轻至中度的皮肤松弛，手臂的前侧和后侧皮肤表面纹理可见许多小凹。在这种情况下，患者主要有两个选择来获得改善，即上臂吸脂术和非手术紧肤治疗。她可能更适合接受非手术紧肤治疗，因为她的上臂皮肤纹理异常延伸至整个上肢。吸脂术主要改善上臂外侧"蝙蝠翼"区域的皮肤。由于她相对年轻，皮肤松弛程度较轻，还想继续穿无袖衣服，因此并不适合接受外科皮肤切除术。混合射频的 Accent 设备是一个收紧组织的很好的选择，同时还可以减小组织容积。

肤松弛的双中心研究，共治疗 5 次（射频能量最高至 20 J/cm^2，光能量最高至 30～45 J/cm^2），结果显示皱纹和松弛有轻度改善，不良反应很小，少数患者出现局部结痂。Yu 等于 2007 年对 19 例亚洲女性患者进行了 3 次射频联合红外能量的紧肤治疗（射频能量 70～120 J/cm^2，光能量 10 J/cm^2），客观评价显示 26%～47% 的治疗区域有轻度至中度的改善（图 7.7 和图 7.8）。

五、真空辅助双极射频

双极射频联合应用真空装置，主要是试图利用真空技术的一些优势。首个采用该技术的设备是 Aluma（Lumenis，Santa Clara，CA），使用被称为 FACES（functional aspiration controlled electrothermal stimulation，功能性吸入控制电热刺激）的技术。真空装置在两个电极之间对齐地吸入一层皮肤，避免影响非靶组织，如肌肉、筋膜和骨。其原理是通

过使靶组织更接近电极，可能有助于克服双极射频技术固有的深度限制，有效治疗所需的总能量可能也更少。另外，有学者推测，真空负压吸引可增加局部血流和对成纤维细胞的机械应力，可能促进胶原的合成。真空技术还有助于减少治疗操作中的不适感。

Gold 对 46 位成年受试者面部进行的一项试验性研究发现，接受 8 次真空辅助双极射频治疗后，受试者的皮肤纹理出现明显改善，平均弹性评分从治疗前的 4.5 分下降至治疗后 6 个月的 2.5 分，表明弹力组织变性由中度向轻度转变。研究者注意到由于胶原收缩而产生的短期紧致效应，随后由于损伤-愈合反应和诱导的胶原新生而逐渐获得长期的改善。虽然受试者对治疗效果普遍满意，但满意度在随访期内会有所下降。这是射频皮肤治疗中的一个常见现象，是因为胶原新生延迟和损伤-愈合反应周期较长。受试者可能很难准确地记住他们术前皮肤的确切状况，尤其是在 6 个月或者更长时间后就更难记清了。

> **要点 4**
>
> 　　紧肤治疗前必须留存标准化照片。每次照相须采用相同的角度和照明条件，因为微小的差异会扭曲外观，从而改变患者对疗效的感知。治疗前后需进行照片对比，因为紧肤治疗过程中的变化对患者来说可能是微小的，特别是需要观察数月的时间。

六、单双极混合射频

首个单双极混合的射频系统是 Accent（Alma Lasers，Buffalo Grove，IL）。使用两种射频技术的原理是将电流输送到皮肤的不同深度。基于对射频传导电流产生的组织阻抗，双极电极手具产生更加表浅的、局限的（非容积性）加热效应。而单极电

极手具的穿透更深，通过电磁场的交流电中水分子的旋转运动，产生容积性加热效应。由于单极手具在理论上比双极射频加热的组织容积更大，故释放的能量更高。单极手具通常用于治疗额部、颊部、下颌缘和颈部，双极手具用于治疗眉间、眶周外侧区（图 7.9）、上唇和颏部（图 7.10）。尽管使用了单极射频，但该款设备使用了独特的封闭系统，因此无须使用接地板（病例讨论 3）。

2007 年，Friedman 应用单双极混合射频设备对 16 例患者进行了治疗，56% 的患者至少在皮肤皱纹和松弛外观方面有一定程度的改善。12 例患者接受了面颊部治疗，5 例改善了 51%~75%，2 例改善了 75% 以上。9 例患者进行了下颏部治疗，4 例改善了 51%~75%，1 例改善了 75% 以上。研究发现年轻患者（年龄 25~45 岁）的满意度优于年长患者。

Pelleve 设备（Cynosure Inc.，Westford，MA）对通常用于组织切割和凝固的单双极联合射频手术单元进行了改进，使其也适用于紧肤治疗。该系统配备可重复使用的探针，探针插入组织并以圆形或线性的模式作用于皮肤，从而加热皮下组织。耦合

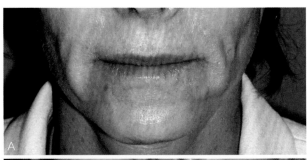
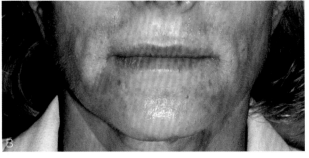

图 7.9　下面部紧肤治疗。A. 治疗前；B. 使用 Galaxy 设备单次治疗后即刻

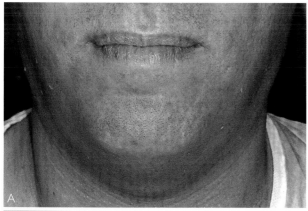

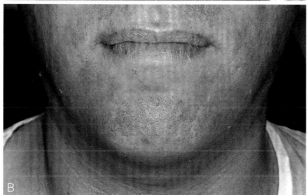

图 7.10　颈部和下颌缘区域的紧肤治疗。A. 治疗前；B. 使用 Accent 单次治疗后即刻（照片由 Alexiades 医生提供）

要点 5

　　研究表明，年轻患者对治疗的反应优于老年患者，这可能是因为随着组织的老化，不耐热的胶原键会逐渐被不可还原的多价交联所取代。因此，老年人的皮肤不太容易受到热致组织收紧的影响。皮肤质量比患者的绝对年龄更重要。皮肤质量相对较好的老年患者的治疗反应和与年轻患者一样好。

凝胶用于确保电极和患者之间的适当耦合，从而保护表皮。与其他紧肤设备一样，温和的加热会导致胶原变性、收缩和随后的胶原合成。已证明重复治疗可改善皱纹和皮肤松弛，但由于所使用的能量分布相对离散，所以疗效有限。早期的治疗方案推荐每周治疗 8 次，以获得最佳效果，但后来治疗模式被修改为间隔 1 个月进行 2～4 次治疗，有些患者需要更多次的治疗。

病例讨论 3

　　一名 78 岁的女性患者来咨询常见的光老化问题。她常年避免暴露于阳光下，而且是一位防晒霜的忠实使用者。她自述在过去的 15 年里坚持做美容，每隔数月就会接受一次甘醇酸浅层化学剥脱治疗。在过去的 25 年里，她也在使用皮肤科医生开具的维 A 酸乳膏。除此之外，她身体很健康，想要改善自己的外观，希望听取医生关于她所需治疗的建议。她既往无手术史，并表示如果可能的话，她希望避免进行面部除皱术。检查发现，由于她勤于防晒和长期接受局部年轻化治疗，她的皮肤保养良好，几乎没有深的皱纹，也没有明显的色素问题，但她的下颌轮廓线确实有些模糊，有轻中度双下巴，鼻唇沟加深，眉毛下降，中面部区域有容量相关性改变。她的颈部区域还可见到明显的颈阔肌条索。该患者几乎是所有无创紧肤治疗的理想人选，联合其他治疗（如肉毒毒素和填充剂注射）可进一步改善治疗效果。虽然研究表明年轻患者的紧肤治疗效果往往优于老年患者，但该患者的肤质非常好，预期至少可获得一定程度的改善。由于紧肤治疗并不能解决她的面部组织容量和肌肉结构的潜在变化，故对上外侧眼轮匝肌和颈阔肌进行肉毒毒素注射的辅助治疗，将有助于提升眉毛和减少颈阔肌条索，并使下颌轮廓线更加清晰；采用填充剂注射她的中面部区域、鼻唇沟、下颌前区和下颌线，以恢复底层结构并增加提升的效果，赋予面部一个更年轻的轮廓。Shumaker 等于 2006 年的一项研究表明，多种软组织填充剂治疗后接受单极射频紧肤治疗是安全的，而且它甚至可能在促进胶原长期生长方面有一些协同作用。已证实这位患者并不反对维持治疗，她希望通过整体年轻化达到更好的综合效果。

七、红外光设备

　　根据设备的不同，宽谱红外光的光谱范围在 800～1800 nm，已被用于进行非剥脱性紧肤治疗。

红外光线经过选择性过滤后，可实现对真皮进行渐进式加热，并通过术前、术中和术后冷却以保护表皮。首个上市的这类红外光设备是 Titan（Cutera，Brisbane，CA），它所使用的 1100~1800 nm 光能的靶色基是水，可引起胶原变性，最终使得胶原重塑和组织收紧。Icon（Cynosure）通过设备手具释放波段为 850~1350 nm 的光能量，水作为主要靶色基。要获得最佳的效果，需要进行多次治疗。SkinTyte 设备（Sciton，Palo Alto，CA）使用的光波长范围在 800~1400 nm。

2006 年，Ruiz-Esparza 采用 1100~1800 nm 的宽谱红外光对 25 名患者进行了 1~3 次治疗，大多数患者获得了从轻微到显著的改善，其中 22 名患者观察到即刻的组织收紧，3 名患者未见改善。采用低能量联合高脉冲数的疗效最好。使用 30 J/cm² 的能量设置时，患者在治疗过程中无疼痛感，术后即刻满意度高。同年，Zelickson 等研究了尸体和活体术后皮肤超微结构的变化。使用较高能量和 1~2 mm 的穿透深度时，胶原的改变最为显著。可能是由于接触冷却的作用，在使用较低能量和较浅的穿透深度时，仅见到临界的胶原改变。上述两项研究结果的比较发现，皮肤收紧的临床效果并非总是和即刻组织学的阳性改变相一致。这是继发性损伤修复反应的结果，完整的临床效果可能需要数周至数月才能得到显现。

2006 年的一项多中心、长期（12~18 个月）研究报道了采用 1100~1800 nm 红外光设备的治疗（能量密度 34~36 J/cm²）结果，治疗后可见到即刻的改善效果，并延迟长达 6 个月。大多数患者可获得轻到中度的改善。作者的结论是：使用低能量密度（30~40 J/cm²）治疗 2~3 次，每次治疗做 1~2 遍，对需要获得即刻收缩反应或在矢量线上需要获得最佳效果的区域可进行多遍治疗。

2009 年，Alexiads-Armenakas 证实移动传输的宽谱红外光（1100~1800 nm，Titan，Cutera）提供的能量可提高 30%（44~46 J/cm²）。经过 2 个月的治疗，每次治疗 300~450 个脉冲，皮肤松弛得到改善。在移动技术的整个治疗过程中，皮肤表面的温度可迅速达到 41~42 ℃ 并保持稳定。

要点 6

治疗面部时，医生可以把面部分成不同的区域。虽然可以一次治疗整个面部，但也可以只治疗部分区域，如前额、眼睑或面颊/下颌线区域。然而，治疗的面积越大，以及对松弛区域相邻的区域进行治疗，可能会获得更好的效果。

并发症仅限于轻度红斑，但在治疗过度的区域可见一些水疱。2007 年，Goldberg 等注意到，采用相同的设备（30~36 J/cm²）对 12 例患者进行 2 次治疗，结果发现 11 例有效。皮肤松弛下垂的患者效果最好，而与皮下组织丢失紧密相关的皮肤松垂效果不太明显。在下颌区域则未见改善。

要点 7

非手术紧肤治疗最适合于轻到中度皮肤松弛而无明显皮下组织结构下垂的患者。皮下组织结构[包括面部肌肉组织和浅表肌腱膜系统（superficial muscular aponeurotic system，SMAS）]松弛以及皮肤过度松弛的患者，采用非手术治疗的疗效有限或者无效，应咨询其他年轻化方法（包括手术）。

其他用于组织收紧的激光波长包括 1064 nm 和 1320 nm。1064 nm 激光的靶色基依次为黑色素和血红蛋白，水有一定的吸收作用，而 1320 nm 激光的主要靶色基为水。Taylor 和 Prokopenko 在 2005 年的一项研究中比较了接受单极射频系统（73.5 J/cm²）单次治疗和接受 1064 nm Nd：YAG 激光单次治疗（50 J/cm²）的效果。尽管两种治疗均仅有轻微的改善，但 1064 nm 激光被认为对皱纹和皮肤松弛改善的整体疗效更好。2007 年，Key 的另一项研究比较单极射频系统（40 J/cm²）

与 1064 nm Nd：YAG 激光（73 ～ 79 J/cm²）对面部单次治疗的效果，结果发现，1064 nm 激光对下面部的疗效更佳；而对于上面部的改善，两者的疗效相近。2001 年，Trelles 等使用 1320 nm 激光系统（30 ～ 35 J/cm²）对 10 例患者进行了 8 次治疗，结果显示临床改善不明显，仅有 2 例患者对疗效满意。作者认为，激光治疗和同步的表皮治疗相结合可能会产生更好的疗效，患者的满意度更高。

要点 8

综合治疗是美容皮肤科的重要治疗策略。当非手术紧肤联合其他治疗（如肉毒毒素、填充剂注射及其他方法）时，患者可以获得更好的整体效果。例如，患者想要提升眉毛和使下颌缘轮廓线更清晰，除了紧肤治疗外，还可以联合上外侧眼轮匝肌和颈阔肌的肉毒毒素注射。注射填充剂可获得中面部、额 / 颞区、下颌前区和下颌缘轮廓和容积的进一步提升，以提高患者满意度。

八、超声设备

高强度聚焦超声（high-intensity focused ultrasound，HIFU）已成为紧肤技术领域的重要手段。当强烈的超声波场使组织振动时，分子间产生的摩擦使其吸收机械能，从而继发性产生热量。因此，HIFU 治疗引起组织坏死的主要机制是吸收声能引起的组织加热。理想情况下，这将导致组织的即刻收缩和延迟的胶原重塑，凝固性改变仅限于超声波场的聚焦区域。而实际上，细胞变化的程度依赖于温度的升高和暴露时间的长短，细胞变化的程度从完全坏死到细胞因子表达调节下的超微结构细胞损伤。

用于紧肤的 HIFU 采用毫秒级脉冲，频率为兆赫（MHz），而非传统 HIFU 中使用的千赫（kHz）频率，从而避免空泡形成。HIFU 在皮肤应用中所使用的能量比传统 HIFU 低得多，仅为 0.5 ～ 10 J，而传统 HIFU 为 100 J。这使得热致组织改变，但不会引起严重的组织坏死。HIFU 的主要优势在于：相比其他技术，其可引起皮肤组织更深在的改变，且局部组织的损伤精确可控。超声能量能够以选择性聚焦的方式靶向更深层的组织结构，而不会在表皮和真皮中引起继发的能量弥散和吸收。早期对人类尸体组织的研究表明，HIFU 能量能够靶向面部浅表肌腱膜系统（SMAS），产生离散的热损伤区，同时保留非靶向的邻近结构。

首个上市的 HIFU 设备是 Ulthera 系统（Merz Aesthetics，Raleigh，NC）。该系统结合超声成像功能，从而使得皮肤和深层组织可视化，同时治疗性超声模块可在中到深的网状真皮和真皮下组织产生约 1 mm³ 大小的楔形热凝固区，深度可达 5 mm。热损伤区是超声能量在光束几何聚焦区被选择性吸收的结果。热损伤的深度和体积由探头预设的聚焦深度和频率以及被治疗组织的固有特性决定。能量来源是一个可调参数。高频率探头作用于较浅的组织，低频率探头则能作用于更深的组织。通常，高频率探头用于治疗皮肤较薄的部位（如颈部），而低频率探头用于治疗皮肤较厚的部位（如颊部）。

目前的治疗方案旨在对真皮浅层至深层的几何聚焦深度进行治疗。Alam 等在 2010 年进行的首批临床试验中评估了 HIFU 用于紧肤治疗的安全性和有效性。在接受治疗的患者中，83% 以上的患者在治疗后可见明显的眉毛提升，平均提升达 1.7 ～ 1.9 mm（图 7.11）。该效果在治疗后 90 天内显现，至治疗后 10 个月效果依然明显。研究人员发现，由于缺乏固定的解剖标志，下面部的紧肤效果很难评价。2011 年，Suh 等应用 HIFU 治疗了 22 例面部皮肤松弛的亚裔患者，77% 的患者报告鼻唇沟有明显改善，73% 的患者报告下颌线有明显改善。皮肤标本的组织学评价显示，治疗后真皮胶原增多，真皮增厚，网状真皮弹性纤维变直（图 7.12 ～ 7.15）。2019 年，Kapoor 等治疗了 50 名印

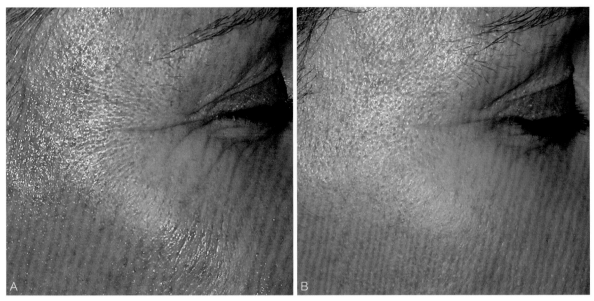

图 7.11 眶周年轻化。A. 术前；B. Accent 治疗 4 次后 3 个月（照片由 Dr Alexiades 提供）

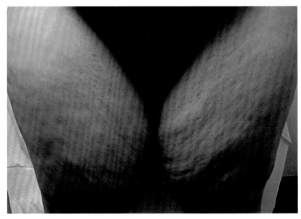

图 7.12 右腿脂肪团应用 Accent 治疗 5 次后，左腿未治疗作为对照（照片由 Dr Alexiades 提供）

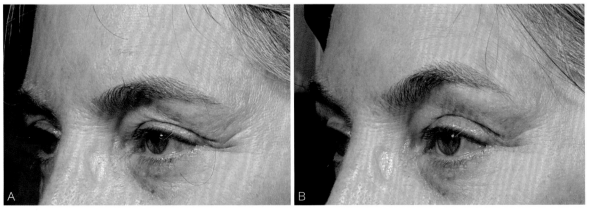

图 7.13 Ultherapy 眶周年轻化和眉毛提升治疗。A. 治疗前；B. 应用 3.0 mm 治疗头或者 4.5 mm 治疗头单次治疗后，具体应用何种治疗头根据眶周区域的皮肤情况而定（照片由 Dr Jeff Dover 提供）

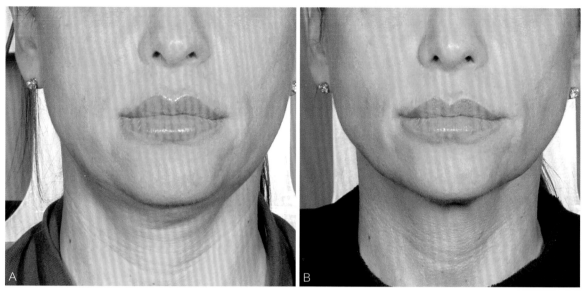

图 7.14　Ultherapy 下面部紧肤治疗。A. 治疗前；B. 应用 3.0 mm 和 4.5 mm 双重深度治疗头治疗后（照片由 Ulthera 公司提供）

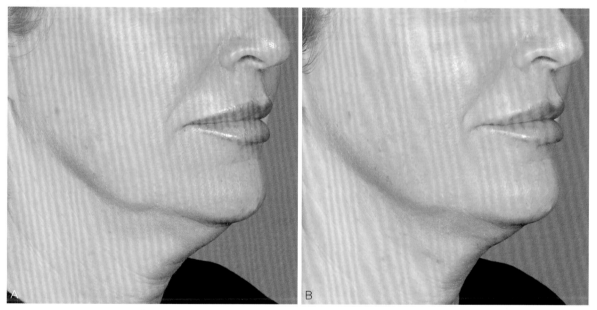

图 7.15　Ultherapy 下面部紧肤治疗。A. 治疗前；B. 应用 3.0 mm 和 4.5 mm 双重深度治疗头治疗后（照片由 Ulthera 公司提供）

度患者的中下面部下垂，3.00 mm 探头针对真皮深层，4.5 mm 探头针对 皮下浅层。在 6 个月时，由盲评者鉴定，93% 的患者有改善，85% 的患者认为效果令人满意。效果在一年时仍然保持。目前，Ultherapy 的局限性包括患者在治疗期间有明显的、有时难以忍受的不适感，并且治疗时间较长。医生已经使用 Pronox（一种镇痛设备）、Toradol（痛立消）和 Demerol（杜冷丁）来控制疼痛。

2019 年，Sofwave 设备（Sofwave, Tustin, CA）推出新的同步超声平行束技术（Synchronous Ultrasound Parallel Beam Technology，SUPERB），通过提供平行阵列的容积、圆柱形、热区域，由未受损组织分隔，从而产生一种点阵效应，称为容积定向热冲击（volumetric directional thermal impact，VDTI）。点阵超声效应导致可控的、定向的热损伤，在 1.5 mm 的一致深度处将真皮中层的温度提高到 60 ~ 70 ℃，避免对底层神经和面部脂肪造成损伤。手具内有 7 个超声换能器，以及直接接触冷却和实时表皮温度监测，以减少治疗时间，同时保护表皮免受热损伤。治疗通常只需 30 ~ 40 分钟，治疗持续时间显著短于 Ultherapy。

九、提高患者满意度的技巧

非手术紧肤技术的疗效是否最终能让患者满意，患者的选择至关重要。必须告知患者，获得最佳疗效需要一个漫长的过程，一般出现在术后 3 ~ 6 个月。就期望值而言，这类技术不应被视为等同于或替代外科提升术，而应被视为针对特定患者群体适度改善和（或）维持的替代选择。尽管有许多临床研究证实其可有效改善松弛皮肤的外观，但大多数患者仅获得轻至中度的改善。轻度皮肤松弛的年轻患者似乎可获得最佳的临床效果；皮肤虽然松弛，但没有明显的肌肉或骨皮附着牵拉，也可以获得较好的疗效（病例讨论 4）；皮肤严重下垂伴皱纹的老年患者采用无创紧肤治疗整体上疗效欠佳。有趣的是，很多老年患者选择进行无创紧肤治疗时，他们往往对轻微的改善感到满意。许多患者报告称，每隔 1 ~ 2 年进行一次紧肤治疗后，皮肤下垂和松弛的进程似乎被延缓了。

病例讨论 4

一位 66 岁的女性患者前来就诊，希望讨论她面部皮肤松弛的治疗方案。她自述一直很喜欢晒太阳，并分享了她躺在锡箔垫着的屋顶上并往身上涂抹婴儿油和碘的故事。她说自己并非刻意去晒黑皮肤，但她的丈夫喜欢打高尔夫球和划船，她通常会陪着他。但自从去年被诊断出心律失常并植入心脏起搏器后，她就再也不能陪他外出了。在咨询过程中，她用手向后拉紧面部皮肤，并说皱纹并不困

扰她，但若要是能解决皮肤松弛的问题，她会很高兴。检查发现，患者的身体消瘦，有严重的日光性弹力组织变性和明显的皮肤松弛。

由于种种原因，该患者并不是一个非手术紧肤的理想人选。首先是她的起搏器，对于装有起搏器、内部除颤器以及面部有金属植入物的患者，禁止接受射频治疗。虽然她可以使用超声或宽谱红外光设备进行非手术紧肤治疗，但考虑到她的肤质很差，并有严重的皮肤松弛；再结合她个人的美容预期，很可能会导致患者术后对结果很失望。进一步的讨论可能有助于梳理出一种既适合患者又符合临床实际的方法，这是实践真正的美容皮肤科艺术的绝佳机会。

应当告知患者，非剥脱性紧肤治疗并不能替代面部除皱术，而且效果可能比较有限（框 7.6）。少数患者感觉根本没有任何改善。另外，还应告知患者，非剥脱性紧肤治疗对于光老化皮肤的外观（包括深度皱纹和色素的改变）无效。目前还没有对紧肤作用持久性的长期研究，但预期疗效至少可以维持 1 年或更长时间才需要重复治疗。还需要进行更多的研究来比较各种设备，从而科学地明确不同设备各自的优势。

框 7.6　非剥脱性紧肤治疗成功的相关预测因素

- 皮肤松弛程度较轻的年轻患者。
- 皮肤松弛，但无明显肌肉或骨皮牵拉附着。
- 对于疗效有现实的预期，愿意接受较小程度的皮肤收紧，以换取很短的恢复时间（或无须恢复）以及最小的风险。

小结

对非手术紧肤的需求已促使越来越多的设备上市。尽管射频、光学和超声设备都可引起真皮重塑，但患者和医生不能期望获得与手术或剥脱性技术相似的疗效。非手术紧肤最适合于轻到中度皮肤松弛、无明显皮下组织结构松垂的年轻患者。医生必须熟悉每种设备的适应证、并发症、优势和局限性。治疗成功的关键仍然在于患者的选择和对预期的管理。目前还不确定大多数设备最理想的治疗次数以及疗效的维持时间。未来的基础研究和临床试验将继续优化技术和能量传输系统，以获得最佳的疗效。

扩展阅读

Abraham MT, Chiang SK, Keller GS, Rawnsley JD, Blackwell KE, Elashoff DA. Clinical evaluation of non-ablative radiofrequency facial rejuvenation. *J Cosmet Laser Ther*. 2004;6(3):136–144.

Ahn DH, Mulholland RS, Duncan Diane, Paul Malcolm. Non-excisional face and neck tightening using a novel subdermal radiofrequency thermo-coaugulative device. *J Cosmet Dermatol Sci Appl*. 2011;1(4):141–146.

Alam M, Pongprutthipan M, Nanda S, et al. Quantitative evaluation of skin shrinkage associated with non-invasive skin tightening: a simple method for reproducible linear measurement using microtattoos. *Lasers Med Sci*. 2019;34(4):703–709.

Alam M, White LE, Martin N, Witherspoon J, Yoo S, West DP. Ultrasound tightening of facial and neck skin: a rater-blinded prospective cohort study. *J Am Acad Dermatol*. 2010;62(2):262–269.

Alexiades M, Berube D. Randomized, blinded, 3-arm clinical trial assessing optimal temperature and duration for treatment with minimally invasive fractional radiofrequency. *Dermatol Surg*. 2015;41(5):623–632.

Alexiades-Armenakas M, Newman J, Willey A, et al. Prospective multicenter clinical trial of a minimally invasive temperature-controlled bipolar fractional radiofrequency system for rhytid and laxity treatment. *Dermatol Surg*. 2013;39(2):263–273.

Alexiades-Armenakas M, Rosenberg D, Renton B, Dover J, Arndt K. Blinded, randomized, quantitative grading comparison of minimally invasive, fractional radiofrequency and surgical face-lift to treat skin laxity. *Arch Dermatol*. 2010;146(4):396–405.

Alexiades-Armenakas M. Assessment of the mobile delivery of infrared light (1100-1800 nm) for the treatment of facial and neck skin laxity. *J Drugs Dermatol*. 2009;8(3):221–226.

Alster TS, Tanzi E. Improvement of neck and cheek laxity with a nonablative radiofrequency device: a lifting experience. *Dermatol Surg*. 2004;30(4 Pt 1):503–507, discussion 507.

Atiyeh BS, Dibo SA. Nonsurgical nonablative treatment of aging skin: radiofrequency technologies between aggressive marketing and evidence-based efficacy. *Aesthetic Plast Surg*. 2009;33(3):283–294.

Bitter P Jr, Mulholland RS. Report of a new technique for enhanced non-invasive skin rejuvenation using a dual mode pulsed light and radio-frequency energy source: selective radio-thermolysis. *J Cosmet Dermatol*. 2002;1(3):142–143.

Dayan E, Chia C, Burns AJ, Theodorou S. Adjustable depth fractional radiofrequency combined with bipolar radiofrequency: a minimally invasive combination treatment for skin laxity. *Aesthet Surg J*. 2019;39(3):S112–S119.

Doshi SN, Alster TS. Combination radiofrequency and diode laser for treatment of facial rhytides and skin laxity. *J Cosmet Laser Ther*. 2005;7(1):11–15.

Dover JS, Zelickson B. Physician Multispecialty Consensus P. Results of a survey of 5700 patient monopolar radiofrequency facial skin tightening treatments: assessment of a low-energy multiple-pass technique leading to a clinical end point algorithm. *Dermatol Surg*. 2007;33(8):900–907.

Fitzpatrick R, Geronemus R, Goldberg D, Kaminer M, Kilmer S, Ruiz-Esparza J. Multicenter study of noninvasive radiofrequency for periorbital tissue tightening. *Lasers Surg Med*. 2003;33(4):232–242.

Friedman DJ, Gilead LT. The use of hybrid radiofrequency device for the treatment of rhytides and lax skin. *Dermatol Surg*. 2007;33(5):543–551.

Gold MH, Goldman MP, Rao J, Carcamo AS, Ehrlich M. Treatment of wrinkles and elastosis using vacuum-assisted bipolar radiofrequency heating of the dermis. *Dermatol Surg*. 2007;33(3):300–309.

Goldberg DJ, Hussain M, Fazeli A, Berlin AL. Treatment of skin laxity of the lower face and neck in older individuals with a broad-spectrum infrared light device. *J Cosmet Laser Ther*. 2007;9(1):35–40.

Hellman J. Retrospective study of the use of a fractional radiofrequency ablative device in the treatment of acne vulgaris and related acne scars. *J Cosmet Dermatol Sci Appl*. 2015;5:311–316.

Key DJ. Comprehensive thermoregulation for the purpose of skin tightening using a novel radiofrequency treatment device: A preliminary report. *J Drugs Dermatol*. 2014;13(2):185–189.

Key DJ. Integration of thermal imaging with subsurface radiofrequency thermistor heating for the purpose of skin tightening and contour improvement: a retrospective review of clinical efficacy. *J Drugs Dermatol*. 2014;13(12):1485–1489.

Key DJ. Single-treatment skin tightening by radiofrequency and long-pulsed, 1064-nm nd: Yag laser compared. *Lasers Surg Med*. 2007;39(2):169–175.

Kist D, Burns AJ, Sanner R, Counters J, Zelickson B. Ultrastructural evaluation of multiple pass low energy versus single pass high energy radio-frequency treatment. *Lasers Surg Med*. 2006;38(2):150–154.

Kwon HH, Lee WY, Choi SC, Jung JY, Bae Y, Park GH. Combined treatment for skin laxity of the aging face with monopolar radiofrequency and intense focused ultrasound in korean subjects. *J Cosmet Laser Ther*. 2018;20(7-8):449–453.

Laubach HJ, Makin IR, Barthe PG, Slayton MH, Manstein D. Intense focused ultrasound: evaluation of a new treatment modality for precise microcoagulation within the skin. *Dermatol Surg*. 2008;34(5):727–734.

Locketz GD, Bloom JD. Percutaneous radiofrequency technologies for the lower face and neck. *Facial Plast Surg Clin North Am*. 2019;27(3):305–320.

Mayoral FA. Skin tightening with a combined unipolar and bipolar radiofrequency device. *J Drugs Dermatol*. 2007;6(2):212–215.

Narins RS, Tope WD, Pope K, Ross EV. Overtreatment effects associated with a radiofrequency tissue-tightening device: rare, preventable, and correctable with subcision and autologous fat transfer. *Dermatol Surg*. 2006;32(1):115–124.

Paul M, Mulholland RS. A new approach for adipose tissue treatment and body contouring using radiofrequency-assisted liposuction. *Aesthetic Plast Surg*. 2009;33(5):687–694.

Ruiz-Esparza J. Nonablative radiofrequency for facial and neck rejuvenation. A faster, safer, and less painful procedure based on concentrating the heat in key areas: the thermalift concept. *J Cosmet Dermatol*. 2006;5(1):68–75.

Ruiz-Esparza J, Gomez JB. The medical face lift: a noninvasive, nonsurgical approach to tissue tightening in facial skin using nonablative radiofrequency. *Dermatol Surg*. 2003;29(4):325–332, discussion 332.

Sadick NS, Alexiades-Armenakas M, Bitter P Jr, Hruza G, Mulholland RS. Enhanced full-face skin rejuvenation using synchronous intense pulsed optical and conducted bipolar radiofrequency energy (ELOS): introducing selective radiophotothermolysis. *J Drugs Dermatol*. 2005;4(2):181–186.

Sadick NS, Shaoul J. Hair removal using a combination of conducted radiofrequency and optical energies—an 18-month follow-up. *J Cosmet Laser Ther*. 2004;6(1):21–26.

Shome D, Vadera S, Ram MS, Khare S, Kapoor R. Use of micro-focused ultrasound for skin tightening of mid and lower face. *Plast Reconstr Surg Glob Open*. 2019;7(12):e2498.

Shumaker PR, England LJ, Dover JS, et al. Effect of monopolar radiofrequency treatment over soft-tissue fillers in an animal model: part 2. *Lasers Surg Med*. 2006;38(3):211–217.

Suh DH, Shin MK, Lee SJ, et al. Intense focused ultrasound tightening in asian skin: clinical and pathologic results. *Dermatol Surg*. 2011;37(11):1595–1602.

Taub AF, Battle EF Jr, Nikolaidis G. Multicenter clinical perspectives on a broadband infrared light device for skin tightening. *J Drugs Dermatol*. 2006;5(8):771–778.

Taylor MB, Prokopenko I. Split-face comparison of radiofrequency versus long-pulse Nd-YAG treatment of facial laxity. *J Cosmet Laser Ther*. 2006;8(1):17–22.

Trelles MA, Allones I, Luna R. Facial rejuvenation with a nonablative 1320 nm Nd:YAG laser: a preliminary clinical and histologic evaluation. *Dermatol Surg*. 2001;27(2):111–116.

Yu CS, Yeung CK, Shek SY, Tse RK, Kono T, Chan HH. Combined infrared light and bipolar radiofrequency for skin tightening in asians. *Lasers Surg Med*. 2007;39(6):471–475.

Zelickson B, Ross V, Kist D, Counters J, Davenport S, Spooner G. Ultrastructural effects of an infrared handpiece on forehead and abdominal skin. *Dermatol Surg*. 2006;32(7):897–901.

第 8 章

光动力疗法

祝 贺 张名望 廖 勇 敖俊红 杨蓉娅 译

📝 **概要和关键点**

- 明确光动力疗法（photodynamic therapy，PDT）的适应证和禁忌证。
- 了解针对不同皮肤疾病已获批的 PDT 方案。
- 掌握术前和术后的准备工作、不良反应和并发症。
- 熟悉 PDT 的超适应证应用。

一、引言

光动力疗法（PDT）涉及光敏剂的应用。光敏剂是一种吸收光的化合物，它聚积在特定的细胞或组织中，然后通过特定波长的光照射激发，从而触发破坏靶目标的反应。德国教授 Hermann von Tappeiner 在 1900 年提出"光动力反应"一词，用于描述他的学生 Oscar Raab 的一项研究发现，即草履虫体内蓄积吖啶橙，导致其在光照下死亡。PDT 反应需要光敏剂、光源和氧气，氧气中产生的活性氧物质会导致细胞凋亡和坏死。

PDT 可使用多种光敏剂和光源。全身光敏剂如血卟啉对应的激发光为宽谱红光和蓝光，适用于治疗多种皮肤肿瘤。1995 年，美国食品药品监督管理局（FDA）首次批准 PDT 用于治疗食管癌。20 世纪 80 年代，局部外用 5- 氨基酮戊酸（5-aminolevulinic acid，ALA）开始应用于皮肤病领域，避免了系统应用光敏剂治疗所产生的全身光敏性不良反应。

二、基本原则

PDT 的激发光源由光敏剂对应的吸收光谱、光的波长和穿透深度决定。卟啉是 PDT 的主要光敏剂。其在 360~400 nm（Soret 波段）有较强的吸收峰，在 500~635 nm（Q 波段）有较小强度的吸收峰。ALA 在靶细胞内转化为原卟啉 IX（protoporphyrin IX，PpIX），后者在 417 nm 处有一个高的蓝光吸收峰，在 650 nm 处有一个小的红光吸收峰。穿透深度与可见光谱的波长呈正比，355 nm 激光的 50% 穿透深度为 80 mm，而 694 nm 激光的 50% 穿透深度则增加到 1200 mm。非相干光源由于散射现象，光学穿透能力较弱；而 630 nm 光可实现深达 5 mm 的良好穿透，700~800 nm 光可穿透 1~2 cm。红光和蓝光范围内的宽谱光源在 PDT 应用中占主导地位。

ALA 局部治疗通常与红光和蓝光联合应用，并于 1999 年被 FDA 批准用于治疗光线性角化病（actinic keratoses，AK）。到目前为止，已有多种激光、光源和治疗方案被应用于皮肤肿瘤和炎症性疾病的治疗。欧盟国家于 2001 年批准氨基酮戊酸甲酯（methyl aminolevulinic acid，MAL）联合红光用于治疗 AK 和皮肤基底细胞癌（basal cell carcinoma，BCC），美国则于 2004 年批准用于治疗过度角化性 AK。此外，一种 ALA 纳米乳剂联合红光的方法于 2011 年被欧盟引入并批准用于治疗 AK 和 BCC，并于 2016 年在美国获得 FDA 批准。

三、作用机制

PDT 的作用机制是在治疗区域局部应用光敏剂，然后通过光照激活该光敏剂。在氧存在的前提下，PDT 反应导致形成活性氧，活性氧对细胞器成分产生影响，导致不可逆的氧化，致使细胞发生凋亡和坏死。

四、光动力疗法适应证

PDT 可广泛应用于皮肤科、肿瘤科、心血管内科和眼科。应用于皮肤科的适应证如下（经美国和欧盟批准）。

1．光线性角化病（AK）

（1）ALA

● 美国 FDA 批准 20% ALA 溶液联合蓝光，用于治疗面部和头皮 AK。外用光敏剂 14~18 小时后再使用蓝光照射（输出功率 10 J/cm^2，BLU-U 设备）。ALA 仅适用于治疗 AK。

● 美国 FDA 与欧盟批准 10% ALA 纳米乳液凝胶联合红光，用于治疗面部和头皮 AK。外用光敏剂 3 小时后再使用红光照射（输出功率 37 J/cm^2，BF-RhodoLED 灯）。欧盟标准中该方法在白天应用时，外用光敏剂时间可缩短至 2 小时。

● 欧盟批准 2 mg/cm^2 的 ALA 贴片联合红光，

用于治疗面部和头皮 AK。粘贴 4 小时后使用红光照射（输出功率 37 J/cm^2，BF-RhodoLED 灯）。

（2）MAL

● 美国 FDA 批准 16.8% MAL 乳膏联合红光，用于治疗经过刮除术预处理的面部和头皮 AK。遮光 3 小时后使用红光照射（输出功率 37 J/cm^2），两次治疗间隔 7 天。

● 欧盟批准 16.8% MAL 乳膏联合红光，用于治疗经过刮除术预处理的面部和头皮 AK。遮光 3 小时后使用红光照射（输出功率 37 J/cm^2），两次治疗间隔 7 天。该方法在白天应用时，外用光敏剂时间可缩短至 2 小时。

● 原位鳞状细胞癌（squamous cell carcinoma in situ，SCCis）。

● 欧盟批准 16.8% MAL 乳膏联合红光，用于治疗经过刮除术预处理的 SCCis。遮光 3 小时后使用红光照射（输出功率 37 J/cm^2，Aktilite 设备），两次治疗间隔 7 天。

2．基底细胞癌（BCC）

（1）MAL：

● 欧盟批准 16.8% MAL 乳膏联合红光，用于治疗经过刮除术预处理的浅表型和结节型 BCC。遮光 3 小时后使用红光照射（输出功率 37 J/cm^2，Aktilite 设备），两次治疗间隔 7 天。

（2）ALA

● 欧盟批准 10% ALA 纳米乳液凝胶联合红光，用于治疗浅表型和结节型 BCC。外用光敏剂 3 小时后使用红光照射（输出功率 37 J/cm^2，BF-RhodoLED 灯）。

五、光动力疗法禁忌证

● 已知对卟啉过敏。

● 已知对药物的任何成分过敏。

● 卟啉病。

- 光敏性皮肤病。
- 皮肤对所用波长存在光敏反应。
- 妊娠期内使用的安全性尚不明确（C 类）。
- 对 12 岁及以下儿童人群使用的安全性尚不明确。

六、警告和预防措施

- 眼损伤风险：患者和医护人员在治疗时必须佩戴防护眼镜。
- 光敏性：在治疗后 48 小时内，应保护治疗部位免受阳光照射。
- 出血风险：凝血功能障碍患者在皮损预处理过程中可能有发生出血的风险。
- 眼科不良反应：避免光敏剂药物直接接触眼睛。
- 黏膜刺激：避免直接接触黏膜。

七、药物相互作用

同时使用以下某种药物可能会增加 PDT 的光毒性反应：贯叶连翘提取物、灰黄霉素、噻嗪类利尿剂、磺酰脲类、吩噻嗪类、磺胺类、喹诺酮类和四环素类。

八、治疗方案

本部分涵盖了美国和欧盟批准使用的 PDT 方案和适应证。

（一）光敏剂

目前，有两种局部光敏药物即 ALA 和 MAL

已被 FDA 批准用于皮肤科相关疾病的治疗。

1. 5- 氨基酮戊酸（ALA）

ALA 的分子稳定性差、脂溶性低，故限制了药物渗透深度和在浅表皮肤病治疗中的使用。一种可提高渗透和稳定性的纳米封装和贴片材料已被研发并应用。

（1）Levulan：每个涂抹装置包含 354 mg 氨基丙酸盐酸粉末和 1.5 ml 由乙醇 USP 组成的溶液载体［（乙醇含量 = 48% vol/vol.）、水、laureth-4、异丙醇和聚乙二醇］。配制成 20% 浓度的氨基酮戊酸盐酸盐（ALA 盐酸）的外用溶液。

（2）Ameluz：每克 10% 浓度的凝胶含有 100 mg 氨基酮戊酸盐酸盐（相当于 78 mg 氨基酮戊酸）。1 g 凝胶含有 78 mg 氨基酮戊酸（盐酸盐）、2.4 mg 苯甲酸钠（E211）、3 mg 大豆磷脂酰胆碱和 10 mg 丙二醇。辅料包括：黄原胶、大豆磷脂酰胆碱、聚山梨酯 80、甘油三酯、中链、异丙醇、二水磷酸二钠、二水磷酸二氢钠、丙二醇、苯甲酸钠（E211）和纯化水。

Ameluz 也被称为 BF-200 ALA，是一种直径 < 50 nm 的纳米囊泡水包油分散体，由脂核和磷脂包裹，以改善药物输送性。亲水性 ALA 可溶于纳米乳液的水相，通过黏附于纳米囊泡磷脂酰胆碱单层的外部亲水结构，来输送化学稳定性好的活性 ALA 成分。

（3）Alacare：每 4 cm² 贴片含有 8 mg（2 mg/cm²）ALA 与 聚 类 赋 形 剂 ［（2-ethylhexyl）acrylate-comethylacrylate-co-acrylicacid-co-glycidylmethacrylate］和彩色聚乙烯铝蒸汽涂层聚酯的背衬膜。荧光实验证实，贴片可增加药物的渗透。

2. 氨基酮戊酸甲酯（MAL）

据报道，脂溶性 MAL 分子比 ALA 有更好的渗透性。

Metvix（ia）：16.8% 浓度的乳膏，每管 2 g。每管中含有 160 mg/g 氨基酮戊酸甲酯（盐酸盐），相当于 16.0% 氨基酮戊酸甲酯（盐酸盐）。Metvix （ia）含十八醇十六醇混合物（40 mg/g）、对羟基苯甲酸甲酯（E 218；2 mg/g）、对羟基苯甲酸丙酯（E 216；1 mg/g）和花生油（30 mg/g）。辅料包括：自乳化单硬脂酸酯甘油、十八醇十六醇混合物、硬脂酸多氧基 40、对羟基苯甲酸甲酯（E 218）、对羟基苯甲酸丙酯（E 216）、乙二酸二钠、甘油、白色软石蜡、胆固醇、肉豆酸异丙酯、花生油、精制杏仁油、油醇和纯化水。

（二）光源

有三种商品化光源已被批准或许可，目前普遍使用。

1．辐射

患者和治疗人员应佩戴防护眼镜。

2．蓝光

BLU-U：蓝色光源发射 417（±5）nm，照射时间 16 分 40 秒，输出功率为 10 J/cm^2，照射距离为距皮损 2 ~ 4 英寸。

3．红光

（1）Aktilite：窄输出光谱红光 630 nm，照射时间 7 ~ 10 分钟，输出功率为 37 J/cm^2，光谱半宽约为 20 nm。照射面积 18 cm × 8 cm = 144 cm^2。

（2）BF-Rhodo LED 灯：具有窄光谱的红色光源，波长为 635 nm，照射 10 分钟，输出功率为 37 J/cm^2。

（三）美国 FDA 已批准的方案

1．Levulan 和 BLU-U

步骤 1—皮肤准备：AK 皮损在治疗前应保持清洁和干燥。

步骤 2—药物应用：施药器由一个包含两个密封玻璃安瓿的涂药管组成。一个安瓿含有 1.5 ml 溶剂载体，另一个安瓿含有 ALA 固体粉末。提起涂抹器尖端，用手指按压在纸板套筒上的位置 A，从

而压碎含有溶剂载体的底部安瓿。然后，手指按压纸板套筒上的位置 B，粉碎含有 ALA 固体粉末的顶部安瓿，并继续向下挤压涂抹器到位置 A。上下摇晃至少 30 秒，使药物粉末在溶剂载体中完全溶解。用溶液均匀湿润纱布，覆盖于目标病灶，均匀地浸润病灶表面及边缘，避免药物外溢。如果治疗区域出现干燥，则可在其表面重复涂抹。避免应用于眶周区域，禁止接触眼部或黏膜表面。

步骤 3—敷药

（1）面部和头皮：FDA 批准 AK 治疗中 Levulan 的敷药时间为 14 ~ 18 小时。在此期间不应清洗皮损。建议患者戴宽边帽或穿着防护服，以遮挡治疗部位，远离阳光或其他明亮的光源，直到 BLU-U 照射结束。如患者有刺痛感和（或）灼烧感，则建议减少照射剂量。

（2）上肢：敷药后用低密度聚乙烯塑料包裹上肢，用弹性网敷料固定 3 小时。在照光前拆卸包裹物，用水轻轻冲洗处理治疗区并擦干。

步骤 4—照光

BLU-U 蓝光光动力疗法：至少需要 1000 秒（16 分 40 秒）的曝光才能提供 10 J/cm^2 的能量。在照光治疗期间，患者和医务人员均应佩戴蓝色护目镜。光源位置应垂直于皮损表面 2 ~ 4 英寸。

2．Amluz 和 BF-RhodoLED

步骤 1—皮肤脱脂：应用 Amluz 前，使用乙醇或异丙醇浸泡的棉垫擦拭皮损表面，以确保皮肤脱脂。

步骤 2—药物应用：将药物凝胶用戴手套的指尖或抹刀涂抹皮损表面和皮损边缘外扩 5 mm 区域，厚度约 1 mm。单次涂抹面积不应超过 20 cm^2，一次使用不超过 2 g（1 管）。避免用于黏膜部位，如眼睛、鼻孔、口腔和耳（与这些区域保持 1 cm 的距离）。应用封闭性敷料前，保持凝胶干燥约 10 分钟。

步骤 3—封包条件下敷药 3 小时：使用遮光性敷料覆盖凝胶区域。3 小时后，拆卸敷料并擦去表

面剩余的凝胶。

步骤 4—红光照射：在照光期间，患者和医务人员必须佩戴红光护目镜。在去除敷料和剩余凝胶后，立即使用 BF-RhodoLED 光源照射治疗区域（窄光谱 635 nm，10 分钟，37 J/cm²）。光源位置垂直于皮损表面 5～8 cm，当面积为 8 cm × 18 cm 的区域被照亮时，实际有效治疗面积为 6 cm × 16 cm。更大的治疗区域可多次治疗。

3. Metvixia 和 Aktilite

步骤 1—预处理：用刮刀去除皮损表面的鳞屑和结痂，使皮损表面变得粗糙。需佩戴丁腈手套，因为乙烯基和乳胶不能提供足够的保护。

步骤 2—药物应用：将药物涂抹于皮损表面和皮损边缘外扩 5 mm 的正常皮肤区域，厚度约 1 mm。多发皮损可分别涂抹，但单次使用不能超过 1 g（半管）。

步骤 3—避光：用遮光且非吸收性的敷料覆盖治疗区域。

步骤 4—封包：封包 3 小时。患者在敷药期间应避免将治疗部位暴露于阳光或明亮的室内光线下。

步骤 5—照光：拆卸封包敷料，使用生理盐水和纱布清洁该区域。光源位置垂直于皮损表面 5～8 cm（2～3.2 英寸）。患者和操作者在照光时应佩戴适当的护目镜。所需的照射时间（7～10 分钟）将由治疗仪自动计算，剩余时间将显示于控制面板。单个皮损的最大治疗面积为 8 cm × 18 cm。

步骤 6—重复治疗：两个治疗周期应间隔 1 周。

4. Ameluz/Metvix（ia）和日光

欧盟批准 Metvix 联合日光用于治疗 AK，而 Ameluz 则应用于局限性皮肤肿瘤的治疗。这些方案均建议首先使用防晒霜，然后进行皮损的准备和药物应用。敷药 30 分钟，随后暴露于日光下 2 小时。美国 FDA 未批准日光的应用。

步骤 1—防晒霜应用：防晒霜应用于整个待处理区域，等待 15 分钟。

步骤 2—皮肤准备：参照前文 Ameluz 或 Metvix

的处理方式。

步骤 3—药物应用：参照前文 Ameluz 或 Metvix 的应用方式。提示：无避光。

步骤 4—封包：无封包或不超过 30 分钟。

步骤 5—照光：敷药结束后，患者暴露于日光下 2 小时。

围术期不良反应：应告知患者在照光期间可能出现治疗部位的短暂性疼痛、灼烧或刺痛感。照光可随时暂停并重新启动。

治疗后建议：治疗后，患者应戴宽边帽，至少 48 小时内勿暴露于阳光或强光下。不遵从建议可能会导致严重的光毒性反应。8 周后，未完全消退的病变可再次使用 ALA-PDT 治疗。建议对患者进行定期随访。

九、治疗部位不良反应

Levulan 和 BLU-U：最常见的局部不良反应（发生率 ≥ 10%）包括红斑、水肿、刺痛、灼烧、瘙痒、色素沉着、渗出、水疱、结痂、脱屑和干燥。

Ameluz 和 RhodoLED：最常见的不良反应包括治疗部位的红斑、疼痛、灼烧、刺痛、水肿、瘙痒、脱屑、结痂、硬化和水疱。

Metvixia 和 Aktilite：最常见的不良反应（＞1%）包括皮肤灼烧、疼痛、红斑、结痂、水疱、渗出、瘙痒、水肿、脱屑、分泌物、皮肤出血、皮肤紧绷和色素沉着。

PDT 的并发症包括：

● 短期局限性不良反应：疼痛、红斑、水肿、瘙痒、荨麻疹、接触性皮炎、头皮糜烂性脓疱性皮肤病和迟发型超敏反应。

● 全身不良反应：广泛应用 ALA 可导致全身吸收和全身光毒性反应。

● 长期不良事件：色素改变和瘢痕形成，包括色素沉着 / 色素减退和罕见的大疱性类天疱疮。

● 免疫调节：研究表明 PDT 治疗后具有免疫活化和免疫抑制作用。

● 致癌性：角化棘皮瘤、BCC、侵袭性 SCC、黑素瘤在 PDT 治疗后均有报道。一项研究发现，PDT 治疗后约 45% 的皮肤肿瘤经组织活检证实为无应答，故需要对无应答患者进行随访和评估。PDT 在致肿瘤中的作用尚未明确，需要进一步研究。

十、临床有效性

光线性角化病（AK）：多项回顾性分析一致认为，局部使用 ALA 或 MAL-PDT 联合蓝光或红光方案，面部和头皮 AK 的清除率在 89%～92%（证据质量 I，推荐强度 A）。而对皮损位于躯干和四肢者以及使用日光 PDT 治疗者的疗效较低。图 8.1 为 AK 患者经 ALA-PDT 治疗前后对比。

基底细胞癌（BCC）：MAL-PDT 治疗后，浅表型 BCC 的初始清除率为 92%～97%，随访 1 年时为 91%，随访 5 年时为 78%。对于结节型 BCC，3 个月时的清除率约 91%，5 年后为 76%。PDT 治疗 BCC 的组织学清除率较低，据报道，结节型

BCC 的总体清除率为 73%，BCC 的清除率为 82%。

原味鳞状细胞癌（SCCis）：在 17～50 个月的随访中，MAL 联合红光治疗对 SCCis 的清除率为 86%～89%。

十一、超适应证方案

本部分涵盖了未经批准的方案，包括超适应证的预处理、光敏剂孵育时间、照光方法和临床应用等方案。

1. 备皮方式的调整

治疗前，皮损可使用多种方法预处理或脱脂，以增加药物渗透和 PDT 的疗效。丙酮擦拭、温和刮除、尿素剥脱、局部维 A 酸类剥脱或 5- 氟尿嘧啶涂抹等方式已被开发和应用。另一种常见的改良方式是在光疗前取消药物的洗脱步骤，因其在增加光吸收的同时还可促进 PDT 反应。

2. ALA 封包方式的改进

（1）Levulan：虽然产品说明书推荐 ALA 需要 14～18 小时的封包时间，但这可能会导致不良反应的发生率升高。作者于 2003 年起采用从 15 分钟

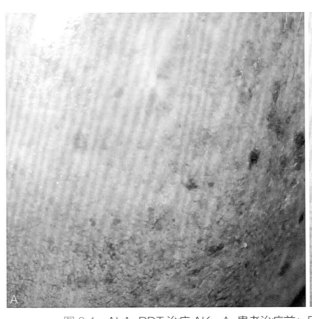
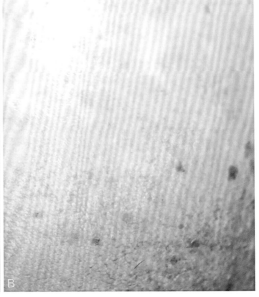

图 8.1　ALA-PDT 治疗 AK。A. 患者治疗前；B. 使用 Levulan 联合 BLU-U 治疗后

至 3 小时的短时封包。研究表明，短时封包可减少剧烈的光毒性反应，虽然 AK 的清除率略有降低，但总体效果仍令人满意。

（2）Ameluz：虽然这种光敏剂说明书推荐的封包时间为 3 小时，但据报道，即使时间缩短至 1 小时，其疗效依然令人满意。

3．光源的补充选择

方案中最大的变化是应用不同的替代光源来激发 PDT 反应。方案对激光、强脉冲光、宽频光源、发光二极管（light emitting diode，LED）、灯和光纤照明系统均进行了研究。与激光器最相关的包括以下内容：

（1）强脉冲光（IPL）：IPL 设备已被广泛用作 PDT 光源，特别是在弥漫性光化损伤的患者中效果最为显著。当 IPL 应用于 PDT 时，建议缩短药物封包时间至 1～3 小时，同时使用长脉宽和较低能量的 IPL，以清除 AK 和改善光老化，如毛细血管扩张和色斑。治疗后出现的红斑和脱屑的严重程度与光化损伤的程度呈正比。

（2）脉冲染料激光（PDL）：PDL 在 AK 和光线性唇炎（actinic cheilitis，AC）的治疗中已有报道，但在治疗痤疮和痤疮瘢痕、硬化性苔藓和血管畸形中表现更为出色。当 PDL 被应用于 PDT 时，长脉冲 PDL（595 nm）的推荐脉宽为 10 ms，使用 5～7 J/cm^2 中等能量。2 次 PDL-PDT 治疗痤疮 / 痤疮瘢痕的效果如图 8.2 所示。当使用 585 nm PDL-PDT 治疗血管畸形（如鲜红斑痣）时，脉冲持续时间应缩短为 1.5 ms（易出现紫癜）。

（3）分级照射：为提高 PDT 的疗效，可采用非连续照射方法。有文献报道了分级照射 ALA-PDT 治疗 AK（94% vs.85%，随访 1 年）和浅表型 BCC（88% vs. 75%，随访 5 年）的清除率优势。有趣的是，分级照射和 MAL-PDT 对皮损的清除率没有差异，可能是由于药物的靶向性不同。

4．其他超适应证临床应用

（1）基底细胞癌（BCC）：Ameluz 和 Metvix 在欧盟的方案中被批准用于治疗浅表型 BCC 和结节型 BCC，但在美国未获批。

（2）光线性唇炎（AC）：在欧盟的批准方案中，ALA-PDT 以及配套设备如 PDL 等已被广泛用于 AC 的治疗，并被证明有效。长期随访研究显示，AC 在 PDT 治疗后的完全缓解率为 62%（3～30 个月），组织学治愈率为 47%（1.5～18 个月）。

（3）角化棘皮瘤（keratoacanthoma，KA）：虽然有一些 PDT 成功治疗 KA 的个案报道，但也有治疗后复发的报道。因此，目前尚不推荐使用。

（4）鲍恩病：欧盟批准 Metvix 联合红光用于治疗鲍恩病，该方案的病变清除率为 86%～89%。

（5）增殖性红斑：有研究显示，使用 MAL-PDT 治疗增殖性红斑，有 62.5% 的患者获得完全缓解。

（6）痤疮：PDT 治疗痤疮的方案涉及所有上述光敏剂和所有光源，已被广泛研究与应用，有大量安全性和有效性的文献报道。虽然 PDL 治疗有效，但由于红光穿透深度更深、皮脂腺摄取能量更多以及成本更低，因此，红光光源的应用更为广泛。ALA-PDL-PDT 治疗痤疮的典型案例见图 8.2。

（7）血管畸形：系统 PDT 治疗已在鲜红斑痣和其他血管畸形的治疗中获得成功。

（8）硬化性苔藓：一篇综述展示了 PDT 治疗硬化性苔藓的疗效。然而，还需要进一步的临床试验来确定皮损清除率。

（9）皮脂腺增生：虽然 PDT 治疗后皮脂腺增生有所改善，但缺乏长期随访研究；并且由于清除不彻底，皮损仍存在复发可能。

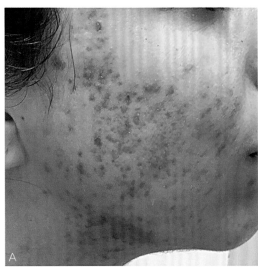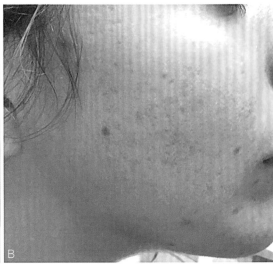

图 8.2 ALA-PDL-PDT 治疗痤疮和痤疮瘢痕。A. 患者治疗前；B. 2 次 ALA 联合长脉冲 PDL 治疗后（7 J/cm^2，10 ms，10 mm，30 ms 低温 /20 ms 延迟）

小结

局部外用 PDT 治疗 AK 在美国是一种公认、高效的治疗方式，同时在欧盟也被批准应用于 BCC 和鲍恩病的治疗。已获批的光敏剂包括 ALA 和 MAL，在美国的光源选择包括蓝光和红光，在欧盟还可选择日光。PDT 的优点在于其对局灶性皮肤肿瘤的治疗具有良好的耐受性。

扩展阅读

Alam M, Dover JS. *Treatment of photoaging with topical aminolevulinic acid and light. Skin Therapy Lett.* 2004;9(10):7–9.

Alexiades M. Randomized, controlled trial of fractional carbon dioxide laser resurfacing followed by ultrashort incubation aminolevulinic acid blue light photodynamic therapy for actinic keratosis. *Dermatol Surg.* 2017;43(8):1053–1064.

Alexiades-Armenakas MR, Geronemus G. Laser- mediated photodynamic therapy of actinic keratoses. *Arch Dermatol.* 2003;139(10):1313–1320.

Alexiades-Armenakas MR. Laser-mediated photodynamic therapy. *Clin Dermatol.* 2006;24(1):16–25.

Alexiades-Armenakas MR. Aminolevulinic acid photodynamic therapy for actinic keratoses/actinic cheilitis/acne: vascular lasers. *Dermatol Clin.* 2007;25:25–33.

Basset-Seguin N, Ibbotson SH, Emtestam L, et al. Topical methyl aminolaevulinate photodynamic therapy versus cryotherapy for superficial basal cell carcinoma: a 5-year randomized trial E. *J Dermatol.* 2008;18:547–553.

Boen M, Brownell J, Patel P, Tsoukas MM. The role of photodynamic therapy in acne: an evidence-based review. *Am J Clin Dermatol.* 2017;18(3):311–321.

Borgia F, Giuffrida R, Caradonna E, Vaccaro M, Guarneri F, Cannavò SP. Early and late onset side effects of photodynamic therapy. *Biomedicines.* 2018;6(1):12.

Calzavara-Pinton PG, Venturini M, Sala R, et al. Methyl aminolaevulinate-based photodynamic therapy of Bowen's disease and squamous cell carcinoma. *Br J Dermatol.* 2008;159:137–144.

Cavicchini S, Serini SM, Fiorani R, et al. Long-term follow-up of methyl aminolevulinate (MAL)-PDT in difficult-to-treat cutaneous Bowen's disease. *Int J Dermatol.* 2011;50:1002–1005.

Channual J, Choi B, Osann K, Pattanachinda D, Lotfi J, Kelly KM. Vascular effects of photodynamic and pulsed dye laser therapy protocols. *Lasers Surg Med.* 2008;40(9):644–650.

De Haas ERM, Kruijt B, Sterenborg HJCM, Neumann HAM, Robinson DJ. Fractionated illumination significantly improves the response of superficial basal cell carcinoma to aminolevulinic acid photodynamic therapy. *J Invest Dermat.* 2006;126:2679–2686.

De Vijlder HC, Sterenborg HJCM, Neumann HAM, Robinson DJ, de Haas ERM. Light fractionation significantly improves the response of superficial basal cell carcinoma to ALA-PDT: five-year follow-up of a randomized, prospective trial. *Acta Dermatol Venereol.* 2012;92:641–647.

Fantini F, Greco A, Del Giovane C, et al. Photodynamic therapy for basal cell carcinoma: clinical and pathological determinants of response. *J Eur Acad Dermatol Venereol.* 2011;25:896–901.

Foley P, Freeman M, Menter A, et al. Photodynamic therapy with methyl aminolevulinate for primary nodular basal cell carcinoma: results of two randomized studies. *Int J Dermatol.* 2009;48:1236–1245.

Gold MH, Bradshaw VL, Boring MM, Bridges TM, Biron JA, Lewis TL. Treatment of sebaceous gland hyperplasia by photodynamic therapy with 5-aminolevulinic acid and a blue light source or intense pulsed light source. *J Drugs Dermatol.* 2004;3(6 suppl):S6–S9.

Kennedy JC, Pottier RH, Pross DC. Photodynamic therapy with endogenous protoporphyrin IX: basic principles and present clinical experience. *J Photo- chem Photobiol B.* 1990;14:275–292.

Kim MM, Darafsheh A. Light sources and dosimetry techniques for photodynamic therapy. *Photochem Photobiol.* 2020;96:280–294.

Lehmann P. Methyl aminolaevulinate-photodynamic therapy: a review of clinical trials in the treatment of actinic keratoses and nonmelanoma skin cancer. *Br J Dermatol.* 2007;156:793–801.

Maranda EL, Nguyen AH, Lim VM, Shah VV, Jimenez JJ. Erythroplasia of Queyrat treated by laser and light modalities: a systematic review. *Lasers Med Sci.* 2016;31:1971–1976.

Meyer-Betz F. [Investigation of biological (photodynamic) actions of hematoporphyrins and other de-rivatives of blood and bilirubin]. *Dtsch Arch Klin Med.* 1913;112:476 [in German].

Morton C, Szeimies RM, Basset-Seguin N, Calzavara-Pinton P, et al. European Dermatology Forum guidelines on topical photodynamic therapy 2019 Part 1: treatment delivery and established indications—actinic keratoses, Bowen's disease and basal cell carcinomas. *J Eur Acad Dermatol Venereol.* 2019;33(12):2225–2238.

Nestor MS, Berman B, Patel J, Lawson A. Safety and efficacy of aminolevulinic acid 10% topical gel versus aminolevulinic acid 20% topical solution followed by blue-light photodynamic therapy for the treatment of actinic keratosis on the face and scalp: a randomized, double-blind study. *J Clin Aesthet Dermatol.* 2019;12(3):32–38.

Passeron T, Lacour JP, Ortonne JP. Comparative treatment of extragenital lichen sclerosus with methylaminolevulinic acid pulsed dye laser-mediated photodynamic therapy or pulsed dye laser alone. *Dermatol Surg.* 2009;35(5):878–880.

Piccolo D, Kostaki D. Photodynamic therapy activated by intense pulsed light in the treatment of nonmelanoma skin cancer. *Biomedicines.* 2018;6(1):18.

Prodromidou A, Chatziioannou E, Daskalakis G, Stergios K, Pergialiotis V. Photodynamic therapy for vulvar lichen sclerosus—a systematic review. *J Low Genit Tract Dis.* 2018;22(1):58–65.

Raab O. Uber die Wirkung, fluorescirender Stoffe auf Infusorien. *Infusaria Z Biol.* 1900;39(524):9.

Radakovic S, Dangl M, Tanew A. 5-Aminolevulinic acid patch (Alacare) photodynamic therapy for actinic cheilitis: data from a prospective 12-month follow-up study on 21 patients. *J Eur Acad Dermatol Venereol.* 2020;34(9):2011–2015.

Rhodes LE, de Rie MA, Leifsdottir R, et al. Five year follow up of a randomized prospective trial of topical methyl aminolevulinate-photodynamic therapy versus surgery for nodular basal cell carcinoma. *Arch Dermatol.* 2007;143:1131–1136.

Szeimies Rolf-Markus, Dräger Julia, Abels Christoph, Landthaler Michael. History of photodynamic therapy in dermatology. In: Calzavara-Pinton Piergiacomo, Szeimies Rolf-Markus, Ortel Bernhard, eds. *Comprehensive Series in Photosciences.* Volume 2. Elsevier; 2001:3–15.

Szeimies R, Ibbotson S, Murrell D, et al. A clinical study comparing methyl aminolevulinate photodynamic therapy and surgery in small superficial basal cell carcinoma (8–20 mm), with a 12-month follow-up. *J Eur Acad Dermatol Venereol.* 2008;22:1302–1311.

Tampa M, Sarbu M, Matei C, et al. Photodynamic therapy: a hot topic in dermato-oncology (review). *Oncol Lett.* 2019;17:4085–4093.

Tappeiner HV, Jodlbauer A. Uber die Wirkung der photodynamischen (fluoreszierenden) Stoffe auf Infusorien. *Dtsch Arch Klin Med.* 1904;1904(80):427–487.

Touma D, Yaar M, Whitehead S, Konnikov N, Gilchrest BA. A trial of short incubation, broad-area photodynamic therapy for facial actinic keratoses and diffuse photodamage. *Arch Dermatol.* 2004;140(1):33–40.

Truchuelo M, Fernandez-Guarino M, Fleta B, et al. Effectiveness of pho-todynamic therapy in Bowen's disease: an observational and descriptive study in 51 lesions. *J Eur Acad Dermatol Venereol.* 2012;26:868–874.

Yazdani Abyaneh MA, Falto-Aizpurua L, Griffith RD, Nouri K. Photodynamic therapy for actinic cheilitis: a systematic review. *Dermatol Surg.* 2015;41:189–198.

Yuan KH, Li Q, Yu WL, Zeng D, Zhang C, Huang Z. Comparison of photodynamic therapy and pulsed dye laser in patients with port wine stain birthmarks: a retrospective analysis. *Photodiagnosis Photodyn Ther.* 2008;5(1):50–57.

Zhang B, Zhang TH, Huang Z, Li Q, Yuan KH, Hu ZQ. Comparison of pulsed dye laser (PDL) and photodynamic therapy (PDT) for treatment of facial port-wine stain (PWS) birthmarks in pediatric patients. *Photodiagnosis Photodyn Ther.* 2014;11(4):491–497.

第 9 章
剥脱性激光换肤

周剑峰　刘丽红　葛　格　范运龙　杨蓉娅　译

✍ 概要和关键点

- 剥脱性激光换肤术是一种非常流行的美容治疗。
- 二氧化碳激光、铒：钇铝石榴石激光、钇钪镓石榴石激光属于剥脱性激光的范畴。
- 全剥脱是指按照选定的深度，对治疗区域进行 100% 的去除。
- 部分/点阵剥脱是指间断地对治疗区域进行部分去除。
- 混合/复合点阵激光是一种剥脱性和非剥脱性点阵激光换肤术的联合。
- 恢复时间与治疗深度和表面损伤的百分率有关。
- 与全剥脱治疗相比，部分剥脱治疗的休工期更短。
- 这些激光的应用经验对获得最佳的治疗效果非常重要。
- 治疗后的护理非常重要，特别是感染的预防措施。
- 所有的激光治疗都有可能出现并发症。

一、引言

激光换肤术在美国乃至世界范围内是一种非常流行的治疗。该治疗方法大致可分为两类：全剥脱性激光换肤术和点阵剥脱性激光换肤术。全剥脱性激光换肤术后表皮和真皮浅表完全汽化，治疗效果好，但治疗后休工期长。相比之下，点阵剥脱性激光换肤术产生垂直的柱状组织汽化区，称为微热损伤区/微治疗区，但这些区域附近的皮肤完好无损。这些完好的皮肤区域能够促进伤口的愈合，并缩短休工期。

20 世纪 90 年代中期，全剥脱性二氧化碳激光非常受欢迎。但术后感染、迟发性色素减退和瘢痕形成的不良反应使得该技术在 21 世纪初期的受欢迎度迅速下降，在很大程度上被非剥脱技术所取代。2004 年以后，随着点阵剥脱性激光的引进，剥脱性激光换肤术再度兴起。由于皮肤只在低温区域接受治疗，这对很多患者来说，在休工期、并发症风险和临床改善之间达成了一个更易被接受的折中方案。

最近激光换肤术数量的变化趋势反映了公众对这类治疗方法的兴趣日益增长。从 1997 年到 2016 年，美国美容整形外科学会报告了来自皮肤科、整形外科和耳鼻喉科等核心专业的美容手术数据。总的来说，激光护肤是 2016 年第八大最常见的非手术操作，数量超过 52.5 万例（表 9.1）。

表 9.1　2016 年美国美容整形外科学会排名前十的美容项目

1. 肉毒毒素等	6. 微晶磨削
2. 透明质酸	7. 非手术紧肤
3. 激光脱毛	8. 激光换肤：全剥脱和部分剥脱
4. 强脉冲光	9. 硬化治疗
5. 化学剥脱	10. 非手术减脂

二、历史

20 世纪 70 年代，连续波激光首次被引入整形外科和皮肤科领域，用于血管性病变和良性皮肤病变的治疗。20 世纪 90 年代中期，脉冲二氧化碳激光换肤治疗迅速流行起来，并在很多临床应用中取代了化学剥脱和皮肤磨削。二氧化碳激光波长是 10 600 nm，水为其吸收靶色基，引起组织汽化。最初使用的是连续模式激光，但经常导致剥脱深度过深和组织热损伤。为了减少并发症的发生，开发了竞争性技术，可提供短脉冲，每个脉冲包含足够的能量来实现组织剥脱（Ultrapulse laser，Lumenis lasers，Yokneam，Israel），或利用光电闪光扫描仪的螺旋式扫描连续激光束（Silk-touch and Feather-touch lasers，Lumenis lasers，Yokneam，Israel）。两种方法都使组织的曝光时间小于 1 ms，产生有限残余热损伤为 75～100 µm 的组织剥脱。短期内去除皱纹和收紧松弛组织的效果非常明显，但在长期随访中发现部分患者在治疗后会出现色素减退。这些色素改变的并发症给患者造成相当长的休工期，使得人们在 20 世纪末和 21 世纪初逐渐弃用了二氧化碳激光"全剥脱"换肤这项技术。

铒：钇铝石榴石（Er：YAG）激光（2940 nm）在 2000 年左右被引进并用于浅层换肤。铒激光比二氧化碳激光具有更高的水吸收系数（是二氧化碳激光的 10～15 倍），并且剥脱组织的残余热损伤要小得多（5～10 µm）。早期的机器功率较低，缺少发射模式。为了达到更深的剥脱深度，需要更多的重复治疗次数以及更长的治疗时间。随着系统功率的显著提升，可将其用于更深层次的换肤治疗。在激光的能量输出和剥脱深度之间存在着线性相关：每 1 J 的 Er：YAG 激光能量输出可以带来 3～4 µm 的剥脱深度。相比二氧化碳激光，其停工期基本相似，但并发症更少。对照研究的结果表明，剥脱深度和凝固时间是影响恢复时间长短的决定性因素。二氧化碳激光和 Er：YAG 激光的联合

治疗也流行了一段很短的时间（Derma-K，Lumenis lasers，Yokneam，Israel），其输出光束被依次或同时发送。

可调脉宽或长脉宽 Er：YAG 激光（Sciton Inc.，Palo Alto，CA）可以控制过量残余热损伤的产生，而这种热损伤往往会导致周边正常组织受损。这些可调脉宽 Er：YAG 系统对于紧肤和减少皱纹的疗效似乎等同于二氧化碳激光，而其产生的红斑期更短，色素减退的风险也低得多。自 1998 年以来，这类设备一直很受欢迎。

目前也推出了一些用于换肤的其他波长激光（如 2780 nm、2790 nm）（Cutera Lasers，Palomar Lasers/Cutera）。它们可以有不同程度的热损伤和剥脱参数设置，但尚未获得大规模的市场推广应用。等离子换肤是通过使用氮等离子能量，产生深度可控的皮肤组织凝固。其组织修复时间和临床疗效似乎与 Er：YAG 激光相似。这类设备也曾流行过一段时间，但是由于制造商的经济问题迫使其退出市场。近年来，这类设备又重返市场。

2004 年，Manstein 和 Anderson 引入了局灶性光热作用（点阵激光）这一概念。如前所述，全剥脱或传统激光换肤术是完全去除治疗区域的表皮，其损伤深度取决于能量水平；而点阵激光换肤术在每次治疗中只治疗一小部分皮肤，在每个创面区间都会间隔留有正常皮肤组织（图 9.1）。首先上市的非剥脱能量激光是 1550 nm（Solta Medical，Mountain View，CA）。这类非剥脱性点阵激光在保留完整表皮的基础上形成了一些组织热损伤柱。其组织修复来源于更深层次的结构以及邻近结构，这与仅来自底层组织修复的全剥脱换肤术有所区别。与全剥脱术相比，使用这种技术可以安全地进行更深层次的治疗（例如真皮网状层）。这种技术的优点是避免了开放性创口，同时降低了发生色素问题以及瘢痕的风险。缺点是需要多次的治疗，并且临床疗效逊于全剥脱换肤术。自从最初的系统被推出以来，已经有很多制造商推出了波长为 1440 nm、

传统剥脱性激光换肤术

新生皮岛

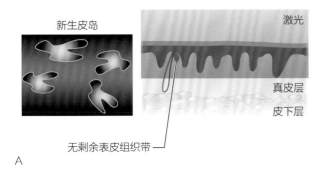

无剩余表皮组织带

A

非剥脱性点阵激光

活性组织启动修复

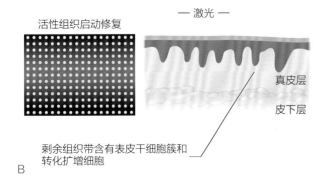

剩余组织带含有表皮干细胞簇和
转化扩增细胞

B

剥脱性点阵激光

活性组织启动修复

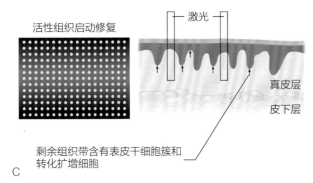

剩余组织带含有表皮干细胞簇和
转化扩增细胞

C

图 9.1　A. 传统剥脱性激光换肤术（全剥脱）；B. 点阵激光；C.剥脱性点阵激光

1540 nm、1550 nm 的类似的非剥脱点阵激光设备。这些设备具有不同的输出功率、光斑大小、密度等，很难比较它们的临床疗效，但相似的组织损伤程度应该可以产生相似的临床效果。

要点 1

全剥脱换肤术是指去除全部皮肤的上层（指定深度）。

要点 2

点阵激光换肤术是指去除"部分"或一定百分比的皮肤（指定深度）。

二氧化碳、铒激光及钇钪镓石榴石（YSGG）剥脱性点阵换肤术比非剥脱性点阵换肤术的临床疗效更显著，同时又较全剥脱技术的修复期更短，并发症更少。在剥脱性点阵换肤术中，组织局部会被汽化，产生很多被称为微热损伤区的垂直柱。重要的是，微热损伤区之间的表皮保持完整，相对于全剥脱治疗，组织愈合更快（图 9.1）。

这些设备不仅波长不同，系统功率、光斑大小、在汽化孔周边以及深部造成的组织损伤程度也不相同。Sciton 公司的一款畅销的 Er: YAG 激光设备可以调控其组织热损伤的程度，甚至类似于全剥脱设备。其他一些新型的二氧化碳点阵激光可以允许有不同的热损伤区（Deka Medical），然而还有一些设备可以在一次单个光斑发射过程中同时进行浅层和较深层次的穿透（Syneron，Yokneum，Israel）。正如非剥脱点阵激光，由于不同设备的输出功率、光斑大小、能量密度、热损伤程度不同，故直接比较不同设备之间的差异是比较困难的，但从概念上讲，类似的组织损伤应该可以产生相似的临床效果。

Solta 医疗公司引进了最新波长的点阵铥激光（1927 nm）。这种非剥脱性点阵设备在去除表浅色素和治疗光线性角化病方面有显著疗效。由于 1927 nm 铥激光设备具有非剥脱性、停工期最短和临床不适感最小的优势，现在其他公司也进入了这一领域，包括 Lutronic（Ultra）和 Sciton（MOXI）。

市场上最新的点阵激光器是由 Sciton 制造的混合点阵激光器，称为 Halo。这是一个非常有意思的装置，因为它允许在同一个出光孔同步出光，先是 Er: YAG 点阵激光，然后是非剥脱的 1470 nm 激光脉冲。该设备临床效果好，愈合时间短。

三、患者选择

患者选择和对潜在并发症的清晰了解，对于获得一致的临床效果至关重要。对于全剥脱和点阵激光换肤术，最常见的适应证是浅表色素异常、皮肤日晒伤、纹理异常、浅到深层的皱纹、痤疮瘢痕和手术瘢痕。其他适应证也可能对剥脱性激光（全剥脱或点阵）有较好的疗效，如肥厚性酒渣鼻（鼻赘）、皮脂腺增生、睑黄瘤、汗管瘤、光线性唇炎、弥漫性日光性角化病。也有报道成功治疗包括黄褐斑在内的色素障碍性皮肤病，但结果缺乏一致性。在一系列治疗中，似乎铒波长激光对黄褐斑的疗效较好。最常见的治疗部位是面部，但身体和颈部皮肤也可以使用不同的技术进行治疗。非面部区域的皮肤缺乏皮肤再生所需的附属结构，并且需要采用非侵入性治疗来避免并发症。这些设备一般用于 Fitzpatrick 皮肤分型 Ⅰ～Ⅳ型的患者，但随着技术上的改进，也可用于 Ⅴ～Ⅵ型的患者。

对于患者的评估，首先是询问和观察患者的 Fitzpatrick 皮肤分型、种族、治疗区域的病理特点。例如，仅仅依靠非剥脱性点阵激光治疗较深的痤疮瘢痕将无法获得满意的临床疗效，但其可以温和改善浅层轻度皱纹。接下来的评估是患者对于治疗后愈合所需停工期的接受程度。一位工作繁忙的经理并不急于尽快达到最终的治疗效果，或许可以进行多次无停工期的非剥脱性点阵激光治疗；而一位新娘的母亲为了参加女儿的婚礼，希望在短时间内达到最大化的改善，也许她需要更激进的治疗方案。最后一个评估参数是医学学术期刊或专业书籍中较少提及的患者经济情况。一次在全身麻醉下进行的深层全剥脱换肤治疗比在局部麻醉下进行的浅表治疗的花费要高得多。然而，对于皱纹较深的患者，在全身麻醉下进行一次更具侵袭性的治疗或许比多次浅表治疗更具性价比。另一个要考虑的因素是当患者正在进行其他手术如面部提升术、腹壁成形术或乳房

美容手术时，可同时进行激光换肤术。这些患者通常会为了安排这些手术提前安排停工期，这也为深层换肤提供了恢复的时间。

> **要点 3**
>
> 对于患者的评估首先是询问和观察患者的 Fitzpatrick 皮肤分型、种族、治疗区域的病理特点。

> **要点 4**
>
> 评估患者对于自己治疗后恢复阶段所需"休工期"的接受程度也非常重要。全剥脱铒激光治疗可能需要 10～14 天才能重新上皮化，而随后的炎症后红斑通常需要 6～10 周才能消退。

我们中的许多人在自己的诊室里有各种各样的设备，可以为患者提供多种治疗选择，往往过多的选择可能会让患者困惑。因此，有效的咨询会诊包括对病变进行详细全面的评估，并为患者提供一个包括停工期、疗效、风险和花费等方面的选择参考。

四、预期疗效及备选方案

治疗改善的预期疗效取决于所使用的设备及其所产生的损伤深度和程度。针对纹理问题、色素改变和浅表皱纹等浅表问题的治疗，有多种治疗方案可供选择，包括 Er: YAG 激光、二氧化碳激光、YSGG 激光的非侵袭性全剥脱换肤术，或者使用等离子体或非剥脱或剥脱性点阵激光。许多操作者使用浅层的全剥脱和点阵激光进行联合治疗，而另一些操作者会联合剥脱性和非剥脱性点阵激光进行治疗，还有一些操作者会进行强脉冲光（IPL）联合换肤术的治疗。其他治疗手段包括使用 15%～30% 的三氯醋酸（TCA）等进行化学剥脱、强脉冲光、

Q开关激光（如针对色素改变可使用532 nm激光），对于浅表皱纹和光损伤也可获得相似的临床疗效。相比较化学剥脱，我们更倾向于使用激光，这是因为这些设备可产生一致的组织效应，在不同脉宽或患者之间的差异最小，故临床治疗具有一致性和可预测性。由于激光治疗效果的可预测性，其学习曲线较化学剥脱更短（更易于掌握）。专业的化学剥脱治疗可能会获得与激光治疗相似的临床效果，而花费只有激光花费的一部分，但想要达到更佳的临床疗效则需要医生多年的经验积累。IPL设备可用来治疗色素性改变和浅表的血管性问题，但此类属于非特异性设备，需配备针对特定靶色基的"滤光片"。

需要进行多次治疗，也不能解决组织结构改变或皱纹问题。Q开关激光（532 nm、694 nm和755 nm）在一次治疗中就可以很好地解决色素问题，但治疗后产生的红斑可能会持续长达10天以上。

要点 5

改善效果取决于所使用的设备及其所产生的损伤深度和程度。

单次治疗过程中想要达到更显著的病理性疗效改变需要更深层次的治疗。当遵循适当的治疗原则时，单次全剥脱换肤术即可获得明显的疗效，且并发症发生率低。目前仍然存在一个问题，即应用剥脱性点阵激光进行多次重复的浅层治疗，其疗效是否接近于单次更具侵袭性的全剥脱治疗？尽管作者认为情况并非如此。无论是Er: YAG激光还是二氧化碳激光，都可以进行深层的全剥脱换肤治疗。YSGG激光在全剥脱模式和等离子体设备中的剥脱深度不足以达到更显著的病理性改变。对于痤疮瘢痕的治疗，点阵治疗的效果似乎要优于全剥脱治疗，但是这些治疗方法并不相互排斥，可能是互补的。例如，在同次治疗中，先将单次铒激光全剥脱

治疗应用于肩周的痤疮瘢痕，再接受点阵治疗。另外，可供选择的治疗方案还有更深层次的化学剥脱（如石碳酸）或者皮肤磨削术。作者认为，激光治疗比化学剥脱和皮肤磨削术更具有稳定性和可重复性。

五、激光设备和技术概述

如上所述，目前剥脱性激光换肤设备包括二氧化碳激光、铒激光和YSGG激光（全剥脱和点阵模式）。非剥脱性激光设备包括许多波长的激光，如1440 nm、1540 nm、1550 nm和1927 nm（表9.2）。一些设备可以提供升级扩展平台，使全剥脱模式和点阵模式可以在同一设备上使用，而有的公司只提供单独的全剥脱或点阵模式设备。

表9.2　剥脱设备的类型

激光类型	波长			
全剥脱	10 600 nm 二氧化碳激光	2940 nm 铒激光	2910 nm EDFGF	2780 nm YSGG 激光
点阵剥脱	10 600 nm 二氧化碳激光	2940 nm 铒激光	2910 nm EDFGF	2780 nm YSGG 激光

YSGG，钇钪镓石榴石；EDFGF，掺铒氟化玻璃纤维。

1．全剥脱二氧化碳激光

1995年到2000年，脉冲或扫描的全剥脱二氧化碳激光器非常流行。这些设备是强效的，单次操作即可达到约75 μm的剥脱深度，产生的组织热损伤深度接近75～100 μm。残余的表面凝固组织降低了靶色基（水）的吸收，从而使后续重复治疗的疗效降低。事实上，过多的重复治疗仅产生散热器的效应，会导致过多的组织热损伤，同时增加了瘢痕形成的潜在风险。最初的二氧化碳激光换肤术采用3遍以上的重复扫描模式。由于组织去除的效率降低，并发症的风险迅速增加。组织剥脱和潜在的热

损伤可引起远期的胶原改变和组织重塑。二氧化碳激光深层全剥脱换肤术的愈合时间需要 10～14 天，其引起的红斑通常持续数月。长期红斑和迟发性色素减退等并发症的发生导致这类设备的使用减少。关于并发的进一步探讨会在并发症章节进行介绍。

2. 全剥脱 Er：YAG 激光

Er：YAG 激光（2940 nm）较二氧化碳激光具有高出数十倍的组织吸收系数，其对组织的汽化更高效，而产生的残余组织热损伤更少（5～10 μm）。它在能量密度（能量）传递与组织剥脱之间存在线性关系，每 1 J 治疗能量产生 3～4 μm 深度的组织汽化，多次重复治疗可以产生更深的组织汽化，但并不增加残余组织热损伤。Er：YAG 激光深层全剥脱换肤术后的上皮愈合期为 7～14 天，随后的红斑期为 4～8 周。浅表和深层换肤术可以应用这类设备来提升临床疗效，并且可以缩短深层治疗的恢复时间（图 9.2 和图 9.3）。

同时，包括色素减退等的并发症也比二氧化碳激光全剥脱换肤术要少得多。一位作者（JLC）认为，这与铒激光全剥脱治疗公认的终点是真皮点状出血相关。

可变脉宽的 Er：YAG 激光设备可以发射一个较短的脉冲，随后再发射一个较长的亚剥脱脉冲来增加组织热损伤。这类设备通常能达到类似二氧化碳激光的疗效，但又不需要较长的恢复期，同时也避免了色素减退等并发症的发生。

3. 全剥脱 YSGG 激光

2790 nm 激光（Pearl，Cutera，Brisbane，CA）对于水的吸收率是 2940 nm Er：YAG 激光的一半。这类设备在全剥脱模式下进行一遍治疗可达到接近 20～30 μm 的剥脱深度和大约 20 μm 的残余组织热损伤。恢复期和休工期需要几天时间。不建议使用该类设备进行深层换肤。

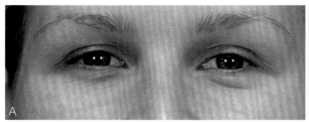
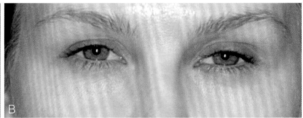

图 9.2　一名 38 岁女性的眼周治疗。A. 治疗前；B. 下眼睑部位进行可调脉宽的 Er：YAG 激光全剥脱换肤术后 3 年

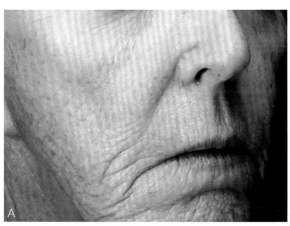
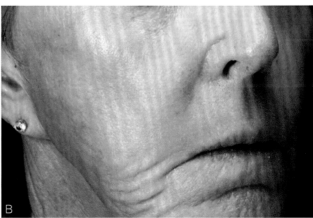

图 9.3　一名 71 岁女性的口周治疗。A. 术前；B. BBL、2940 nm 全剥脱铒激光以及点阵剥脱铒激光术后 2 个月（照片由 Joel L. Cohen，MD. Denver，Colorado 提供）

4. 等离子换肤

等离子换肤设备会产生组织汽化和热损伤，同时形成凝固的焦痂，像生物绷带一样保留于原位，直到其下方的皮肤组织重新形成。其恢复期和并发症均少于那些侵入性激光换肤术，但有瘢痕形成的病例报道。这类设备近期已重返市场（Energist NA Inc., Nyack, New York）。

5. 非剥脱性点阵激光

非剥脱性点阵激光换肤术包括同时或按顺序地将多个激光小点投射到皮肤表面，在每个创面区间都会间隔留有非曝光皮肤组织。其靶组织是水，使用的波长是 1440 nm、1470 nm、1550 nm 和 1540 nm。激光会在 300 ~ 1200 μm 深度产生柱状的组织凝固区，称为微小热损伤区（MTZ）。第 6 章已介绍了相关专题，读者可参考并进一步深入探讨。

6. 剥脱性点阵激光

二氧化碳激光、Er：YA 激光及 YSGG 激光可用于剥脱性点阵换肤术，有许多知名激光制造商的设备可供选择。设备的不同之处在于点阵发射模式——扫描和冲压、所形成的孔径尺寸（宽度和深度）和设备的输出功率。点阵二氧化碳激光、点阵 Er：YAG 激光和 YSGG 激光之间的区别类似于它们的全剥脱仪器，即二氧化碳系统会造成更多的残余热损伤。较新的 Er：YAG 激光具有可变的脉冲宽度，这会导致类似二氧化碳的热损伤。再上皮化比全剥脱换肤更快，恢复时间从几小时到几天不等，取决于治疗的深度和密度。

剥脱性点阵激光和非剥脱性点阵激光设备都可用于治疗痤疮瘢痕和其他瘢痕（图 9.4）。

需要采用多种治疗方法，但目前还没有关于最佳治疗技术的相关共识。在我们的诊室中，进行联合治疗是非常常见的，即先进行表浅的 Er：YAG 激光全剥脱换肤术，再进行点阵 Er：YAG 激光治疗。Er：YAG 浅层换肤治疗可以改善皮肤纹理和轻

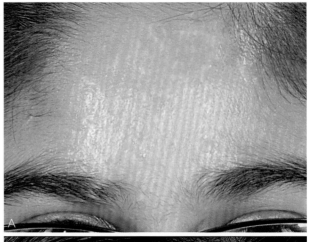
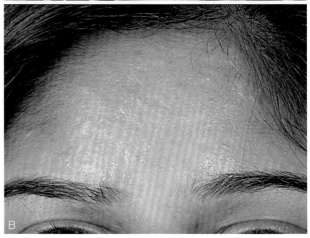

图 9.4　这名患者前额部瘢痕接受了剥脱性点阵激光换肤术

微的不平滑，而点阵激光治疗则有助于胶原重塑。目前，这种治疗方案被一种混合 / 复合点阵激光所替代，同时进行或不进行 IPL 治疗。

由于临床医生基于疗效最大化的考虑，二氧化碳点阵激光的使用频率越来越高，而恢复期也随之延长。更重要的是，据报道，瘢痕和色素减退等并发症的发生率已经超过 45%。二氧化碳激光换肤组织学一致地显示出明显的组织剥脱和组织凝固成分。换肤治疗的疗效被认为需要两者的有效组合才能呈现出来。一种为增加覆盖率和最大限度提高疗效而提出的探索性策略是在同一次治疗中进行剥脱性 Er：YAG 点阵激光和非剥脱性 Er：YAG 点阵激光的联合治疗。这种方法同时提供了 Er：YAG 点阵激光所形成的大量暴露区域的组织汽化，以及非剥脱性点阵激光所形成的组织凝固。

然而这些凝固区和汽化区是分开的，不同于二氧化碳点阵激光，其所形成的微热损伤区在空间上是重叠的。常规治疗覆盖率达到 65% 以上时，与单独采用点阵 Er：YAG 激光相比，治疗后的愈合时间及红斑期略长，但比二氧化碳点阵激光报道的略短一些。这种方法的优点在于保留了点阵 Er：YAG 激光治疗后恢复期较短和并发症较少的特点，同时也提高了治疗效果，甚至可用于口周皱纹的治疗。缺点在于治疗需要两台激光设备或一个提供两种治疗选择模式的激光平台，并且治疗耗时较长（图 9.5）。

这种联合治疗方案促使了 Sciton Halo 复合 / 混合激光的引入。该设备既可以单独使用 1470 nm 非剥脱性点阵激光进行换肤治疗，也可以同时联合剥脱性点阵激光（如波长 2940 nm）和波长 1470 nm 的非剥脱性点阵激光进行治疗。该设备治疗的停工期很短，并且在色素、纹理和毛孔的改善方面，剥脱 / 非剥脱性联合换肤术优于单独使用非剥脱或剥脱性点阵激光换肤治术（图 9.6）。与其他点阵激光设备相比，该设备达到相似疗效所需要的治疗次数较少。该设备较新的治疗策略是与 IPL 设备进行联合治疗，得到的初步结果似乎优于非联合治疗。

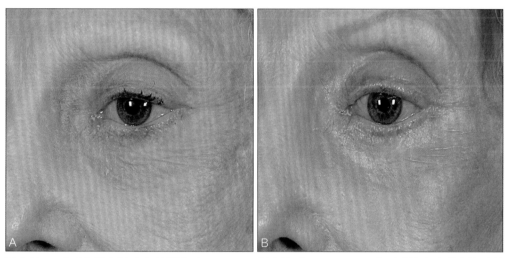

图 9.5　一名 68 岁女性患者接受点阵 Er：YAG 激光换肤和 1540 nm 非剥脱性点阵激光换肤的联合治疗，总覆盖率 55%。上皮愈合时间为 4 天。红斑持续时间为 11 天。A. 治疗前；B. 治疗后 6 个月

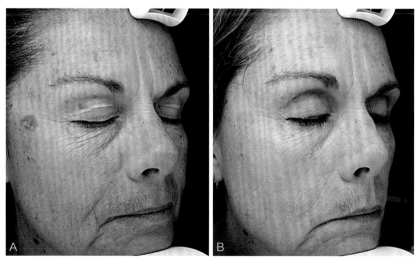

图 9.6　A. 治疗前；B. 复合点阵激光治疗后 30 天

六、治疗策略概述

（一）激光的安全性

激光的安全性对操作者和患者都至关重要，有关激光使用安全性方面的指南和相关课程可以作为参考。在进行剥脱和非剥脱换肤治疗过程中，尤其需要注意用火的风险和眼睛的安全防护。发生火灾是极为罕见的，但必须意识到不要在纸制品或纱布上使用剥脱性激光。在手术室内，必须特别小心包括鼻氧管在内的暴露氧气源。为防止烧伤事件发生，建议在患者的面部周围使用湿毛巾。

眼睛保护对所有工作人员和患者都至关重要。操作者和治疗室内的所有人都要佩戴激光专用眼镜。患者必须使用外置或内置的金属眼球型眼罩。

> **要点 6**
>
> 激光的安全性对操作者和患者都至关重要。治疗室房门上应始终张贴安全标识，所有人员应佩戴合适的护目镜。

（二）治疗方法

如前所述，选择合适的患者对于获得理想的治疗效果很重要。总之，患者的选择需要考虑以下因素：

- 皮肤类型
- 种族
- 病理表现，如皱纹、痤疮瘢痕等
- 恢复时间
- 经济条件
- 患者的期望值

> **要点 7**
>
> 选择合适的患者对于达到预期的效果很重要。总之，患者选择需要考虑他们的皮肤类型、种族、病理（皱纹、痤疮瘢痕等）、对恢复时间的接受程度以及经济条件。

（三）绝对禁忌证

1. 活动性感染

面部伴有活动性感染时不能进行外科手术和选择性整形美容治疗。有细菌、病毒和真菌感染的患者尤其要注意。

2. 皮肤附属器异常

全剥脱换肤术中激光所产生的创面修复是从深层组织毛囊中的前体细胞、皮脂腺到浅层组织，点阵激光换肤术也是从这些区域及其邻近正常组织开始修复的。患者如果有毛囊和皮脂腺异常，将会导致创面修复问题。同时或近期口服维A酸类药物过去被认为是激光换肤术的绝对禁忌证，但目前认为该观点存在争议。关于口服维A酸类药物期间进行点阵激光换肤术安全性的数据令人困惑。最新的共识性观点表明，在维A酸系统性治疗期间可以进行非剥脱和剥脱性点阵激光换肤术，但全剥脱术最好推迟到治疗完成几个月后再进行。大多数专家一致认为，停用维A酸后6个月至2年，随着皮脂腺功能的恢复，进行深层全剥脱激光换肤术是安全的。另外，以前接受过X射线照射的皮肤缺乏皮肤附属器结构，因此不应进行剥脱性激光换肤术。

大面积电解治疗也是深层全剥脱激光换肤术的绝对禁忌证，但点阵激光治疗或浅层全剥脱激光换肤术是安全的。

激光换肤术的绝对禁忌证包括感染、皮肤附属器异常、皮肤移植区域的深层换肤、X 线照射过的皮肤和大面积电解治疗后。

（四）相对禁忌证

不切实际的期望在整形外科和美容皮肤科是医生经常要面对的问题。所有激光换肤术都可以获得一些显著的疗效，但需要避免夸大疗效和过度营销。痤疮瘢痕的治疗效果比较明显，但往往需要多次治疗。

1. 瘢痕疙瘩或瘢痕病史

有异常瘢痕形成尤其是瘢痕疙瘩病史的患者，进行激光换肤治疗后发生瘢痕形成的风险较高。这些患者治疗前应进行风险咨询，并谨慎治疗，很多情况下进行试验性治疗（测试光斑）可能有所帮助。

2. 深肤色个体的局部换肤治疗

深肤色患者进行深层全剥脱换肤术可能会使治疗区域肤色与邻近肤色有明显差异。浅表或局部点阵激光换肤术通常被认为是安全的。

3. 有深层化学剥脱或深层皮肤磨削治疗史

对曾经进行过深层化学剥脱或深层皮肤磨削治疗的患者需要谨慎，因为他们的皮肤附属器可能受到损坏，皮肤有可能无法正常愈合。

4. 有深层激光换肤治疗史

对曾经进行过深层激光换肤术的患者也需要谨慎，因为他们的皮肤附属器可能被破坏。对之前接受过深层二氧化碳激光或 Er: YAG 激光治疗的患者，作者常规进行换肤治疗，但会适当地调整参数。

5. 有冻疮 / Ⅰ型单纯疱疹病毒感染病史

与无冻疮病史的患者相比，有严重冻疮病史的患者需要采取改良的预防方案。这应该在早期 2 ~ 3 天时就开始，并在愈合后持续更长的时间。即使在完全再上皮化后，近期接受过换肤术的皮肤

似乎更容易发生病毒感染；相反，细菌感染的风险似乎在很大程度上被完全再上皮化所消除。

激光换肤术的相对禁忌证包括对疗效抱有不切实际的预期，有瘢痕疙瘩或异常瘢痕形成病史，深肤色个体的局部换肤，之前进行过深层化学剥脱、皮肤磨削或激光换肤治疗者。

（五）治疗前和治疗后的方案

治疗前外用维 A 酸和脱色软膏是一个有争议的话题，使人困惑的是这一争论双方的支持论据均有来自化学剥脱和激光治疗相关文献的统计数据。作者认为，在全剥脱换肤治疗中，治疗深度超过 100 μm 时，治疗区域的黑素细胞被汽化，以至于看不到显著疗效。在浅层全剥脱和点阵换肤治疗中，外用维 A 酸和脱色软膏进行预处理有助于防止色素沉着的形成。大多数专家推荐在治疗前几天停止使用这些产品。

预防性应用抗病毒药物在剥脱换肤治疗中是必要的。关于何时开始抗病毒治疗，文献中存在争议，有些人建议在治疗前 3 天开始应用，而另一些人则建议从治疗当天开始。但大多数人都同意应该持续进行抗病毒治疗直至表皮完全再上皮化的方案。再上皮化时间取决于激光的种类、患者的情况以及治疗的参数。抗病毒治疗应用于点阵激光治疗仍存在争议。作者推荐使用抗病毒治疗，是因为这些药物应用的风险较低。

预防性口服抗生素存在争议。众所周知，没有关于抗生素使用的对照研究，作者不建议所有人常规应用。细菌感染极其罕见，后文将予以介绍。

激光治疗后，皮肤的护理方法有多种。对于全剥脱治疗，大多数人建议使用封闭性油膏（如白色凡士林）保护创面或包扎直至再上皮化完成。一旦发生再

上皮化，患者可以过渡到非封闭性保湿剂（如丝塔芙乳液，Galderma 公司）。一位作者常规应用 Lasercyn HOCL 术后凝胶（Sonoma 制药）和 Sente 真皮修复霜（Sente 公司）。封闭性敷料（如 Flexzan）在二氧化碳全剥脱换肤治疗后应用效果良好，但在 Er: YAG 激光治疗后患者中很难坚持应用，因为在该治疗后会有组织渗出液产生。深层剥脱性点阵激光术后通常可以采用相似的封闭性护理方案，持续 24～48 小时。但由于点阵激光治疗后表皮去除不完全，故有人可能更倾向采用非封闭包扎方法进行术后护理。

所有激光换肤术后患者再上皮化完成后，都必须使用防晒霜。作者还建议再上皮化完成后制订一个皮肤护理方案，使皮肤有一个"静养"的机会。这可能意味着对于点阵激光治疗可以只需要几天，而全剥脱治疗则需要几周。激光换肤术后有许多好的皮肤护理方案。尽管一些人喜欢使用添加了生长因子的新方案，但是联合使用 4% 氢醌和低强度 Retin-A（维 A 酸）的方案仍然在应用。应用这些方案的关键是要缓慢开始，以避免出现对皮肤的刺激反应（参见下文"皮炎"）。

（六）并发症及其处理

1. 感染

激光换肤术后可能会继发病毒、细菌或真菌感染。最常见的并发症是由单纯疱疹病毒引起。许多患者既往感染过单纯疱疹病毒，所以成为其携带者。如前所述，目前推荐所有患者都应采取单纯疱疹病毒感染的预防措施（图 9.7）。对活动性单纯疱疹病毒感染的治疗是尽早明确诊断并口服抗病毒药物。对于非常严重的单纯疱疹或带状疱疹感染，可能需要静脉注射抗病毒药物。

要点 10

激光换肤术后可能继发病毒、细菌或真菌感染。

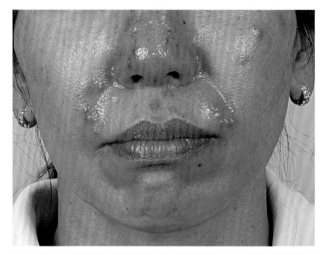

图 9.7　激光换肤术后继发疱疹病毒感染。患者没有按照处方服用抗病毒药物，从而产生这些皮损。给予患者伐昔洛韦 1000 mg，每日 3 次，未遗留瘢痕

激光换肤术后出现细菌感染并不常见，但激光换肤术后继发耐甲氧西林金黄色葡萄球菌（methicillin-resistant *Staphylococcus aureus*，MRSA）感染的患者在逐渐增多。治疗方法是给予广谱抗生素，同时进行皮肤细菌培养，在获得培养结果后进行有针对性的抗生素治疗。

真正意义上的真菌感染很少见，但是酵母菌（白色念珠菌）感染略微常见一些（图 9.8），患者通常面部非常红，表现为在愈合过程中已经得到改善的皮肤突然出现明显红肿。真菌培养对于明确诊断和指导后续治疗非常关键。治疗为局部抗真菌治疗，可以口服或不口服抗真菌药物（如氟康唑）。

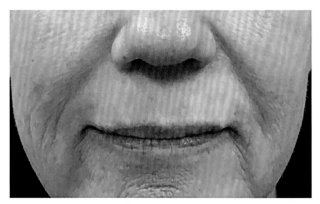

图 9.8　64 岁老年女性全剥脱二氧化碳激光换肤术数年后出现白瓷样色素减退（照片由科罗拉多州丹佛市 Joel L. Cohen 博士提供）

2．红斑

激光护肤术后红斑是炎症愈合过程中的正常反应。这与激光换肤术的深度以及所产生的热损伤的程度密切相关。一些患者的红斑数量可能与治疗不相符。有些红斑可能未经治疗而自行消退，有些红斑需要给予温和的激素、发光二极管（LED）、IPL、血管性激光如脉冲染料激光治疗，或者使用非剥脱性点阵激光给予血管组织一定程度的热凝固治疗。

3．皮疹

由痤疮或粟丘疹引起的皮疹在激光换肤术后很常见。这可能是因为外用产品导致毛孔堵塞或皮脂腺功能亢进所致。痤疮可以停用封闭剂。如果未见好转，可以口服抗生素和（或）使用中红外激光治疗痤疮。粟丘疹可以用小号针或粉刺针在皮肤表面挑治。

要点 11

激光换肤术后常见痤疮样皮疹或粟丘疹。

4．皮炎

激光换肤术后常出现两种类型的皮炎：刺激性皮炎和过敏性皮炎。这很可能与治疗后皮肤屏障完整性受损有关，从而增加了发生刺激性皮炎甚至过敏性接触性皮炎的概率。如前所述，刺激性皮炎可能是由于外用皮肤护理产品（如维 A 酸类药物）过早或过于刺激所致。过敏性接触性皮炎可能是由于接触到真正的过敏物质，也可能是对于某种口服抗生素过敏。这两种情况的治疗方法都是停用引起过敏或刺激的产品或药物，并局部外用温和的皮质类固醇。

5．色素减退

这是深层激光换肤术的一种严重并发症，其在二氧化碳激光或 Er：YAG 激光全剥脱和点阵治疗过程中都曾被报道过。它在深层二氧化碳激光换肤术中并不罕见，有一系列报道指出超过 70%的患者会出现色素减退。在深层 Er：YAG 激光全剥脱换肤术中较少出现色素减退，被认为是由于点状出血作为可视化的治疗终点，这与二氧化碳激光不同，并且所有点阵激光治疗发生色素减退的概率也较低。可选治疗方案包括：1927 nm 非剥脱性点阵激光换肤联合患处涂抹比马前列素（每日两次），以及二氧化碳点阵激光换肤。其对模糊色素减退的皮肤和正常颜色皮肤间的分界线是有帮助的。

6．色素沉着

炎症后色素沉着在激光换肤术后是一个非常普遍的问题。它常出现于深肤色皮肤类型的患者和早期有阳光暴晒史的患者中（图 9.9）。如上所述，预防是关键。可给予外用脱色剂和维 A 酸的联合治疗。如果疗效欠佳，可以使用 IPL 进行治疗。

要点 12

炎症后色素沉着是激光换肤术后的常见问题。

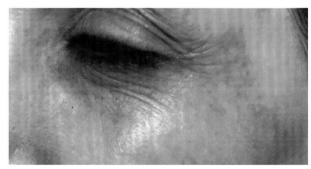

图 9.9　43 岁的西班牙患者在剥脱性点阵激光换肤术后 5 周出现色素沉着，她未重视防晒（照片由科罗拉多州丹佛市 Joel L. Cohen 博士提供）

7．瘢痕形成

激光换肤术后瘢痕形成可能是由于过于激进的全剥脱治疗或点阵治疗、感染或者患者抓伤引起。全剥脱换肤术是一种可控的一度或二度烧伤，但是

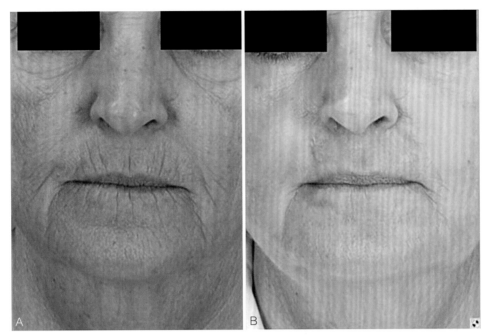

图 9.10　一名 64 岁老年女性在激光换肤术后出现增生性瘢痕。A. 治疗前；B. 瘢痕内注射类固醇激素和 IPL 治疗后

像感染等一些其他因素的出现可能会使可控的二度烧伤转变为形成瘢痕的三度烧伤。过于激进的点阵激光换肤术可能由于过深的治疗深度或过大的治疗密度，导致原本的点阵治疗区域完全剥脱。对于愈合过程中出现瘢痕形成趋势的增厚区域，我们倾向于早期进行治疗，可以使用强效外用类固醇激素类药物如氯倍他索缓释治疗。瘢痕内注射类固醇激素或 5- 氟尿嘧啶、血管治疗激光或 IPL 以及点阵激光治疗都可以改善激光换肤术后的增生性瘢痕（图 9.10）。

8．延迟愈合

一些关于延迟愈合的相关报道指出，一些病例的再上皮化时间可长达数月甚至 1 年以上。这会导致增生性瘢痕的形成。这种延迟愈合的情况提示存在隐性感染。建议进行培养和活组织切片检查，以诊断和明确病因。

9．睑外翻

睑外翻是由于在下眼睑支撑力量较弱的情况下，对下眼睑皮肤进行激光换肤术使得下眼睑皮肤收紧而导致的。建议在激光换肤术前进行牵拉试验或其他方式来测量下眼睑的松弛程度。有明显松弛的患者需要进行支撑物的植入手术（较少使用）或临时睑板缝合术（常用）。

10．粘连

粘连是由于治疗后受损区域的两处表皮愈合时，皮肤愈合成一条粘连线（通常在下眼睑）。如果不治疗，可能导致囊肿的形成。治疗方法是手动拉伸粘连带的边缘，直到粘连线被打开。

--- 小结 ---

剥脱性激光换肤术是一个流行的美容项目，最好由经验丰富的从业者遵循循证指南进行操作。目前已有各种二氧化碳、Er: YAG 和 YSGG 激光器。在点阵激光治疗过程中，非连续的柱状垂直组织被剥脱，而在这些柱状组织附近的皮肤保持完整。在全剥脱治疗过程中，治疗后的整个皮肤表面被汽化剥脱到特定深度。在过去的几年中，相对于全剥脱激光换肤，剥脱性点阵激光治疗越来越受欢迎，因为它们的休工期更短。然而，

剥脱性点阵换肤术通常比全剥脱换肤术需要更多的治疗疗程，因此治疗方式的选择应根据每个患者的具体治疗目标和偏好来决定。选择适当的患者和术后护理对于获得满意的治疗效果都是至关重要的。

扩展阅读

Bass LS. Erbium:YAG laser skin resurfacing: preliminary clinical evaluation. *Ann Plast Surg*. 1998;40:328–334.

Bass LS, DelGuzzo M, Doherty S, Seckel B. Combined ablative and non-ablative fractional treatment for facial skin rejuvenation. *Lasers Surg Med*. 2009;15(suppl):29.

Bogle MA, Arndt KA, Dover JS. Evaluation of plasma skin regeneration technology in low fluence full-facial rejuvenation. *Arch Dermatol*. 2007;143:168–174.

Chan H. Effective and safe use of lasers, light sources, and radiofrequency devices in the clinical management of Asian patients with selected dermatoses. *Lasers Surg Med*. 2005;37:179–185.

Clementoni MT, Gilardino P, Muti GF, Beretta D, Schianchi R. Non-sequential fractional ultrapulsed CO_2 resurfacing of photoaged facial skin: preliminary clinical report. *J Cosmet Laser Ther*. 2007;9:218–225.

Cohen JL, Ross EV. Combined fractional ablative and nonablative laser resurfacing treatment: a split-face comparative study. *J Drugs Dermatol*. 2013;12:175–178.

Fisher GH, Geronemus RG. Short-term side effects of fractional photothermolysis. *Dermatol Surg*. 2005;31:1245–1249.

Fitzpatrick RE, Rostan EF, Marchell N. Collagen tightening induced by carbon dioxide laser versus erbium:YAG laser. *Lasers Surg Med*. 2000;27:395–403.

Geronemus RG. Fractional photothermolysis: current and future applications. *Lasers Surg Med*. 2006;38:169–176.

Kilmer S, Fitzpatrick R, Bernstein E, Brown D. Long term follow-up on the use of plasma skin regeneration (PSR) in full facial rejuvenation procedures. *Lasers Surg Med*. 2005;36:22.

Kim KH, Fisher GH, Bernstein LJ, et al. Treatment of acneiform scars with fractional photothermolysis. *Lasers Surg Med*. 2005;36:31.

Langlois JH, Kalakanis L, Rubenstein AT, et al. Maxims or myths of beauty? A meta-analytic and theoretical review. *Psychol Bull*. 2000;126:390–423.

Laubach H, Tannous Z, Anderson RR, Manstein D. A histological evaluation of the dermal effects after fractional photothermolysis treatment. *Lasers Surg Med*. 2005;26:86.

Manstein D, Herron GS, Sink RK, Tanner H, Anderson RR. Fractional photothermolysis: a new concept for cutaneous remodeling using microscopic patterns of thermal injury. *Lasers Surg Med*. 2004;34:426–438.

Morrow PC, McElroy JC, Stamper BG, Wilson MA. The effects of physical attractiveness and other demographic characteristics on promotion decisions. *J Manag*. 1990;16:723–736.

Onwudiwe OC, Marmur ES, Cohen JL. Are we too cavalier about antiviral prophylaxis? *J Drugs Dermatol*. 2013;12(2):199–205.

Pozner JN, Goldberg DJ. Histologic effect of a variable pulsed Er:YAG laser. *Dermatol Surg*. 2000;26:733–776.

Pozner JN, Goldberg DJ. Superficial erbium:YAG laser resurfacing of photodamaged skin. *J Cosmet Laser Ther*. 2006;8(2):89–91.

Pozner JN, Roberts TL 3rd. Variable-pulse width Er:YAG laser resurfacing. *Clin Plast Surg*. 2000;27(2):263–271.

Rahman Z, Alam M, Dover JS. Fractional laser treatment for pigmentation and texture improvement. *Skin Therapy Lett*. 2006;11:7–11.

Rahman Z, Rokhsar CK, Tse Y, Lee S, Fitzpatrick R. The treatment of photodamage and facial rhytides with fractional photothermolysis. *Lasers Surg Med*. 2005;36:32.

Sanniec K, Afrooz PN, Burns AJ. Long-term assessment of perioral rhytide correction with erbium:YAG laser resurfacing. *Plast Reconstr Surg*. 2019;143:64–74.

Tannous ZS, Astner S. Utilizing fractional resurfacing in the treatment of therapy-resistant melasma. *J Cosmet Laser Ther*. 2005;7:39–43.

Tannous Z, Laubach HJ, Anderson RR, Manstein D. Changes of epidermal pigment distribution after fractional resurfacing: a clinicopathologic correlation. *Lasers Surg Med*. 2005;36:32.

Tanzi EL, Alster TS. Fractional photothermolysis: treatment of non-facial photodamage with a 1550 nm erbium-doped fiber laser. *Lasers Surg Med*. 2005;36:31.

Weinstein C, Ramirez OM, Pozner JN. Postoperative care following CO_2 laser resurfacing: avoiding pitfalls. *Plast Reconstr Surg*. 1997;100:1855–1866.

Weinstein CW, Ramirez OM, Pozner JN. Carbon dioxide laser resurfacing complications and their prevention. *Aesthet Surg J*. 1997;17:216–225.

Weiss RA, Gold M, Bene N, et al. Prospective clinical evaluation of 1440-nm laser delivered by microarray for the treatment of photoaging and scars. *J Drugs Dermatol*. 2006;5:740–744.

第 10 章
非手术身体塑形技术

刘丽红 王聪敏 廖 勇 范运龙 杨蓉娅 译

☑ 概要和关键点

- 随着肥胖人数的急剧增多以及人们对减肥和改善外形的需求，治疗脂肪和脂肪团已成为常见的美容需求。
- 脂肪过多和脂肪团是两种截然不同的实体结构。脂肪团被认为是一种与激素相关的脂肪细胞和纤维隔膜的组织结构表现，而脂肪过多是由于正常脂肪细胞的过多堆积。
- 对于脂肪过多和脂肪团的治疗方法各异——对一种情况有效的治疗方法对另一种情况则可能没有明显的效果。
- 无创身体塑形是一个迅速发展的美容领域，近年来涌现出许多新技术，并有望在不久的将来得到应用。
- 外用药物如维 A 酸类和甲基黄嘌呤，在理论上可有效改善脂肪和脂肪团的外观，而客观上对其的临床改善有限。
- 注射疗法也是一种选择，包括胶原酶、美塑疗法和注射溶脂。

- 对受累部位进行物理按摩通过促进血液和淋巴液的流动，或许可以改善脂肪和脂肪团的外观。
- 射频装置利用交流电在脂肪细胞中产生离子流和局部热量，可以适度改善脂肪和脂肪团的外观。
- 聚焦超声也能特异性靶向脂肪细胞，利用压力波破坏细胞膜，最终改善脂肪层的外观和厚度。
- 数种使用近红外波长的激光设备联合物理手段已被开发出来，通过刺激真皮胶原蛋白的合成来改善脂肪和脂肪团的外观。
- 已开发出一种靶向针对脂肪细胞的激光，可选择性加热脂肪细胞，从而导致细胞凋亡，达到临床上脂肪体积减少的目的。
- 冷冻溶脂是一种通过控制冷暴露（热提取），选择性损伤脂肪细胞，引起细胞凋亡，并在治疗后的数月内逐渐改善脂肪层的外观和厚度。

一、引言

在美国，肥胖已发展为一种流行病。减肥对许多人来说仍然是一个具有挑战性的目标。脂肪过多不仅给患者带来了美容方面的挑战，还会带来日益显著的重大医疗风险。

本章将重点介绍改善脂肪和脂肪团外观的无创技术，以及这些技术的优点及局限性。本章综述的设备和技术不能作为减肥的方法，而是适度的身体塑形手段。

身体塑形疗法是医学和大众文化中发展最快的领域之一。根据美国皮肤外科学会（American Society for Dermatologic Surgery，ASDS）统计，2019 年实施了约 100 万例身体塑形手术，同比 2018 年增长 60%。

尽管吸脂术仍然是治疗脂肪过剩的金标准，但它属于侵入性手术，伴有相应的不适症状、瘀斑和休工期。在过去的 10 年里，见证了许多无创治疗过多脂肪组织的新技术被开发出来。这些无创设备通过使用多种技术来改善过多脂肪组织的外观，包括减少脂肪的总体体积以及改善脂肪团的外观。

二、脂肪和脂肪团

（一）概述

在讨论治疗方案前，有必要先区分脂肪和脂肪团。肥胖和脂肪过多是一种流行病，主要是由不良的饮食和运动习惯造成的。脂肪是结构正常的脂肪组织的过度沉积。相比之下，脂肪团则被认为是与激素相关的脂肪组织的结构表现，其几乎都存在于青春期后的女性，而男性少见。由于这些差异，有效治疗脂肪过多的技术可能对脂肪团的外观没有任何效果，反之亦然。

> **要点 1**
>
> 　　脂肪过多是由于正常脂肪细胞的堆积，而脂肪团则被认为是与激素相关的脂肪细胞和脂肪间隔的结构表现。因此，对脂肪过多及脂肪团的评估和治疗往往是不同的。

激素被认为可能在脂肪团的形成中发挥了重要作用。雌激素刺激脂肪生成，抑制脂肪分解，导致脂肪细胞肥大。脂肪团在青春期前的女性和任何年龄段的男性中都很罕见，但在青春期后的女性中非常普遍。事实上，有学者建议脂肪团应被视为女性的第二性征。也有学者提出，脂肪团在高危区域形成，这些区域的淋巴和血液循环较差。这些差异最终如何导致脂肪组织的结构异常，从而导致脂肪团的出现，目前尚未完全阐明。

超声和磁共振成像（MRI）研究表明，男性脂肪组织和女性脂肪团结构存在显著差异。男性脂肪组织的纤维间隔以交错的方式排列。从理论上说，这为脂肪组织的整体支架提供了更高的强度，并防止脂肪细胞的疝出；而在女性，脂肪团具有纤维间隔，彼此平行排列并垂直于皮肤表面（图 10.1）。这种结构强度较弱，可导致脂肪组织局部疝出。这种局灶性疝出被认为是造成脂肪团典型的起伏、块状、"松软干酪"外观的原因。MRI 显示，存在脂肪团的女性确实有彼此平行的纤维间隔，尽管这些纤维间隔实际上可能更类似于柱状排列（图 10.2 和图 10.3）。除了这种结构上的差异，MRI、超声和活组织检查也显示，存在脂肪团的女性通常在脂肪

女性　　　　　　　　　　　　　　　　　男性

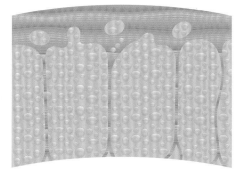 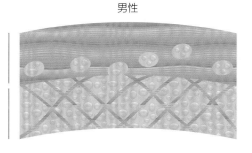

表皮及真皮

皮下层上区

图 10.1　男性和女性皮下纤维从真皮向筋膜延伸的方向（引自：Nurnberger F，Muller G. So-called cellulite: an invented disease. J Dermatol Surg Oncol. 1978；4：221.）

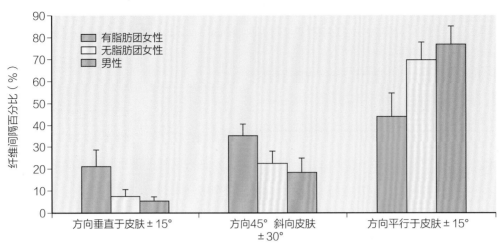

图 10.2　不同性别和脂肪团等条件下纤维间隔网络的结构模式。作者的定量研究结果提示，纤维间隔方向存在显著性差异，并强烈建议将纤维间隔的三维结构建模简化为：女性为垂直模式，而男性为 45° 倾斜（引自：Querleux B, Cornillon C, Jolivet O, Bittoun J. Anatomy and physiology of subcutaneous adipose tissue by in vivo magnetic resonance imaging and spectroscopy: relationships with sex and presence of cellulite. Skin Res Technol. 2002; 8: 118-124.）

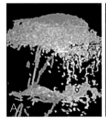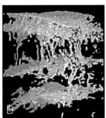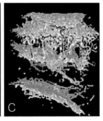

图 10.3　皮下脂肪组织纤维间隔三维结构成像：A. 有脂肪团的女性；B. 正常女性；C. 正常男性（引自：Querleux B, Cornillon C, Jolivet O, Bittoun J. Anatomy and physiology of subcutaneous adipose tissue by in vivo magnetic resonance imaging and spectroscopy: relationships with sex and presence of cellulite. Skin Res Technol. 2002; 8: 118-24.）

组织和真皮之间有一个起伏的、块状的界面，称为脂肪乳头（papillae adipose）。这一界面也可能是导致脂肪团形成的原因。值得注意的是，MRI 图像显示脂肪团的严重程度与脂肪层的厚度无相关性。因此，作者认为，过多的脂肪组织和脂肪团应被视为两个不同的实体，并应分别进行评估和治疗。

（二）脂肪组织和脂肪团的评价

体重指数（body mass index，BMI）即体重（公斤）除以身高（米）的平方，仍然是判断肥胖的经典方法。然而，这可能过于简化，因为没有充分考虑到患者的肌肉和脂肪组织比例或体形因素。此外，许多进行无创身体塑形的患者整体体形可能很好，只是存在如大腿或侧腹部的一些小问题（病例讨论 1）。虽然 BMI 可能是在大样本群体中定义肥胖的一个有用的工具，但我们发现它实际上并不是特别实用。实践中更常使用腿围、腰围、皮褶厚度、视觉评价和照片进行治疗前后对比，因为这些可以更显著地呈现患者的最终临床表现和治疗效果。更重要的是，这些方法如果没有正确地实行，其结果可能会有很大的可变性。例如，腰围没有在完全相同的位置或以完全相同的方式进行测量，测量结果就会不一致，治疗效果将难以确定。治疗前后拍照的照明也会对图像的外观产生很大影响，导致治疗效果的过分夸大或被掩盖。因此，必须对工作人员进行适当的培训，以确保测量和拍照的可靠性和一致性。

病例讨论 1

一位女性患者提出讨论无创减脂治疗方案。她 35 岁，体重 185 磅（84 kg），身高 5 英尺 4 英寸（1.63 m），患有早发型 2 型糖尿病，曾尝试通过节食和运动减肥，但均未成功。最近，她的初级保健医生对她进行评估，鼓励她减肥，以改善她的糖尿病和整体健康状况。她来就诊是因为希望通过医疗方法去除其多余的脂肪组织。

这位患者存在一种普遍的误区，认为无创减脂治疗可以替代大量减肥。这位患者的 BMI 是 31.8，属于肥胖。此外，她已经患有与肥胖相关的共病——糖尿病。这位患者的确需要帮助她减肥并改善她的健康状况，尤其是因为她尝试过减肥但以失败告终。为了帮助她实现其减肥目标，应该建议她制订相关的减肥计划。

如果她对有助于提高减肥成功率的手术感兴趣，这位患者可能是一个很好的人选，可以接受腹腔镜胃束带术、部分胃切除术或胃旁路手术。在患者体重减轻并接近理想体重后，如果仍有局部脂肪过多的问题，那时更适合接受无创身体塑形术。

要点 2

BMI 是一个用于评价整体身体状态的简单工具。但 BMI 通常不是评价局部脂肪堆积过多的最佳方法。此外，肥胖患者（BMI > 30）通常不适合进行无创身体塑形，还需要通过饮食、减肥或其他外科手段干预。

同样，脂肪团也可以通过各种测量和标尺进行评价，每种方法都有其利弊。通常，用侧光直接观察是最简单和最有效的评估手段。基于这些观察，我们介绍一种相对简单的脂肪团外观评分系统，如表 10.1 所示。

最近，超声、MRI 和电导率等技术已被用于评价脂肪组织和脂肪团。这些技术经常用于临床试验，以对新型治疗方法的潜在疗效进行评价。

然而，在全科医学的患者评价和管理中通常不采用这些技术。

表 10.1　脂肪团的分级

I 级	站立、捏肤试验或肌肉收缩时，无或有轻微的皮肤不规则
II 级	站立时没有或仅有轻微的皮肤不规则。通过挤压或肌肉收缩，皮肤凹陷变得明显
III 级	静息状态下呈现典型的皮肤凹陷，伴有可触及的小皮下结节
IV 级	更为严重的褶皱和结节

三、治疗方法

有许多不同的无创身体塑形技术和方法，包括：局部外用药、注射剂、物理治疗、激光与光和冷冻减脂。最佳的治疗方法取决于患者的临床表现、治疗目标，最重要的是他们的偏好。需要强调的是，在大多数情况下，这些方法仅可适度塑形，并不是为了实际减轻体重。

1．外用霜剂

随便逛一逛化妆品专柜或美容店，就会发现市面上有许多宣称能消除脂肪和脂肪团的外用乳霜。一般来说，这些产品中的活性成分被认为可以促进血液循环、改善淋巴引流、诱导脂肪代谢、改善脂肪和脂肪团外观的功能。最常用的成分包括咖啡因、氨茶碱和维 A 酸类。尽管对这些药膏的研究有限，但许多剂型很少或根本没有确凿的证据来支持它们的说法，而活性成分是否可以渗透至有效深度仍有待商榷。

要点 3

很多外用霜剂宣称可以改善脂肪和脂肪团的外观。在作者看来，应该对这些说法持怀疑态度。几乎没有科学证据支持这些说法。

外用维生素 A 衍生物化合物因其可刺激胶原新生，长期以来一直是化妆品的主要成分。理论上，外用维 A 酸类成分可以通过增加胶原沉积和促进糖胺聚糖合成，使纤维隔膜更坚固、更致密，从而改善纤维脂肪团的外观。在临床研究中也可见到一定效果。Kligman 等对 20 名患者进行了一项双盲研究，这些患者每日外用视黄醇 2 次，持续 6 个月，结果证明有临床改善。Pierard-Franchimont 等对 15 名患者的进一步研究显示，外用视黄醇 6 个月后，结缔组织细胞表型发生改变，但明显的脂肪团外观没有显著性改善。因此，尽管局部使用维 A 酸类成分可能对改善脂肪和脂肪团的外观有效果，但改善程度有限。

据报道，甲基黄嘌呤类（如咖啡因）可有效治疗脂肪团。这些药物作为磷酸二酯酶抑制剂可导致环磷酸腺苷（cAMP）水平增加。理论上，cAMP 的增加可以激活激素敏感脂肪酶，从而刺激治疗区域的脂肪分解。研究表明，它们在减少脂肪和脂肪团方面出现了相互矛盾的结果。最近已开发出微粉化磷脂载体来增加甲基黄嘌呤的渗透。

许多草药也被报道对治疗脂肪和脂肪团有效（表 10.2）。这些草药补充剂中的大多数都没有经过严格的测试来确定它们的功效，因此很少或没有科学证据来支持其临床应用。值得注意的是，一项研究表明，即使局部治疗使脂肪团明显改善，但疗效维持时间也很短（＜2 周）。

2．注射制剂

为了溶解多余的脂肪组织和脂肪团，已经有很多药物通过注射的方式用于临床实践。美塑疗法或皮内疗法是将药物直接注射至皮肤的真皮 - 皮下交界处。该方法旨在通过直接作用于脂肪细胞来促进脂肪分解，从而改善脂肪和脂肪团的外观。

另一种与注射相关但又相互独立的技术称为注射溶脂，即将药物（如胆盐）注射至皮下，以化学方式溶解脂肪组织。2015 年，Kybella（脱氧胆酸，艾尔建，加利福尼亚州欧文市）成为美国食品

表 10.2　治疗脂肪团的草药

草药名称	浓度（%）	提取部位	主要成分	作用机制
墨角藻	1	完全干燥的叶状体	—	促进血液循环
假叶树	1～3	根茎及花的顶端	皂苷、鲁斯可皂苷元和新鲁斯可皂苷元	改善微循环
银杏叶	1～3	—	—	改善微循环
朝鲜蓟或洋蓟	—	叶、花头和根	酶、洋蓟素、抗坏血酸、咖啡酰奎宁酸衍生物、类黄酮	减轻水肿，促进利尿
普通常春藤	2	干燥叶、茎	皂苷（特别是常春藤皂苷）	改善静脉和淋巴回流，减轻水肿
地面常春藤	2	—	类黄酮、三萜类和酚酸	增加微血管血流
七叶树	1～3	种子、果壳	三萜皂苷和黄酮、香豆素和单宁	降低溶酶体酶活性和毛细血管通透性
草木樨	2～5	花和叶	香豆素	减轻淋巴水肿，降低毛细血管通透性
积雪草	2～5	叶和根	积雪草苷、羟基积雪草酸、积雪草酸	抗炎，促进愈合
红葡萄	2～7	—	单宁酸、原花青素	含有抗氧化剂，可降低脂质过氧化，增加淋巴和微血管的通透性
育亨宾树、萝芙藤	—	叶、果壳、根	育亨宾	刺激脂肪细胞代谢
木瓜	2～5	果实、叶	木瓜蛋白酶和菠萝蛋白酶（蛋白水解酶）	抗炎作用，减轻水肿

药品监督管理局（FDA）批准的首个注射式减脂剂。它适用于治疗成人颏颈部中至重度脂肪堆积。将每 0.2 ml 药物以网格状的方式间隔 1 cm 注射至颈阔肌前脂肪中。在临床试验中，每个疗程的平均剂量为 4～6 ml。试验中有 28%、43% 和 55% 接受治疗的患者分别在治疗 2 次、3 次和 4 次后的综合改善均 ≥ 1 级。除颏下脂肪外，已证明脱氧胆酸还能有效减少超适应证范围的脂肪组织，如面颊、腹部和腋窝前区域。

2020 年，注射用溶组织梭菌胶原酶（collagenase *Clostridium histolyticum*，CCH）被美国 FDA 批准用于治疗中至重度脂肪团。研究者通过整体美容改善评分（global esthetic improvement scores，GAIS）测量，证明了接受 CCH 注射治疗的女性脂肪团明显改善，并有 10.6% 和 44.6% 的受试者综合效应评价分别为 2 级和 1 级。

3．物理治疗

Endermologie（LPG 系统，法国瓦伦斯市）是一款经 FDA 批准用于按摩皮肤以改善脂肪团外观的设备。该设备使用两个滚轮以及正负压力来治疗患者的皮肤。这项技术被认为可以促进血液和淋巴液流动，从而改变脂肪结构和改善脂肪团的外观。在临床研究中可观察到适度的改善。Gulec 对 33 名接受 Endermologie 治疗 15 个疗程的女性进行的研究表明，通过对视觉量表进行评估，统计分析结果显示脂肪团的外观有显著改善。而仅有少数患者（33 名患者中有 5 名）真正表现出临床改善。Collis 等的一项研究比较了 Endermologie 与氨茶碱乳膏和 Endermologie 联合治疗每周两次的疗效。作者的结论是：尽管 35 例接受 Endermologie 的患者中有 10 例报告其脂肪团外观有所改善，但 Endermologie 并非治疗脂肪团的有效方法。总之，Endermologie 可能会使一些患者的脂肪和脂肪团外观有适度的改善，但可能需要继续治疗才能维持效果。家庭治疗设备如 Well Box 通过不间断的连续治疗有可能使患者受益。

4．皮下分离术

皮下分离术是一种改善脂肪团外观的相对简单的方法。它是将一根特殊的斜面导管针置于所需治疗区域的皮下，然后通过推拉导管操作，以破坏造成脂肪团的纤维束和筋膜。通过破坏这些筋膜纤维带，可以改善脂肪团的外观。常见副作用有瘀斑和水肿。这种方法的临床效果可能因手术医生的技术而异，其临床应用仍有待商榷。

2015 年，Cellfina（德国法兰克福 Merz）被 FDA 批准可用于长期（＞ 2 年）改善臀部和大腿脂肪团的外观。该装置使用真空辅助方法来松解脂肪团下方的纤维带。在局部麻醉下使用电动模式将小刀片插入单个小凹陷中，以切断连接组织带，释放与脂肪团相关的凹陷。在基于安全性和有效性调查的 Cellfina 注册研究中，共有 53 名女性患者接受了该治疗，评估指标为臀部和大腿脂肪团外观改善程度的自我评价，44.4% 的患者报告有改善，30.5% 的患者报告有很大改善。临床医生的整体美容改善评分平均为 2.05 分，为显著改善。最常见的副作用有出血、积液、瘀斑和硬结。

5．体外冲击波疗法

体外冲击波疗法（self-reported improvement，ESWT）应用电能对目标组织造成机械性破坏，而非造成细胞溶解，从而使组织重塑、胶原新生和血管生成。已证明 ESWT 应用于大腿可减少脂肪层厚度，破坏纤维隔膜，改善脂肪团的外观。ESWT 中冲击波的强度和频率与设备有关，这些因素会影响临床结果。还需要更大样本的随机试验来进一步阐明 ESWT 在脂肪代谢和治疗脂肪团方面的安全性和有效性。

6. 射频技术

射频（radiofrequency，RF）通过组织传递正弦交流电来产生热量。交流电作用于组织中，引起离子流，从而通过分子摩擦产生热量。本质上，组织本身是热量的来源，而非实际的设备。因此，射频被认为可引起靶组织块的局部加热，同时限制了能量的间接传播、神经肌肉反应或电解的可能性。脂肪组织具有较高的阻抗和较低的热传递系数。因此，脂肪组织很容易被加热，热量将主要局限于脂肪细胞。许多射频设备已宣称可以改善脂肪和脂肪团的外观。

VelaSmooth 和 VelaShape（赛诺龙，加利福尼亚州欧文市）设备结合物理操作（按摩和负压）、双极射频和红外光（700～2000 nm）治疗多余的脂肪和脂肪团。有学者提出，这些设备通过加热皮下组织和脂肪来改善脂肪和脂肪团，从而增加局部血流量和脂肪分解。Nootheti 等在一项随机临床研究中，将 VelaSmooth 和另一种治疗脂肪团的激光设备（TriActive，赛诺秀，马萨诸塞州韦斯特福德）进行了比较，患者每周接受两次治疗，为期 6 周。治疗后，观察到患者大腿上、下周径减少，脂肪团的外观均有改善（图 10.4 和图 10.5）。对比治疗前后的照片时发现，75% 的患者有改善，但结果不太明显。这两种仪器的疗效差异无统计学意义。使用 VelaSmooth 设备治疗后可能会出现瘀斑，出现瘀斑的概率大于 Triactive 设备（图 10.6）。

BodyFX（盈美特，以色列约克尼穆）是一种 FDA 认证的设备，使用负压耦合的双极射频配置，内置红外皮肤表面温度传感器，加热深层真皮和脂肪细胞。此外，该设备还利用高振幅、高电压、超短（纳秒）脉宽的射频脉冲进入预热的脂肪组织，引起脂肪细胞膜发生不可逆电穿孔。这启动了细胞凋亡的级联反应，最终导致脂肪细胞永久性程序性死亡。Boisnic 等对 21 例患者的临床研究发现，应用 BodyFX 连续治疗 6 次后，腹围（113.4～110.7 cm）、皮下脂肪组织厚度（40.5～38.5 mm）和脂肪组织重量均有显著减少。重要的是观察到了组织学变化，包括脂肪细胞体积

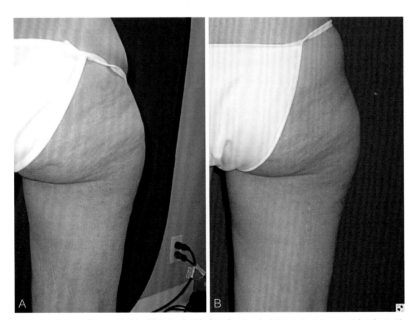

图 10.4　一名 47 岁女性治疗前（A）和应用 VelaShape 治疗 6 次后（B）（照片由 Neil S. Sadick 提供。引自：Sadick NS. VelaSmooth and VelaShape. In Goldman MP, Hexsel D, eds. Cellulite: Pathophysiology and Treatment. 2nd ed. New York, NY: Informa Healthcare; 2010: 108 - 114.）

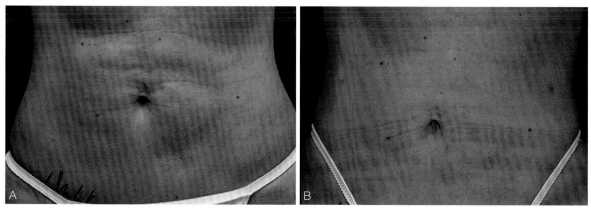

图 10.5　一名 37 岁女性治疗前（A）和应用 VelaShape 治疗 7 次后（B）（照片由 Neil S. Sadick 提供。引自：Sadick NS. VelaSmooth andVelaShape. In Goldman MP, Hexsel D, eds.Cellulite：Pathophysiology and Treatment. 2nd ed. New York, NY: Informa Healthcare; 2010: 108-114.）

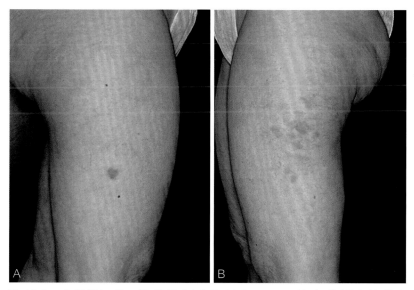

图 10.6　应用 Triactive 治疗后（A）和 Velasmooth 治疗后（B）的紫癜反应（引自：Nootheti PK, Magpantay A, Yosowitz G, Calderon S, Goldman MP. A single center, randomized, comparative, prospective clinical study to determine theefficacy of the Velasmooth system versus the Triactive system for thetreatment of cellulite. Lasers Surg Med. 2006; 38: 908-912.）

要点 5

　　瘀斑是激光、光疗和非手术设备治疗脂肪的常见不良反应。瘀斑常与真空压力和设备的物理操作相关，而非激光或设备本身造成。

变小和形状萎缩，脂肪细胞凋亡水平增加，胶原合成增加，真皮组织致密和重组。

　　单极容积式射频仪可进行更广泛、更深层的加热，被推荐用于脂肪和脂肪团的治疗。Goldberg 等对 30 名患者进行了单极射频（深蓝，飞顿激光，伊利诺斯州布法罗格罗夫）治疗，治疗间隔为 1 周，共 6 次疗程，观察到平均腿围减少 2.45 cm。由于缺乏对照比较，该研究存在一定的局限性。一般来说，周长不是评价脂肪团改善的良好指标。尽管疗效有限，但组织学标本确实显示了真皮纤维化，这可以解释临床症状的改善。

　　TruSculpt ID 设备（Cutera，加州布里斯班）

使用单极射频选择性加热脂肪层，平均脂肪减少24%。该设备有多个固定或滑动的手具，可以单独针对特定的身体区域包括腹部、侧腰、手臂、四肢和颏下。该设备可以实现连续实时监测温度和自动调节温度，使脂肪层保持在45 ℃以上，同时冷却皮肤温度保持在2~3 ℃。有研究表明，单次治疗腹部和侧腰后，3个月的平均脂肪厚度减少1.9 cm。副作用包括轻度自限性不适、红斑、水肿和短暂可触及的皮下结节。最近，已将射频与其他方式如红外光和超声进行联合治疗，疗效更佳。需要进一步的临床研究来确定这些射频设备的潜在作用。

7. 超声设备

临床上常应用超声成像设备对患者进行诊断。聚焦超声也被开发用于治疗皮下组织和脂肪细胞。

Liposonix设备（索塔医疗，博士伦，华盛顿州博塞尔）是被FDA批准的用于减小腰围的无创治疗设备。Jewell等在对Liposonix设备的研究中发现，单次治疗后的改善效果显著。180名患者被随机分为两组，对照组接受模拟治疗，另一组接受高强度聚焦超声治疗（分为高能量组和低能量组）。超声治疗12周后，与对照组相比，接受高剂量治疗组的患者腰围明显改善（–2.44 cm vs. –1.43 cm）。根据医生的评估，观察到患者有"改善"或"明显改善"，患者对其治疗感到满意。治疗过程通常很痛苦，治疗后会出现瘀斑和水肿，但未观察到明显的实验室检查异常，包括血脂、炎症标志物、凝血、肝肾功能、血液系统评价或血液化学指标。

2014年，非热能脉冲超声Ultrashape系统（赛诺龙，马萨诸塞州马尔堡）获得FDA批准用于治疗多余的脂肪组织。Teitelbaum等对164名患者进行了一项前瞻性、非随机、对照试验，以确定该设备的疗效。137名患者接受了一次腹部、大腿或腰部的超声治疗，12周后，观察到腹部、大腿和腰部平均周长分别减少了2.3 cm、1.8 cm和1.6 cm。

大多数（77%）的围度改善发生在治疗后的前14天内。随后的一项研究表明，采用非热脉冲超声系统治疗后，腹部脂肪也有类似的显著改善。

超声技术是无创脂肪治疗领域中一个新兴领域。最初，许多超声技术被结合到吸脂治疗中，称为超声辅助吸脂（ultrasound assisted liposuction，UAL）。然而，最近的高强度聚焦超声被开发为一种独立的、无创的治疗手段，用于改善脂肪和脂肪团的外观。这些设备需要进一步的临床研究来确定其长期疗效和安全性。它们为无创脂肪治疗领域带来了新的希望和机遇。

8. 激光与光

许多不同光源的光和激光已被推荐用于治疗脂肪和脂肪团。其中多数与吸脂手术相结合，被称为激光辅助吸脂（laser-assisted liposuction，LAL），但这些设备的吸脂操作仍然是有创性的。还有其他一些设备已经被作为无创治疗脂肪和脂肪团的有效方法进行销售宣传，但可能缺乏明确的客观证据来证明其有效性。一些宣称能改善脂肪和脂肪团的设备实际上并不影响脂肪细胞本身，而是针对真皮，试图刺激胶原蛋白的形成或重塑。波长在近红外波段的设备以及强脉冲光（IPL）源都属于这一类。

TriActive设备结合了深层组织按摩和负压作用（类似于Endermologie），同时应用了接触式冷却和低强度半导体激光器（808 nm）。该设备旨在增加淋巴引流，改善血液流动，同时收紧治疗区域的皮肤，这被认为可以改善脂肪团的外观。患者通常每周接受两次治疗，治疗后逐步改善。临床研究中观察到患者的脂肪团外观以及臀部和大腿围度得到了客观改善，主观改善包括皮肤凹陷外观减少、肢体整体轮廓和皮肤纹理改善（图10.7）。虽然许多患者（约20%）出现轻微瘀斑，但治疗耐受性良好。

SmoothShapes设备（Eleme Medical，新罕布什尔州梅里马克）结合了两种不同波长的按摩系统，类似于Endermologie。据报道，915 nm波长半导体可导致脂肪液化，650 nm 波长可提高脂肪膜的通透性，从而使脂肪细胞被动员至间质中。该设备通常在治疗期间进行多次治疗，每周进行 2 ~ 3 次治疗以获得最佳疗效。Lach 和 Kulick 在临床研究中根据 MRI 评估发现，SmoothShapes 设备可以减少皮下脂肪室的厚度。该设备耐受性良好，未见明显相关的不良反应。

VelaSmooth 和 VelaShape 设备结合物理操作与射频技术、红外能量，从而实现脂肪和脂肪团的多模式治疗。这些设备的性能在射频部分中已经讨论过了。除了组合不同类型的模式外，最近的研究还探究了使用不同波长的激光联合治疗减少脂肪层并紧致皮肤。一项研究证实，应用 1064 nm Nd：YAG 激光和 2940 nm Er：YAG 激光联合治疗腹部脂肪后，腰围明显减小，脂肪层减少，皮肤松弛得到改善。

专门针对于脂肪治疗的激光 Sculpsure（赛诺秀，马萨诸塞州韦斯特福德 ）是美国 FDA 批准的一种无创脂肪分解激光设备。与前面讨论的激光设备相比，Sculpsure 使用 1060 nm 半导体激光特异性靶向脂肪细胞。这种波长的光能有效地加热脂肪细胞，同时对真皮和周围组织进行最小程度的加热。该设备在 25 分钟的治疗过程中通过加热和冷却阶段循环，将脂肪细胞加热并保持在 42 ~ 47 ℃。这种对脂肪细胞的加热导致它们经历热刺激的凋亡，然后脂肪细胞在 6 ~ 12 周内被身体的淋巴系统清除。Sculpsure 单次治疗后，脂肪体积（MRI 测量）平均减少 24%。

9．冷冻溶脂

CoolSculpting（酷塑，艾尔建，加利福尼亚州普莱森顿 ）是一种 FDA 认证的无创减脂设备。它利用冷冻溶脂技术选择性地冷却脂肪，提取能量，最终引起细胞凋亡。治疗是将真空敷贴器应用于患者所需的治疗区域，可以有效且安全地治疗各个部位包括腹部、侧腹、上臂、腋窝前脂肪、大腿内外侧和颏下。然后该设备会产生适度的真空，将组织拉入治疗板之间，并压紧以减少局部皮肤血流，提高冷却效率。治疗周期从 35 分钟到 75 分钟不等，治疗结束时，皮肤会出现冰凉、紧致和红润。脂肪组织通常被吸附模塑成治疗真空敷贴器的形状。治疗结束时，医生用手或者借助声波装置按摩该区域，以破坏任何结晶化的脂肪细胞。在接下来的数周至数月内，脂肪细胞被身体动员和清除（病例讨论 2）。

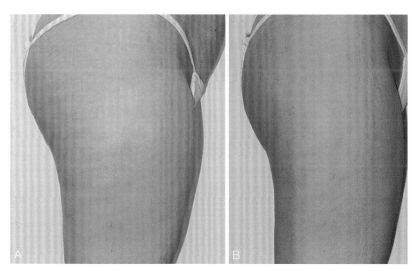

图 10.7　脂肪团治疗前（A）和 Triactive 治疗 10 次后（B）（引自：BoyceS, Pabby A, Chuchaltkaren P, Brazzini B, Goldman MP. Clinicalevaluation of a device for the treatment of cellulite: Triactive. Am JCosmet Surg. 2005; 22：233-237.）

病例讨论 2

一位53岁的女性身高5英尺6英寸（1.68 m），体重145磅（66 kg），目前在治疗腹部多余的脂肪。患者由于担心有创吸脂手术的风险，所以更倾向无创治疗方案。

该患者的BMI在正常范围内（23.4），但脐下确实有局部多余的脂肪组织，没有明显的皮肤赘肉。若患者可以接受，她可能是进行局部肿胀吸脂非常理想的病例。然而，患者不希望进行有创手术。在讨论了各种方案后，她选择接受CoolSculpting治疗这个区域。建议的治疗区域被标记出来（图10.8A中显示了一个单独的但有代表性的患者）。由于治疗区域面积的原因，需要在同一治疗过程中使用两个应用程序来治疗整个区域，每个区域都用X标记（图10.8B）。进行夹紧测试，确保设备内的治疗面积能被有效提升（图10.8C）。患者接受了治疗，未见不良反应。

该治疗需要重点提示患者，术后2~3个月内暂时看不到效果。在术后照片中，患者单次冷冻溶脂治疗16周后，可见腹部脂肪体积明显减小，外观改善（图10.8D和E）。

在一项临床研究中，治疗区域的脂肪厚度在单次CoolSculpting治疗后显著减少（高分辨率超声测量，平均脂肪垫厚度减少22.4%）。在本研究的32名患者中，所有患者在单次治疗后均获得了明显的轮廓改善。效果最好的是有局限性离散性脂肪隆起的患者。另一项研究表明，79%的患者报告称单次CoolSculpting治疗2~4个月后，其腹部脂肪外观获得临床改善。一项研究对42名患者的大腿内侧脂肪进行了治疗，超声测量显示，大腿内侧周长减少了0.9 cm，脂肪厚度减少了2.8 mm。在这些研究中，该疗法耐受性良好，并且可一定程度上改善皮肤的紧致度。

治疗后患者治疗区可能会出现瘀斑，这可能是由于设备的真空效应所致。随着新型吸附器的使用，吸力得到改进，从而降低了瘀斑出现的概率。许多患者在治疗区域出现短暂的感觉改变、麻木甚至剧烈疼痛，持续长达2周。在极少数情况下，疼痛需要服用止痛药治疗，如普瑞巴林或加巴喷丁。无论是在最初的动物研究还是人体临床研究中，冷冻溶脂后，血脂和肝功能检测均未发现明显变化。治疗时，每个治疗周期都存在治疗成本（即一次性耗材）。到目前为止，尚无皮肤瘢痕或溃疡的病例报告。然而，已经有关于反常性脂肪增生（paradoxical adipose hyperplasia，PAH）的报道，即在CoolSculpting治疗后出现治疗部位的脂肪增多；幸运的是，这种情况很少见，发生率在0.02%~0.39%。一旦发生PAH，建议避免进行其他任何无创减脂操作和传统吸脂术治疗。

自推出市场以来，CoolSculpting设备经过多年的发展，增加了多个真空敷贴器，可用于不同的身体部位。此外，真空敷贴器也同样在发展，为患者提供更快、更有效和更舒适的治疗。最新的CoolSculpting Elite手具允许有更多的组织接触，吸力更大，冷却更均匀，治疗更快速，现在每台设备可以通过两个单独的精细手具同时治疗两个部位。因此，使用两台设备就可以一次治疗4个身体部位。

要点 6

CoolSculpting治疗后，对治疗部位进行轻柔按摩，破坏脂肪细胞结晶，提高治疗效果。

总之，冷冻溶脂是一种安全、有效、简单的治疗，在治疗后2~4个月内逐渐减少多余脂肪。值得注意的是，该设备最适合局限性离散性脂肪隆起，而非用于治疗肥胖或替代大容量吸脂。

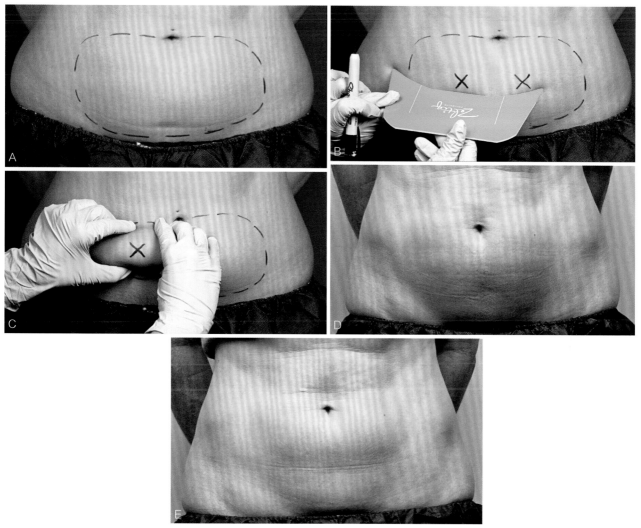

图 10.8 一名女性患者提出要治疗脐下局部堆积的多余脂肪组织。A. 由医生划定治疗区域。B. 治疗医生将治疗手具的大小与计划的治疗区域进行比较。本例中考虑到计划治疗区域的面积，需要两个疗程来治疗整个区域。每个治疗区域的中心用 X 标记。C. 在治疗前对该区域进行夹紧测试，以确保该区域能在设备中被有效提升。D. 在患者进行冷冻溶脂治疗前拍摄治疗区域的基线照片。E. 患者在接受一次腹部冷冻溶脂治疗 16 周后，注意脂肪垫厚度外观的显著改善（照片 A~C 由位于加利福尼亚州普莱森顿市的 Zeltiq 公司提供，照片 D 和 E 由佛罗里达州科勒尔盖布尔斯市的 Flor Mayoral 医生和加利福尼亚州普莱森顿市的 Zeltiq 公司提供）

小结

近年来，无创身体塑形领域的发展迅速。尽管脂肪抽吸术和外科手术仍然是去除大量脂肪的金标准，但通过无创治疗来改善脂肪和脂肪团外观，具有操作简单、治疗时间短、休工期短或无休工期等特点。对于寻求无创治疗的患者来说，外用乳膏、注射剂和物理操作都是一种选择。

在激光、光和设备领域，有许多可供患者选择的方法，包括射频、聚焦超声、激光和冷冻溶脂。这些技术在过去 10 年中相对较新，最终的治疗效果将继续通过临床对照试验来判定。目前对这些设备进行的病例对照研究非常有限，因此很难对这些设备的疗效进行确切的比较。对患者来说，最好的选择最终取决于其治疗目标和预期。

扩展阅读

ASDS Survey on Dermatologic Procedures. ASDS. American Society for Dermatologic Surgery. 2021. https://www.asds.net/medical-professionals/practice-resources/asds-survey-on-dermatologic-procedures.

Bass LS, Kaminer MS. Insights into the pathophysiology of cellulite: a review. *Dermatol Surg.* 2020;46(suppl 1):S77–S85.

Bhatia A, Hu E, Kothare A. Abdominal circumference reduction using a non-invasive monopolar radiofrequency device—a pivotal study with 70 subjects. Paper presented at 2017 Annual ASLMS Meeting; San Diego, CA.

Boisnic S, Divaris M, Nelson AA, Gharavi NM, Lask GP. A clinical and biological evaluation of a novel, noninvasive radiofrequency device for the long-term reduction of adipose tissue. *Lasers Surg Med.* 2014;46(2):94–103.

Byun SY, Kwon SH, Heo SH, Shim JS, Du MH, Na JI. Efficacy of slimming cream containing 3.5% water-soluble caffeine and xanthenes for the treatment of cellulite: clinical study and literature review. *Ann Dermatol.* 2015;27(3):243–249.

Carruthers J, Stevens WG, Carruthers A, Humphrey S. Cryolipolysis and skin tightening. *Dermatol Surg.* 2014;40(suppl 12):S184–S189.

Collis N, Elliot LA, Sharpe C, Sharpe DT. Cellulite treatment: a myth or reality: a prospective randomized, controlled trial of two therapies, endermologie and aminophylline cream. *Plast Reconstr Surg.* 1999;104(4):1110–1114.

Derrick C, Shridharani S, Broyles J. The safety and efficacy of cryolipolysis: A systemic review of available literature. *Aesthet Surg J.* 2015;35(7):830–836.

Dierickx CC, Mazar JM, Sand M, Koenig S, Arigon V. Safety, tolerance, and patient satisfaction with noninvasive cryolipolysis. *Dermatol Surg.* 2013;39(8):1209–1216.

Dover JS, Kenkel JM, Carruthers A, Lizzul PF, Gross TM, Subramanian M, et al. Management of patient experience with ATX-101 (deoxycholic acid injection) for reduction of submental fat. *Dermatol Surg.* 2016;42(suppl 1):S288–S299.

Dover JS, Shridharani SM, Bloom JD, Somogyi C, Gallagher CJ. Reduction of submental fat continues beyond 28 days after ATX-101 treatment: results from a post hoc analysis. *Dermatol Surg.* 2018;44(11):1477–1479.

Glogau RG, Glaser DA, Callender VD, Yoelin S, Dover JS, Green JB, et al. A double-blind, placebo-controlled, phase 3b study of atx-101 for reduction of mild or extreme submental fat. *Dermatol Surg.* 2019;45(12):1531–1541.

Goldberg DJ, Fazeli A, Berlin AL. Clinical, laboratory and MRI analysis of cellulite treatment with a unipolar radiofrequency device. *Dermatol Surg.* 2008;34(2):204–209.

Goldman MP, Sadick NS, Young L. Phase 2a, randomized, double-blind, placebo-controlled dose-ranging study of repeat doses of collagenase *Clostridium histolyticum* for the treatment of edematous fibrosclerotic panniculopathy (cellulite). *J Am Acad Dermatol.* 2015;72:AB19.

Gulec AT. Treatment of cellulite with LPG endermologie. *Int J Dermatol.* 2009;48(3):265–270.

Hexsel D, Siega C, Schilling-Souza J, Porto MD, Rodrigues TC. A comparative study of the anatomy of adipose tissue in areas with and without raised lesions of cellulite using magnetic resonance imaging. *Dermatol Surg.* 2013;39(12):1877–1886.

Hugul H, Oba MC, Kutlubay Z. Efficacy of focused radiofrequency with ultrasound in body contouring: A study of 64 patients. *J Cosmet Dermatol.* 2021;20(8):2507–2511.

Humphrey S, Sykes J, Kantor J, Bertucci V, Walker P, Lee DR, et al. ATX-101 for reduction of submental fat: a phase III randomized controlled trial. *J Am Acad Dermatol.* 2016;75(4):788–797.e7.

Jewell ML, Baxter RA, Cox SE, et al. Randomized sham-controlled trial to evaluate the safety and effectiveness of a high-intensity focused ultrasound device for noninvasive body sculpting. *Plast Reconstr Surg.* 2011;128(1):253–262.

Jones DH, Carruthers J, Joseph JH, Callender VD, Walker P, Lee DR, et al. REFINE-1, a multicenter, randomized, double-blind, placebo-controlled, phase 3 trial with ATX-101, an injectable drug for submental fat reduction. *Dermatol Surg.* 2016;42(1):38–49.

Kaminer MS, Coleman 3rd WP, Weiss RA, Robinson DM. Coleman WP, 4th, Hornfeldt C. Multicenter pivotal study of vacuum-assisted precise tissue release for the treatment of cellulite. *Dermatol Surg.* 2015;41(3):336–347.

Kesty K, Goldberg DJ. Combination treatment with 150 W bipolar radiofrequency, infrared light, and ultrasound-induced lipolysis for thigh circumference reduction. *J Cosmet Dermatol.* 2020;19(9):2301–2305.

Klein KB, Zelickson B, Riopelle JG, et al. Non-invasive cryolipolysis for subcutaneous fat reduction does not affect serum lipid levels or liver function tests. *Lasers Surg Med.* 2009;41(10):785–790.

Kligman AM, Pagnoni A, Stoudemayer T. Topical retinol improves cellulite. *J Dermatolog Treat.* 1999;10:119–125.

Kulick MI. Evaluation of a noninvasive, dual-wavelength laser-suction and massage device for the regional treatment of cellulite. *Plast Reconstr Surg.* 2010;125(6):1788–1796.

Lach R. Reduction of subcutaneous fat and improvement in cellulite appearance by dual-wavelength, low-level laser energy combined with vacuum and massage. *J Cosmet Laser Ther.* 2008;10(4):202–209.

Manstein D, Laubach H, Watanabe K, et al. Selective cryolysis: a novel method of non-invasive fat removal. *Lasers Surg Med.* 2008;40(9):595–604.

Ngamdokmai N, Waranuch N, Chootip K, Jampachaisri K, Scholfield CN, Ingkaninan K. Cellulite reduction by modified thai herbal compresses; a randomized double-blind trial. *J Evid Based Integr Med.* 2018;23:2515690X18794158.

Nikolis A, Enright KM. A multicenter evaluation of paradoxical adipose hyperplasia following cryolipolysis for fat reduction and body contouring: a review of 8, 658 cycles in 2, 114 patients. *Aesthet Surg J.* 2021;41(8):932–941.

Nootheti PK, Magpantay A, Yosowitz G, Calderon S, Goldman MP. A single center, randomized, comparative, prospective clinical study to determine the efficacy of the Velasmooth system versus the Triactive system for the treatment of cellulite. *Lasers Surg Med.* 2006;38(10):908–912.

Pierard-Franchiemont C, Pierand GE, Henry F, Vroome V, Cauwenbergh G. A randomized, placebo controlled trial of topical retinal in the treatment of cellulite. *Am J Clin Dermatol.* 2000;1(6):369–374.

Rudolph C, Hladik C, Hamade H, Frank K, Kaminer MS, Hexsel D, et al. Structural gender dimorphism and the biomechanics of the gluteal subcutaneous tissue: implications for the pathophysiology of cellulite. *Plast Reconstr Surg*. 2019;143(4):1077–1086.

Sadick NS, Goldman MP, Liu G, Shusterman NH, McLane MP, Hurley D, et al. Collagenase *Clostridium histolyticum* for the treatment of edematous fibrosclerotic panniculopathy (cellulite): a randomized trial. *Dermatol Surg*. 2019;45(8):1047–1056.

Schilling L, Saedi N, Weiss R. 1060 nm diode hyperthermic laser lipolysis:the latest in non-invasive body contouring. *J Drugs Dermatol*. 2017;16(1):48–52.

Shridharani SM. Injection of an adipocytolytic agent for reduction of excess periaxillary fat. *Aesthet Surg J*. 2019;39(12):NP495–NP503. 13.

Shridharani SM. Improvement in jowl fat following ATX-

101 treatment: results from a single-site study. *Plast Reconstr Surg*. 2020;145(4):929–935.

Vas K, Besenyi Z, Urban S, Badawi A, Pavics L, Eros G, et al. Efficacy and safety of long pulse 1064 and 2940 nm lasers in noninvasive lipolysis and skin tightening. *J Biophotonics*. 2019;12(9):e201900083.

Weinstein Velez M, Ibrahim O, Petrell K, Dover JS. Nonthermal pulsed ultrasound treatment for the reduction in abdominal fat: a pilot study. *J Clin Aesthet Dermatol*. 2018;11(9):32–36.

Young VL, DiBernardo BE. Comparison of cellulite severity scales and imaging. *Methods. Aesthet Surg J*. 2021;41(6):NP521–NP537.

Zelickson BD, Burns AJ, Kilmer SL. Cryolipolysis for safe and effective inner thigh fat reduction. *Lasers Surg Med*. 2015;47(2):120–127.

第11章 肌肉调节和塑形

张名望 刘媛媛 廖 勇 祝 贺 译

概要和关键点

- 肌肉调节是无创身体塑形的一个新的前沿领域，具有美容和功能两方面的意义。
- 治疗时必须始终将肌肉上覆盖的脂肪层联系起来考虑——过多的脂肪会降低或掩盖美容疗效。
- 电磁肌肉刺激（electromagnetic muscle stimulation，EMMS）是利用电磁感应作用于肌肉，刺激运动神经并引起反复和最大限度的肌肉收缩。
- 神经肌肉电刺激（neuromuscular electrical stimulation，NMES）是通过皮肤表面电极施加的电流来直接刺激运动神经，导致骨骼肌纤维最大限度的收缩。
- 肌肉调节及塑形设备可与冷冻溶脂术等其他技术相结合，以产生协同效应。

一、引言

通常，"健美紧致"的体形是长期健康饮食、持续力量训练和少量遗传随机因素综合作用的结果。对于那些尝试进行规律饮食和锻炼的人来说，由于动力减弱和时间不足，他们的失败率通常很高，拥有"雕塑般腹肌"的目标经常被其他诉求所取代。而那些接近或已经达到身体管理目标的人往往对如何获得更健美的外形感兴趣。

近年来，一些无创身体塑形领域的研究者们专注于通过诱导脂肪细胞凋亡来减少皮下脂肪。随着人们对通过诱导肌肉肥大和提升紧致度进而改善塑形的兴趣增长，既往有效而成熟的技术已被重新应用于新的健美塑形领域。

随着越来越多的文献证据和临床实践经验的积累，电磁肌肉刺激（EMMS）和神经肌肉电刺激（NMES）这两项技术作为传统阻力训练的替代或补充项目，为有兴趣调整基础肌肉层的人群提供了新的选择。现有的 EMMS（EmSculpt® 和 CoolTone®）和 NMES（truSculpt flex®）设备可以让求美者拥有更紧实、更健美的外观，并具有良好的风险 – 回报比。本章旨在综述这些新兴技术，重点介绍它们的机制、临床效果、不良反应和个体化选择，以便在临床上更好地应用以塑造美观的体形。

要点 1

每位求美者在基线和治疗后均应进行拍照，并测量体重和周长（适用于大腿、腹部和手臂）。

要点 2

指导求美者保持健康的饮食并定期锻炼，以提升并延长治疗效果。

二、电磁肌肉刺激

电磁肌肉刺激（EMMS）利用了电磁肌肉感应的理念，该理念最早于 1831 年由 Faraday 提出，用于刺激运动神经。由施加在治疗区域附近线圈产生的快速交变磁场在组织内产生二次电流。电流使运动神经元去极化，从而引起肌肉收缩。电磁刺激的应用通常无痛，因为它优先去极化直径较大、电阻较低的运动神经，而对直径较小、电阻较高的神经（如皮肤伤害性感受器）没有影响。

EMMS 诱导的运动神经刺激绕过了中枢和外周神经通路。因此，可以实现对骨骼肌的完全激活，因为其收缩不受这些通路的激发速率和传导性的限制（如在自主肌肉收缩间期）。此外，EMMS 通过高频发送脉冲，防止肌肉完全松弛。其结果是导致肌肉产生超大收缩或强直性收缩，这是一种无法通过自主肌肉收缩实现的现象。这种高度应激状态触发肌肉的变化，作为对上述状态的适应性反应，被认为有利于肌肉肥大和增生。

EMMS 在过去被用于治疗肌肉骨骼和泌尿生殖系统疾病。目前，越来越多的文献支持将 EMMS 技术应用于美容医学领域，特别是无创身体塑形。

目前，已上市两种经 FDA 批准的商业化 EMMS 设备：EmSculpt®（BTL Industries, Marlborough, MA）和 CoolTone®（Zeltiq Aesthetics Inc, Pleasanton, CA）。EmSculpt® 于 2016 年获得批准，用于增强、紧致以及塑造腹部、臀部、大腿、上臂和小腿。值得注意的是，研究 EmSculpt® 时经常提到 "HIFEM"（high intensity focused electromagnetic，高强度聚焦电磁）疗法，这是该设备特有的专属术语。CoolTone® 于 2019 年被批准用于增强、塑造和紧致腹部、臀部和大腿。这两种设备的治疗方案通常包括两周内进行 4 次、每次 30 分钟的治疗，间隔 2～3 天。

对受试者腹部进行 4 次 EMMS 治疗，结果使腰围平均减小 4.37 ± 2.63 cm（$P < 0.01$），腹部外观也得到改善。Katz 等分别在 1 个月和 3 个月通过超声评估观察到腹部皮下脂肪厚度减少了 19% 和 23%。4 次 EMMS 治疗后的 MRI 评估显示肌肉增长（腹直肌厚度增加 15.4%）、脂肪减少（脂肪组织厚度减少 18.6%）和腹直肌分离改善（腹直肌分离减少 10.4%）。腰围平均减少 3.8 cm，并且这些变化在 6 个月内保持稳定。Kent 和 Jacob 在进行 8 次治疗后也报告了类似的结果。但研究者指出，大部分腰围减少是在第 4 次治疗后观察到的。这些研究都未显示 EMMS 治疗后体重有显著变化。

研究还证明了 EMMS 在无创臀部增大和提升方面的适用性。Busso 等认为，在臀部提升和肌肉松弛减轻的同时，臀部的形状和体积对外形的改观有利。受试者报告了较高的满意度评分，没有描述与治疗相关的不适感。Jacob 等还表明，EMMS 使臀部产生提升效果，改善了臀沟和臀部整体紧致度，并提高了受试者的自信心和满意度。Palm 应用 MRI 的客观数据证明在治疗后第 1 个月和第 3 个月，肌肉大小分别增加了（10.81 ± 1.60）% 和（13.23 ± 0.91）%。臀部脂肪组织和体重没有明显变化。

EMMS 应用于手臂和小腿的数据有限。在两名接受 EMMS 治疗的受试者中，MRI 评估显示，肱二头肌、肱三头肌和腓肠肌的肌肉质量分别增加了 17.1%、10.2% 和 14.6%，而手臂和小腿的皮下脂肪厚度分别减少了 12.8% 和 9.9%。

多项研究探究了 EMMS 对肌肉和脂肪的微观影响，结果参差不齐。Duncan 和 Dinev 应用组织病理学评估揭示了应用 EMMS 在细胞水平上的肥大效应。通过对实验猪进行 4 次治疗后获取的肌肉活检样本的组织学评价显示，治疗后两周，肌肉密度增加了 20.56%。同样，肌纤维密度增加，单个肌肉纤维的大小增加了 12.15%。Weiss 和 Bernardy 还使用从活体猪模型中获取的活检和血液样本，检测结果显示脂肪细胞凋亡显著增加，并得到脂肪和肌肉代谢改变的生化证据。Zachary 等对人类受试者进行的后续研究中，未显示出脂肪细胞损伤或炎症反应的组织学证据。

EMMS 可以与其他技术联合应用以产生协同效应。Kilmer 等发现，使用 EMMS 进行 4 次治疗并辅以 1 次冷冻溶脂治疗，相比单独使用 EMMS 或单独使用冷冻溶脂治疗，能够获得更好的腹围缩小效果和更高的满意度。

EMMS 治疗通常耐受性很好。治疗的不良反应包括肌痛、暂时性肌肉痉挛、关节痛和治疗部位红斑。求美者还可能出现肌肉疲劳，通常在 12 ~ 48 小时内会自行缓解。禁忌证包括体内有金属或电子设备植入物，包括但不限于起搏器、植入式听力设备、植入式除颤器、植入式神经刺激器、药物泵和助听器。不建议患有发热、恶性肿瘤、出血性疾病、癫痫、近期做过手术、肺功能不全、Graves 病或妊娠者使用 EMMS。在有活动性皮炎或感染部位、经期子宫、心脏或头部区域、新骨生长区域、颈动脉窦、颈部或口腔部位以及异常感觉的皮肤上不应使用 EMMS（病例讨论 1）。

病例讨论 1

一名 34 岁的女性求美者前来咨询关于腹部紧致和塑形的治疗方案。目前她产后 6 个月，其他方面都很健康，体内没有植入金属或器械。她目前正处于月经期。患者表示她对无创手术感兴趣，但担心会疼痛。她还想知道自己是否会因为治疗而减轻体重。

该求美者身高 5 英尺 6 英寸（1.68 m），体重 141 磅（64 kg），体重指数（BMI）为 22.8。在她的脐周区域可触及局部过多的脂肪组织，伴有一定程度的肌肉松弛和腹直肌分离。为了估算皮下脂肪层的厚度，进行了挤压试验，结果发现厚度小于 3 cm。

经过评估，医生认为她适合使用 EMMS 进行治疗。然而，EMMS 不建议在月经期间使用，因为这可能会加重痛经。她也被告知在临床试验中，没有证据显示 EMMS 会明显改变体重。她选择进行 EMMS 治疗，并在月经周期结束后返回接受治疗。

该求美者共接受了 4 次 EMMS 治疗，间隔 2 周，每次治疗持续 30 分钟。她将治疗过程中的感觉描述为"奇怪"，但并不痛苦。每次治疗后，她都会出现暂时性肌肉疲劳，24 小时内可自行缓解。未观察到其他不良反应。她感觉到肌肉紧致度有所改善，并欣喜地发现她的牛仔裤穿起来更合身了。客观上看，她的腹直肌分离和相应的腰围也缩小了。

三、神经肌肉电刺激

神经肌肉电刺激（NMES）通过皮肤表面电极施加电流，直接刺激运动神经，导致骨骼肌纤维收缩。在自主肌肉收缩过程中，主要由 I 型（慢收缩、抗疲劳）纤维组成的较小运动单元首先被激活；与自主肌肉收缩相反，NMES 肌肉收缩优先激活 II 型（快收缩）纤维，因为它们的运动神经直径较大，对电刺激的阈值相对较低。随着这些纤维开始疲劳，具有更高阈值的远程运动单元被激活。

要点 3

NMES 通过高频（20 ~ 50 Hz）刺激运动神经产生肌肉收缩。相反，经皮电神经刺激（transcutaneous electrical nerve stimulation, TENS）利用低频（2 ~ 10 Hz）作用于感觉神经纤维来抑制疼痛冲动。TENS 不会引起肌肉收缩。

NMES 作为一种增强肌肉力量和改善功能的方法在文献中得到了很好的验证。早在 1964 年就有关于 NMES 的使用报道，在过去 60 年里，NMES

一直是康复专家、骨科医生和运动员用来提高力量、增加运动范围、减少萎缩和疼痛的一种治疗方法。值得注意的是，关于 NMES 的文献几乎完全来自这些专业，并且在患者群体（基线体质、合并症和体能水平）、治疗方案和设备的频率方面存在显著的异质性。

Jones 等对涉及 900 多名慢性阻塞性肺疾病、慢性心力衰竭和癌症患者的 18 项研究的 Cochrane 回顾分析显示，与对照组相比，股四头肌肌力有显著改善，肌肉质量增加，运动能力有显著改善。证据的总体等级质量被判定为"低"。其他评估 NMES 用于脊髓损伤和重症监护室患者的研究结果尚不明确。在一项关于健康成年人的研究中，磁共振成像显示 NMES 可显著增加腹直肌和腹侧壁肌肉的大小，并在同一研究人群中，NMES 提高了腹部肌肉的力量和耐力以及腰盆的稳定性。

NMES 作为一种加速术后恢复的方法已被严格评估。NMES 已被广泛应用于前交叉韧带（post-anterior cruciate ligament，ACL）修复术后患者的护理；多项研究表明，NMES 可加速康复，减少肌肉萎缩，并更早地恢复运动能力。值得注意的是，Taradaj 等发现，与仅锻炼的足球运动员相比，ACL 重建后 NMES 的应用可使股四头肌力量显著增加（有统计学意义），但只有股四头肌周长略有增加（与仅锻炼组相比，1.4% *vs.* 0.6%）。该结果可以用 Kraemer 在 1996 年的观察研究来解释，即在健康成年人中，初始肌肉力量的增加主要通过神经因素介导，而非可见的肌肉纤维肥大。可见的肌肉纤维肥大通常在进行较长时间（大于 8 周）的训练后才能显现。换言之，功能上的益处先于形态上的明显变化。

最近，NMES 已成为塑形和调节的有效工具。truSculpt flex®（Cutera，Brisbane，CA）是首款商业化的美学 NMES 设备。它经过 FDA 认证，用于加强、紧致和塑造腹部、臀部和大腿。该设备具有 8 对（1 个正极，1 个负极）彩色编码的表面电极

（6 cm × 6 cm）。这 16 个电极分别放置于裸露皮肤的黏性胶垫上，可同时治疗多达 8 个区域（通常为腹直肌、腹外斜肌和股直肌；图 11.1）。3 种治疗模式选项（"预备模式"、"调节模式"和"塑形模式"）可产生多种类型的肌肉收缩，模拟扭转、下蹲和腹部收紧动作。"预备模式"适用于活动量小的求美者，而"调节模式"和"塑形模式"则适用于活动量大的求美者，其目的分别是增强力量和耐力，以及增加肌肉质量。

"调节模式"包括 30 分钟的"初始强度"，然后是 15 分钟的"高强度间歇训练"（high intensity interval training，HIIT）。"塑形模式"从 15 分钟的初始强度开始，过渡到 30 分钟的 HIIT。在每次 45 分钟的治疗过程中，操作者或求美者可以手动将强度从"0"增加到"100"。根据作者的经验，对于大多数求美者来说，初始强度为 15 ~ 35 较为合理，并且应在治疗周期内定期增加强度，以持续引发最大的肌肉收缩而不会产生不适。能够在该设备上达到强度 100 的求美者非常罕见（也非常健康）。大多数求美者会出现轻到中度的刺痛或麻木感，通

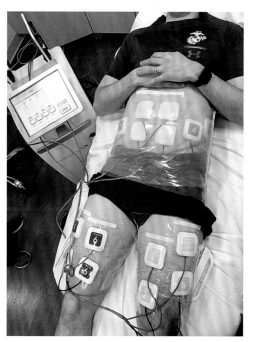

图 11.1　神经肌肉电刺激（NMES）治疗求美者腹部和股四头肌

常在数小时内消退（但也可能持续长达 24 小时）。其他常见的不良反应包括轻到中度的局部红斑、肌肉酸痛和轻微的随意肌肉收缩。罕见的不良反应包括心率轻度加快、皮肤过敏、尿频和饥饿感增加（所有都能在 24 小时内缓解）。

要点 4

　　NMES 治疗虽然可以耐受，但不应该是"舒适的"，否则无法达到最佳效果。求美者应该感觉自己正在付出努力。如果求美者正在愉快地滑动手机或聊天，那么应该将强度提高 1~2 分。

　　Ronan 的初步数据显示，使用 truSculpt flex® 进行 4~6 次治疗后，超声成像显示肌肉质量平均增加 30%，覆盖的脂肪厚度略有减少。Spring 等进行了一项前瞻性、随机对照试验，评价 truSculpt flex® 的功能和美学效果。他们发现进行 4 次治疗后，腹部和股四头肌的力量和耐力均有统计学上的显著改善，并持续 4 周左右。治疗后 4 周和 8 周，求美者对功能和美观改善的满意度分别为 89% 和 92%，即"满意"或"非常满意"。平均腰围减小，股四头肌围度增加不明显（图 11.2 和图 11.3）。

　　尽管肌肉外形和紧致度只有轻度改善（这种改

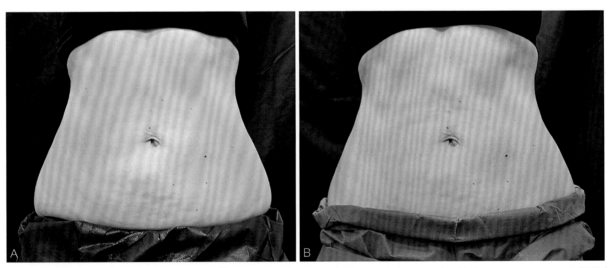

图 11.2　一名 43 岁女性使用 truSculpt flex® 进行 4 次治疗。A. 治疗前；B. 治疗后 4 周（照片由 Leah Spring, DO 提供）

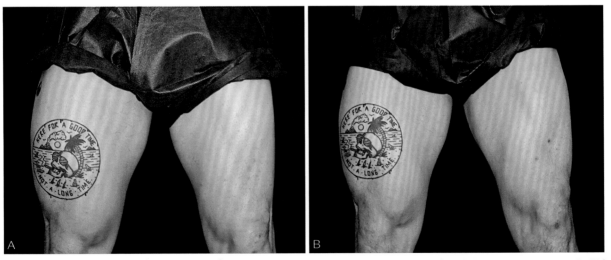

图 11.3　一名 27 岁男性使用 truSculpt flex® 进行 4 次治疗。A. 治疗前；B. 治疗后 4 周（照片由 Leah Spring, DO 提供）

善不是单独存在的，而是与上覆脂肪层结合在一起），但作者的经验表明，求美者上楼梯更轻松，跑步时疲劳感减轻，锻炼的体力提升，核心肌群稳定，甚至背痛减轻。作者的临床观察结果与既往 NMES 治疗后肌肉力量和功能表现的研究结果一致（病例讨论 2 和 3）。

四、患者评估和预期管理

只有将肌肉上覆脂肪层考虑在内，才能真正观察到肌肉的明显变化，而这层脂肪有可能会掩盖肌肉肥大的美容改善效果。除影响美容效果外，脂肪还会影响治疗效果。皮下脂肪将其下的肌肉组织与 EMMS 磁线圈和 NMES 直流电隔离开来。对于上覆脂肪层厚度超过 3 cm 的患者应用 EMMS 或 NMES 可能会导致肌肉受到的刺激强度降低，从而降低肌肉收缩的强度。

病例讨论 2

一名 32 岁女性身高 5 英尺 5 英寸（1.65 m），体重 168 磅（76 kg），计划在下个月的婚礼前进行身体塑形。她表示希望在婚礼当天看起来"苗条紧致"，但不想进行任何有创手术，也没有时间锻炼。

这位求美者的体重指数（BMI）为 28，处于超重范围。她脐部以下和大腿外侧有局部多余的脂肪组织堆积，但皮肤无明显松弛。

治疗前的预期管理和适当的咨询至关重要。考虑到求美者的 BMI，期望通过 EMMS 或 NMES 获得"苗条紧致"的效果不切实际。这些治疗可能会产生求美者能够感受到但难以在视觉上感知的效果。这位求美者可能更适合接受冷冻溶脂（CoolSculpting）治疗以减少局部脂肪堆积。如果她决定接受医生的建议，她应该了解到治疗的全部效果在 2~3 个月内无法显现出来。

病例讨论 3

一名 45 岁男性身高 6 英尺 1 英寸（1.85 m），体重 175 磅（79 kg），前来咨询无创肌肉塑形方案。他是一名狂热的网球爱好者，每周举重 1~2 次。他偶尔感到背痛，但否认出现四肢麻木、刺痛或无力。他对腹部和大腿更加紧致感兴趣，如果治疗有助于他的反手击球则更佳。

他的体重指数为 23，在正常范围内。他没有局部脂肪组织堆积，有明显的肌肉线条。

在讨论各种方案后，他选择接受 truSculpt flex® 治疗腹部和股四头肌。在腹部和股四头肌上放置 16 个电极，每次治疗增加强度。求美者将每次治疗视为一项个人挑战，并努力在每次治疗中取得更好的"成绩"。

他注意到最先获得的改善是"核心更加稳定"。治疗 1 个月后，他注意到自己穿"牛仔裤更合身"，并清楚地看到腹部和股四头肌轮廓出现适度的改善。他非常惊喜地发现其背痛明显好转，并注意到打网球后疲劳和酸痛减轻。

因此，那些体脂含量接近或非常接近理想状态的求美者将获得最佳的美学效果。然而，作者认为潜在求美者群体不应仅限于这一小部分人。那些缺乏身体活动但希望增强力量、耐力和核心稳定性的人群（对于能够达到适度的美容改善效果有合理的预期），也可从无创肌肉塑形和轮廓调整中受益。

治疗前评估应包括求美者当前的身体活动水平、既往的肌肉骨骼损伤史和手术史，以及其治疗目标。体重指数（BMI）即个体的体重（以公斤为单位）除以身高（以米为单位）的平方，是在治疗前筛查求美者（并设定预期望）的有价值的指标；然而，由于 BMI 已被证明在 EMMS 或 NMES 治疗期间和治疗后保持稳定，因此它并不是评价治疗反应特别有用的工具。

根据作者的经验，照片和围度测量（例如腰围、大腿围和臂围）更能准确反映求美者的治疗效果。应告知求美者，治疗效果是暂时的。据报道，效果持续时间为 8～12 周不等。为保持预期的效果，可能需要进行额外的治疗。应鼓励求美者坚持稳定的饮食并定期锻炼。

🔲 小结

　　EMMS（EmSculpt® 和 CoolTone®）以及 NMES（truSculpt flex®）已经成为美容类设备，使我们能够在无创身体塑形的基础上，增强肌肉的紧致度和力量，同时实现皮肤紧致和脂肪减少的目标。当 EMMS 或 NMES 作为抗阻训练的辅助手段时，这种组合可以改善肌肉功能、力量和耐力。当这些设备与健康饮食和理想的 BMI 相结合使用时，求美者也可以获得最佳的整体美容效果，展现更加紧致、健美的外形。

　　NMES 和 EMMS 的一个局限性是其短期有效性（"用则不失，弃则虚耗"原理）。在停止治疗 4～12 周后，获益会逐渐减少。因此，需要进行维持治疗以保持效果。关于这些治疗的最佳频率尚未在文献中确定。然而，根据作者的经验，在初始治疗后每 2 个月进行 2～4 次治疗，并结合定期力量训练计划，可以实现求美者与临床医生的共同目标。

　　未来的研究将侧重于继续完善治疗方案，确定可以从治疗中获益的群体，并进一步明确 NMES 和 EMMS 在单独使用或与其他无创身体塑形治疗联合使用时在美学和功能上的益处。

扩展阅读

Abulhasan J, Rumble Y, Morgan E, Slatter W, Grey M. Peripheral electrical and magnetic stimulation to augment resistance. *Training. J Funct Morphol Kinesiol.* 2016;1(3):328–342.

Barker AT. An introduction to the basic principles of magnetic nerve stimulation. *J Clin Neurophysiol.* 1991;8(1):26–37.

Bickel CS, Gregory CM, Dean JC. Motor unit recruitment during neuromuscular electrical stimulation: a critical appraisal. *Eur J Appl Physiol.* 2011;111(10):2399–2407.

Busso M, Denkova R. *High-Intensity Focused Electromagnetic (HIFEM) Field Therapy Used for Non-Invasive Buttock Augmentation and Lifting: Feasibility Study.* 2019;5. http://www.imedpub.com/.

Doucet BM, Lam A, Griffin L. Neuromuscular electrical stimulation for skeletal muscle function. *Yale J Biol Med.* 2012;85(2):201–215.

Dowling JJ, Konert E, Ljucovic P, Andrews DM. Are humans able to voluntarily elicit maximum muscle force? *Neurosci Lett.* 1994;179(1-2):25–28.

Duncan D, Dinev I. Noninvasive induction of muscle fiber hypertrophy and hyperplasia: effects of high-intensity focused electromagnetic field evaluated in an in-vivo porcine model: a pilot study. *Aesthet Surg J.* 2020;40(5):568–574.

Gandevia SC. Spinal and supraspinal factors in human muscle fatigue. *Physiol Rev.* 2001;81(4):1725–1789.

Han TR, Shin HI, Kim IS. Magnetic stimulation of the quadriceps femoris muscle: comparison of pain with electrical stimulation. *Am J Phys Med Rehabil.* 2006;85(7):593–599.

Hauger AV, Reiman MP, Bjordal JM, Sheets C, Ledbetter L, Goode AP. Neuromuscular electrical stimulation is effective in strengthening the quadriceps muscle after anterior cruciate ligament surgery. *Knee Surg Sports Traumatol Arthrosc.* 2018;26(2):399–410.

Hwang UJ, Kwon OY, Jung SH, Kim HA, Gwak GT. Effect of neuromuscular electrical stimulation training for abdominal muscles on change of muscle size, strength, endurance and lumbopelvic stability. *J Sports Med Phys Fitness.* 2020;60(2):206–213.

Jacob C, Kinney B, Busso M, et al. High intensity focused electromagnetic technology (HIFEM) for non-invasive buttock lifting and toning of gluteal muscles: a multi-center efficacy and safety study. *J Drugs Dermatol.* 2018;17(11):1229–1232.

Jacob CI, Paskova K. Safety and efficacy of a novel high-intensity focused electromagnetic technology device for noninvasive abdominal body shaping. *J Cosmet Dermatol.* 2018;17(5):783–787.

Jones DA, Bigland-Ritchie B, Edwards RHT. Excitation frequency and muscle fatigue: mechanical responses during voluntary and stimulated contractions. *Exp Neurol.* 1979;64(2):401–413.

Katz B, Bard R, Goldfarb R, Shiloh A, Kenolova D. Ultrasound assessment of subcutaneous abdominal fat thickness after treatments with a high-intensity focused electromagnetic field device: a multicenter study. *Dermatol Surg.* 2019;45(12):1542–1548.

Kilmer SL, Cox SE, Zelickson BD, et al. Feasibility study of electromagnetic muscle stimulation and cryolipolysis for abdominal contouring. *Dermatol Surg.* 2020;46(1):S14–S21.

Kinney BM, Lozanova P. High intensity focused electromagnetic therapy evaluated by magnetic resonance imaging: safety and efficacy study of a dual tissue effect based non-invasive abdominal body shaping. *Lasers Surg Med.* 2019;51(1):40–46.

Kinney BM, Kent DE. MRI and CT assessment of abdominal tissue composition in patients after high-intensity focused electromagnetic therapy treatments: one-year follow-up. *Aesthet Surg J.* 2020;40(12):NP686–NP693.

Palm M. Magnetic resonance imaging evaluation of changes in gluteal muscles after treatments with the high-intensity focused electromagnetic procedure. *Dermatol Surg.* 2021;47(3):386–391.

Ronan SJ. A novel bio-electric current stimulation device for improvement of muscle tone: the truSculpt flex [White paper]. Cutera. 2019.

Spring, LK, Petrell K, Depina J, Dover JS. Use of neuromuscular electrical stimulation for abdominal and quadriceps muscle strengthening: a randomized controlled trial [abstract]. In: American Society for Dermatologic Surgery Virtual Annual Meeting; October 9–11, 2020.

Taradaj J, Halski T, Kucharzewski M, et al. The effect of

neuromuscular electrical stimulation on quadriceps strength and knee function in professional soccer players: return to sport after ACL reconstruction. *Biomed Res Int*. 2013;2013:802534.

Toth MJ, Tourville TW, Voigt TB, et al. Utility of neuromuscular electrical stimulation to preserve quadriceps muscle fiber size and contractility after anterior cruciate ligament injuries and reconstruction: a randomized, sham-controlled, blinded trial. *Am J Sports Med*. 2020; 48(10):2429–2437.

Wakahara T, Shiraogawa A. Effects of neuromuscular electrical stimulation training on muscle size in collegiate track and field athletes. *PLoS One*. 2019;14(11):e0224881.

Weiss RA, Bernardy J. Induction of fat apoptosis by a non-thermal device: mechanism of action of non-invasive high-intensity electromagnetic technology in a porcine model. *Lasers Surg Med*. 2019;51(1):47–53.

Zachary CB, Burns AJ, Pham LD, Jimenez Lozano JN. Clinical study demonstrates that electromagnetic muscle stimulation does not cause injury to fat cells. *Lasers Surg Med*. 2021;53(1):70–78.

第12章
射频微针疗法

徐 阳 廖 勇 夏志宽 范运龙 杨蓉娅 译

概要和关键点

- 射频微针是在皮肤上穿孔,并将射频产生的热能输送到深层组织的一种微创治疗模式。

- 微针产生的孔道增强了外用产品的经皮吸收和皮肤碎片的清除。

- 射频微针的机械和热效应通过伤口愈合反应促使真皮凝固、胶原蛋白重塑和弹力纤维新生。

- 有许多高质量的证据支持其皮肤适应证,包括皮肤年

轻化、痤疮瘢痕、寻常痤疮和腋窝多汗症。

- 其他潜在的皮肤适应证包括萎缩纹、玫瑰痤疮、雄激素性脱发、橘皮组织和黄褐斑。

- 射频微针发生炎症后色素沉着的风险很低,即使对于深色皮肤类型的患者也是一种安全的选择。

- 射频微针可以安全地与其他治疗方式联合以增加疗效,不会显著增加不良反应的风险。

一、引言

射频设备已在医疗领域应用几十年,具有止血、电凝以及静脉封闭等作用。医学美容领域的第一台射频设备(ThermaCool,Bausch Medical,Bothell,WA)于2002年被批准用于治疗眼周皱纹,随后在2004年被批准用于治疗面部皱纹,在2006年被批准用于面部其他部位。大量用于美容目的的射频设备已经获批并利用各种方式输送射频能量到真皮和皮下组织(表12.1)。射频能量可通过无创探针电极或微创微针电极传输到真皮和皮下组织。本章将主要介绍基于微针的方法,也称为射频微针(radiofrequency microneedling,RFMN)。

二、射频

射频在电磁频谱中的频率范围为3 kHz至300 GHz。美容医学中常用的频率介于0.3~10 MHz。热能的产生源于组织的固有电阻(即阻抗)引起电子在射频场内的运动。传递的能量值由欧姆定律决定,并与电流量、暴露时间和靶组织的阻抗有关(见框7.2)。皮肤和皮下组织的各种结构表现出不同的阻抗(见表7.2)。

阻抗较高的组织如肌肉、软骨或潮湿的皮肤,比阻抗较低的组织如骨骼、脂肪和干燥的皮肤更容易受热。个体组织的特性(皮肤厚度、脂肪和纤维间隔、皮肤附属器的数量和大小)都有助于阻抗、热感知和总能量的沉积。组织阻抗同时也进一步

表 12.1　FDA 批准的各种射频微针设备（非详尽的）

公司	设备	微针长度（mm）	微针数	绝缘	点阵 / 全域	电动 / 手动
Aesthetics Biomedical	Vivace	0.5 ~ 3.5	36	绝缘	点阵	电动
Cutera	Secret	0.5 ~ 3.5	25 或 64	绝缘 / 非绝缘	点阵	电动
Endymed	Intensif	0.5 ~ 5.0	25	非绝缘	点阵	电动
Gowoonsesang Cosmetics	AGNES	0.8 ~ 2.0	1 ~ 3	绝缘	点阵	手动
Inmode	Fractora	最大 3	24、60 或 126	绝缘 / 非绝缘	点阵和全域	手动
Inmode	Morpheus8	2 ~ 8	25	绝缘	点阵	电动
Jeisys Perigee	Intracel	0.1 ~ 2.0	36	绝缘	点阵	电动
Lumenis	Voluderm	0.6 ~ 1.0	24 或 36	非绝缘	点阵	手动
Lutronic	Infini	0.25 ~ 3.5	49	绝缘	点阵	电动
Lutronic	Genius	0.5 ~ 4.5	49	绝缘	点阵	电动
Syneron Candela	Profound	5	10	绝缘	点阵	手动
Syneron Candela	eMatrix	0.5	44 或 64	非绝缘	点阵和全域	手动

受到其当前温度的影响，一般来说，温度每上升 1 ℃，阻抗就会降低 2%。

三、射频的极性

　　射频能量可以通过单极或双极配置传递。在单极配置中，电流从手具的单个电极传递到放置在患者身体远端部位的接地垫（图 12.1）。单极配置在电极表面产生高密度的功率，并有可能加热更深的组织，如真皮网状层和纤维间隔（图 12.2A）。在双极配置中，电流在手具的电极之间通过（图 12.2B）。这种配置使更高能级的射频分布更可控，但在穿透深度上更受限。影响穿透深度的其他因素包括电流的频率、当前组织的类型和温度。

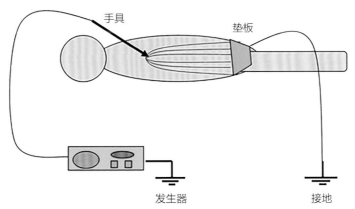

图 12.1　单极射频电路。患者是电路的一部分，组织导电性影响凝固区范围（引自：Hong K, Georgiades C. Radiofrequency ablation: mechanism of action and devices. J Vasc Interv Radiol. 2010; 21（8 suppl）: S179–S186. ）

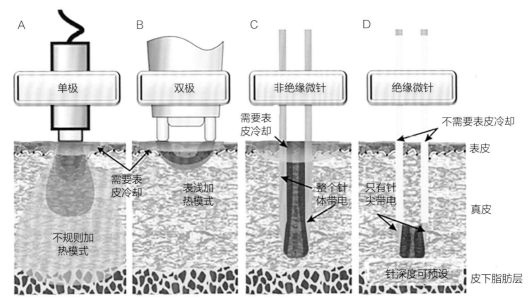

图 12.2　A. 单极射频；B. 双极射频；C. 非绝缘微针显示表皮和真皮凝固；D. 绝缘微针显示只有真皮凝固（引自：Weiner SF. A review of radio frequency for skin tightening by Dr. Steven Weiner）（Finally! A radiofrequency system that makes sense: the infini from Lutronic; 2013.）

四、胶原蛋白重塑

诱导局部真皮胶原蛋白变性、新胶原生成和弹力纤维新生的最佳温度约为 67 ℃。皮肤温度 ≥ 69.5 ℃或 ≤ 62 ℃时，由于胶原蛋白的过度变性或变性不足，会导致临床疗效不佳。胶原蛋白变性的数量由温度和暴露时间共同决定（图 12.3）。研究表明，当使用较短的暴露时间（＜ 1 秒）时，需

要＞ 85 ℃的温度；当使用较长的暴露时间（≥ 1 秒）时，需要 60 ~ 65 ℃的温度。为了达到最佳的治疗效果，必须监测被治疗组织的温度和阻抗，以便 RFMN 设备提供更精准的能量值。这种监测通过手具内的反馈回路进行并提供实时反馈，以维持暴露时间内的温度。

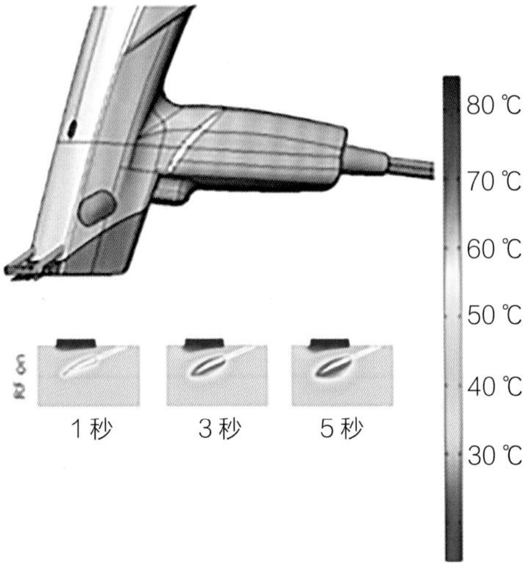

五、表皮保护

与真皮相比，避免表皮灼伤的临界热阈值为 44 ℃。因此，在未对上层表皮进行适当保护的情况下，对深层组织进行过度积极的治疗会导致表皮烧伤和并发症，如水疱、瘢痕和炎症后色素沉着。

当加热深层组织时，以低温喷雾或接触冷却板形式的表皮冷却，可用于保护皮肤的表层（图 12.2A ~ C）。表皮冷却还会增加组织阻抗，并使射频能量远离表皮。其他减少表皮损伤的方法可能包括保持手具的持续运动或使用绝缘微针。在 RFMN 中使用绝缘微针，针的近端是绝缘的，射频仅在嵌入目标组织的远端传递（图 12.2D 和图 12.4）。表

图 12.3　皮损实时温度及阻抗的反馈和控制。暴露时间越长，凝固面积越大

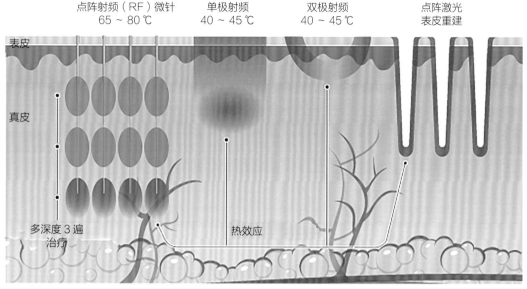

点阵射频（RF）微针　单极射频　　双极射频　　点阵激光
65 ~ 80℃　　　　40 ~ 45℃　　40 ~ 45℃　　表皮重建

表皮

真皮

多深度3遍
治疗

热效应

图 12.4　（从左到右）射频（RF）微针、单极和双极无创点阵射频及剥脱性点阵激光。注：单极和双极射频是无创点阵射频设备，通过与表皮接触的电极而不是穿透皮肤的微针进行皮肤凝固（图片由 Lutronic, Billerica, MA. 提供）

皮和真皮的温度可以通过手具内的传感器或红外热像仪实时监测。

增加微针电极的穿透深度或长度传递到皮肤更深层的结构中。

六、射频与激光

RFMN 在几个方面与剥脱性激光器不同。激光的作用是基于选择性光热作用理论，即皮肤中的色基在不同波长的光源下具有不同的吸收峰。剥脱性激光选择性地将水作为靶色基，并产生温度梯度，该梯度往往在表皮最高，并在穿透皮肤更深层时逐渐降低。这种对表皮的热损伤会增加炎症后色素沉着的风险，特别是在深色皮肤类型的患者中。相比之下，RFMN 仅依赖于目标组织的阻抗，严格意义上是一种电热效应。它不依赖于皮肤色基，从而使 RFMN 成为一种"色盲"技术，不受皮肤中黑色素含量的影响。射频能量通过微针电极直接传递到目标深度，从而产生温度梯度，在深层结构中最高，在浅层结构中较低。这减少了表皮的加热，并降低了发生炎症后色素沉着的风险。与激光相比，射频能量也可以通过

七、射频微针中微针的特性

RFMN 中使用的微针在连接到手具的近端较宽，在远端逐渐变细成锋利的尖端，使它能穿透皮肤。它们通常排列成 5×5、6×6 或 7×7 微针的方形阵列，但也有许多其他排列。微针通过机械电机、螺线管或手动操作器输送到皮肤上。大多数现代 RFMN 设备中的微针长度和穿透深度可以根据治疗指征进行调整（图 12.5）。这能够更精确地瞄准靶组织，同时避免对周围结构的损伤。鉴于不同的解剖部位具有不同的表皮和真皮厚度，可调节性也很重要（图 12.6 和图 12.7）。

在决定治疗参数时，一个重要的考虑因素是要注意所需的穿透深度并不总是与实际深度相对应。一般来说，实际穿透深度往往较浅。许多因素可能导致无意中瞄准比预期更浅的结构：①操作者的影响因素，如压力不足或未精准地握持手具导致与皮

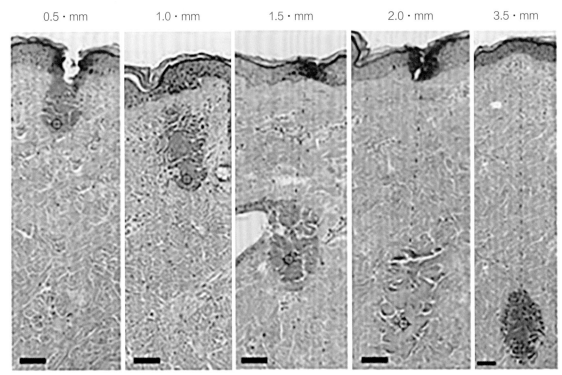

图 12.5 人体组织的组织学切片显示不同深度的真皮内出现可控的凝固（图片由 Sung Bin Cho 博士提供）

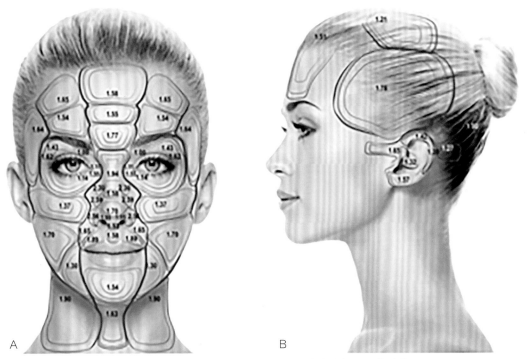

图 12.6 A. 表皮相对厚度的前视图；B. 表皮相对厚度的侧视图 [引自：Chopra K, et al. A comprehensive examination of topographic thickness of skin in the human face. Aesthet Surg J. 2015；35（8）：1007 - 1013. 图片由 Karan Chopra 博士提供]

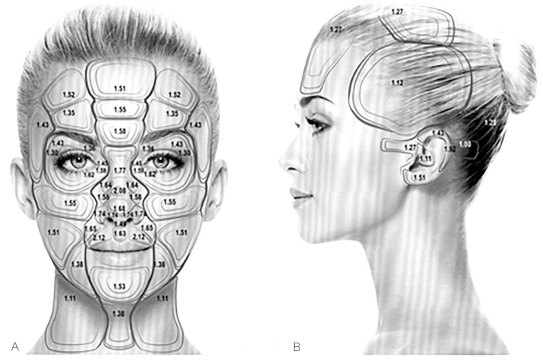

图 12.7　A. 真皮相对厚度的前视图；B. 真皮相对厚度的侧视图（引自: Chopra K，et al. A comprehensive examination of topographic thickness of skin in the human face. Aesthet Surg J. 2015; 35（8）: 1007–1013. 图片由 Karan Chopra 博士提供）

肤的非垂直接触；②患者的影响因素，如皮肤增厚或瘢痕更难穿透；③设备的影响因素，如电机或螺线管动力不足，或制造质量差导致的钝针。

微针可以是非绝缘的，也可以是半绝缘的。在RFMN 中使用非绝缘微针，射频能量沿着微针电极的整个长度传递（图 12.8 左）。这导致表皮和深层结构均受到机械和热损伤。在 RFMN 中使用半绝缘微针，射频能量绕过表皮仅在微针电极的远端传递（图 12.8 右）。因此，表皮损伤仅限于机械性穿孔，这减少了休工期和患者的不适感。然而，当使用更激进的治疗参数设置时，一定程度的热量仍然可以传导至绝缘层中。

除了射频引起的热损伤，微针在皮肤上穿孔产生的机械效应有利于外用产品的经皮吸收和皮肤碎屑的清除，并进一步刺激伤口愈合反应和生长因子的分泌，促进成纤维细胞的迁移和增殖，胶原重塑、新胶原生成和弹力纤维新生。

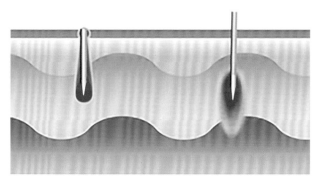

非绝缘射频　　　半绝缘射频

图 12.8　左: 非绝缘射频微针在整个微针长度范围内提供射频，产生表皮和真皮凝固；右: 半绝缘射频微针仅在远端进行射频治疗，导致真皮凝固，同时保护表皮免受热损伤（图片由 Cutera 提供）

八、适应证

RFMN 最常见的适应证是嫩肤、痤疮瘢痕、寻常痤疮和腋窝多汗症。其他可能对 RFMN 有反应的适应证包括玫瑰痤疮、雄激素性脱发和萎缩纹。虽然 RFMN 已经被成功用于治疗黄褐斑和脂肪团，但其在这些方面应用的支持证据仍然有限。

（一）嫩肤

皮肤复杂的生理老化导致皮肤松弛、皱纹、整体粗糙和不均匀的色素沉着。RFMN 向深层真皮提供射频能量，以刺激胶原新生和弹力纤维新生，以实现皮肤紧致和减少粗糙度。微针产生的机械穿孔也会刺激伤口愈合反应，并增加外用产品的经皮吸收，以及经皮清除不需要的皮肤碎片和黑色素。

评估 RFMN 对改善面部皱纹、皮肤松弛和质地粗糙度的研究报告称，1~3 次治疗后改善了20%~62%（图 12.9）。最早的和最大的临床改善分别在 1 个月和 3 个月时观察到。治疗后 7 个月，RFMN 的嫩肤作用仍然可见。与通常被视为眶周皱纹金标准的 A 型肉毒毒素不同，RFMN 的起效速度较慢，休工期较长。然而，RFMN 的抗皱和皮肤紧致作用更持久，甚至在治疗后 6 个月仍继续改善，因为 RFMN 刺激了胶原蛋白和弹力纤维新生，而 A 型肉毒毒素没有这一作用。

RFMN 与用于面部嫩肤的剥脱性点阵铒激光比较，发现铒激光对眼周皱纹更有效，RFMN 对鼻唇沟、口周、下颌线和颈部皱纹更有效。这种区别被认为是由于 Er：YAG 激光在皮肤较薄的上面部产生了一个更广泛但更表浅的微小热损伤区（MTZ），而 RFMN 在皮肤较厚的下面部产生了更深的 MTZ。RMFN 可以安全地与剥脱或非剥脱性激光器联合应用，以获得更显著的临床改善（图 12.10）。

一项比较 RFMN 与面部提升术治疗皮肤松弛的研究发现，RFMN 达到面部提升术 37% 的疗效，并且没有副作用或瘢痕形成。然而，2/3 接受面部提升术的患者产生了增生性瘢痕，需要进一步处理瘢痕。

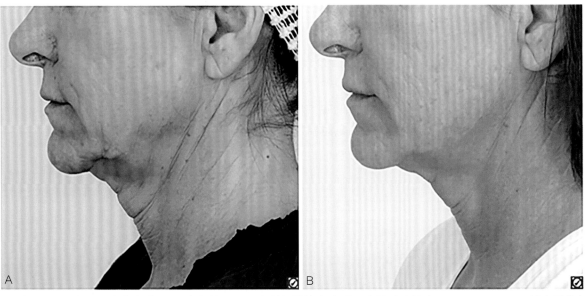

图 12.9   下面部和颈部年轻化。A. 治疗前；B. 两次射频微针治疗后 4 个月（照片由 Shilpi Khetarpal 博士提供）

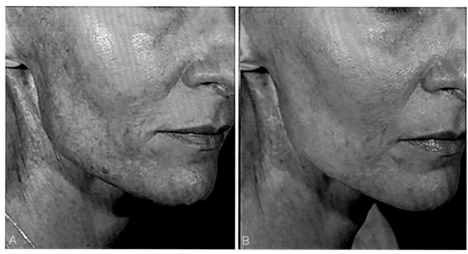

图 12.10　射频微针可以安全地与其他治疗方式联合应用。该患者在腮腺切除术后出现容量缺失和放射性皮炎。A. 治疗前；B. 同一天联合 RFMN 和 1927 nm 点阵铥激光治疗后 1 个月（照片由 Jennifer MacGregor 博士提供）

（二）痤疮瘢痕

痤疮瘢痕是美容领域最常见的主诉之一。评估 RFMN 对痤疮瘢痕疗效的研究报告称，在 3 次治疗后，痤疮瘢痕的外观改善了 25%～40%（图 12.11）。已发现 RFMN 与铒玻璃激光的疗效相似，

但患者报告 RFMN 很少有不适感，休工期更短，在深肤色患者中的不良反应更少，而且更安全。RFMN 可以安全地与铒玻璃激光、二氧化碳激光、非剥脱性点阵射频或富血小板血浆联合应用，在不增加不良反应的情况下提高疗效（图 12.12）。

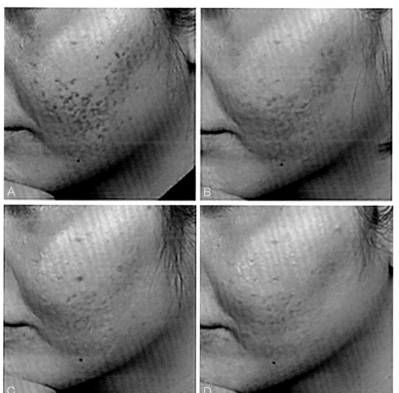

图 12.11　患者在（A）基线、经过 3 次射频微针治疗后 1 个月（B）、3 个月（C）和 6 个月（D）时的左侧观（引自：Vejjabhinanta V, et al. The efficacy in treatment of facial atrophic acne scars in Asians with a fractional radiofrequency microneedle system. J Eur Acad Dermatol Venereol. 2014；28（9）：1219‑1225. 照片由 Voraphol Vejjabinata 博士提供）

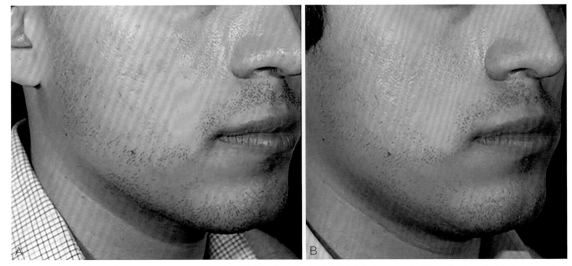

图 12.12　痤疮瘢痕。A. 治疗前；B. 射频微针联合富血小板血浆 3 次治疗后 3 个月（照片由 Jennifer MacGregor 博士提供）

（三）寻常痤疮

RFMN 发送射频破坏皮脂腺并降低其活性，从而破坏寻常痤疮的发病机制。评估 RFMN 治疗寻常痤疮的研究报告称，2 次治疗后，痤疮病变的平均改善率为 36%～41%（图 12.13）。仅用微针，而未用射频，实际上会导致寻常痤疮的恶化。

研究发现 RFMN 在治疗寻常痤疮方面优于 1450 nm 半导体激光，并且疾病缓解期更长。RFMN 优于或者至少相当于非剥脱性点阵射频。

RFMN 的疗效与点阵二氧化碳激光相似，但发生炎症后色素沉着的风险更低。

（四）腋窝多汗症

腋窝多汗症是由于汗腺过度活跃。RFMN 可以向汗腺所在位置即真皮网状层和皮下脂肪输送射频能量。评估 RFMN 治疗腋下多汗症的研究发现，3 次治疗后改善率为 42%～46%（图 12.14）。

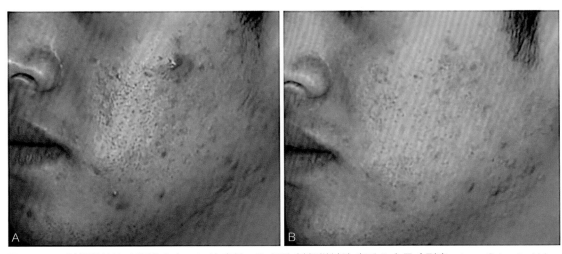

图 12.13　射频微针治疗寻常痤疮。A. 治疗前。B. 两次射频微针治疗后 2 个月（引自：Lee SJ, et al.Use of fractionated microneedle radiofrequency for the treatment of inflammatory acne vulgaris in 18 korean patients.Dermatol Surg. 2012; 38（3）: 400-405. 照片由 Sang Ju Lee 博士提供）

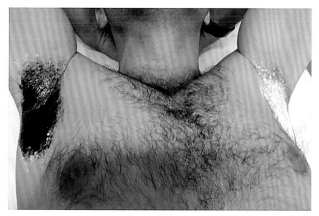

图 12.14 射频微针治疗腋窝多汗症。碘淀粉试验显示，与右腋窝（未治疗）相比，左腋窝 3 次治疗后，腋窝多汗显著减少（引自：Fatemi Naeini F, et al. Fractionated microneedle radiofrequency for treatment of primary axillary hyperhidrosis: a sham control study. Australas J Dermato. 2015; 56: 279-284. 照片由 Farahnaz Fatemi Naeini 博士提供）

用于治疗腋窝多汗症时，2 次 RFMN 治疗后 12 周的疗效低于 50 单位的 A 型肉毒毒素。然而，与 A 型肉毒毒素治疗后 6~7 个月的效果相比，RFMN 的疗效更持久，并持续到治疗后 1 年。RFMN 还与腋臭的手术切除进行了比较。虽然 RFMN 的效率低了 13.7%，但它的休工期更短，相关的并发症也更少。

在腋窝多汗症中，双极射频设置采用多层次和多遍数的方法，功率较低但传导时间较长（3 秒，4.3 W），已被证明比高功率、较短传导时间（0.7 秒，21.1 W）的设置更有效，且副作用更少。前者产生广泛的 MTZ，延伸到皮下组织上部，而后者只在真皮 – 皮下交界处产生局部的 MTZ 区域。绝缘针和表皮冷却均能更好地保护表层皮肤。

（五）其他适应证

RFMN 还被用于治疗其他一些皮肤病，如萎缩纹、玫瑰痤疮和雄激素性脱发。当用于治疗萎缩纹时，RFMN 在 3 次治疗后平均改善了 30%~45%，其疗效与点阵二氧化碳激光相似，但炎症后色素沉着的发生率较低，因此，对于肤色较深的人来说更安全。RFMN 也可与点阵二氧化碳激光联合协同增强其疗效，而不会增加不良反应的风险。

玫瑰痤疮是一种毛囊皮脂腺的炎症性疾病，有一些证据支持使用 RFMN 治疗玫瑰痤疮。患者接受 2 次 RFMN 治疗后平均改善了 20%，并报告了玫瑰痤疮的主观症状适度减轻。丘疹脓疱型玫瑰痤疮比红斑血管型反应更好。

除了向下层组织输送射频外，RFMN 也通过微针产生的机械通道增强了局部药物的经皮吸收。男性雄激素性脱发在 RFMN 治疗后应用 5% 米诺地尔，与单纯外用 5% 米诺地尔相比，平均头发数量增加了 80%。RFMN 还触发了伤口愈合反应，这也被证明可以刺激毛囊生长，缩短头发生长周期，从而获得更好的临床结果。

一些研究评估了 RFMN 在脂肪团和黄褐斑中的应用。在脂肪团中，RFMN 被认为可刺激皮下交界处新结缔组织的形成，从而防止脂肪疝入真皮并产生脂肪团中可见的橘皮样变化。一项随机、盲法评估的研究表明，接受一次 RFMN 治疗的受试者中有 86% 实现了脂肪团外观的临床显著改善。

在黄褐斑中，RFMN 的热效应被认为可以诱导真皮重塑，减轻炎症，减少血管生成。微针产生的机械通道还能使黑色素和不需要的皮肤碎片经皮清除。当与低能量 Q 开关 Nd：YAG 激光器联合使用时，增加了黄褐斑的治疗效果，减少了过度色素沉着反弹的风险，而不会增加不良反应。

九、患者选择

为了最大限度地提高患者满意度，临床医生必须告知患者 RFMN 的效果是渐进的，往往在治疗后 3~6 个月达到峰值。此外，临床医生应该强调 RFMN 并不等同于手术治疗，而应该被认为是一种可供替代的、微创的治疗方式。

　　RFMN 的副作用和潜在并发症与第 9 章"剥脱性激光换肤"中介绍的内容相似，包括一过性红斑、出血、瘙痒、紫癜、感染、炎症后色素异常和瘢痕形成。紫癜可能取决于参数设置，必要时可用脉冲染料激光加速其恢复（图 12.15 和图 12.16）。

　　RFMN 的一个显著并发症是治疗后出现网格状或车轨痕迹（图 12.17）。这些印记可能常见于使用更高设置的某些 RFMN 设备。根据治疗强度，这些印记可能持续长达数周。幸运的是，通过采用适当的治疗后护理方案，这些印记通常在 3 ~ 4 周后自行消退。但是，如果这些印记在 4 周

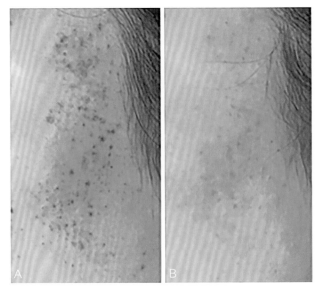

图 12.15   网格印记和瘀点。A. 射频微针治疗后 1 天；B. 瘀点使用 595 nm 脉冲染料激光治疗后 1 天（照片由 Claire Chang 博士提供）

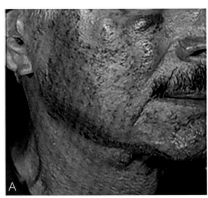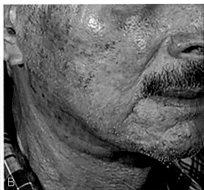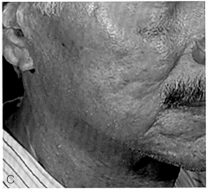

图 12.16   刻意长时间暴露治疗后继发紫癜。作为治疗后护理的一部分，每天两次外用维生素 C 和含神经酰胺的保湿霜。A. 射频微针治疗后第 1 天；B. 射频微针治疗后第 3 天；C. 射频微针治疗后第 7 天（照片由 Jennifer MacGregor 博士提供）

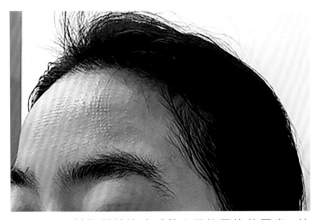

图 12.17   射频微针治疗后第 6 天的网格状图案。治疗后护理原则包括使用白凡士林、温和和无气味的清洁剂和物理防晒霜。皮损在第 10 天恢复（照片由 Jennifer MacGregor 博士提供）

内不能消退，或者如果需要加速其恢复，可以使用非剥脱性点阵激光，如 1550 nm 铒玻璃激光器或 1927 nm 铥激光器来辅助治疗。治疗前尤其是在使用更激进的参数设置时，应告知患者这种潜在的并发症。

　　一般来说，不建议使用更激进的设置，因为这会延长休工期并增加并发症的风险，也不会产生更好的临床效果。此外，临床医生应考虑到患者之所以寻求微创治疗，通常吸引他们的是休工期短和并发症风险低。因此，他们可能不愿意接受需要更长休工期的治疗。

十、绝对禁忌证

1．活动性感染

存在任何活动性感染，无论是细菌、病毒，还是真菌感染，都不应该进行 RFMN 治疗。

2．妊娠和哺乳期

孕妇或哺乳期患者应避免 RFMN 治疗，因为支持妊娠期或哺乳期妇女治疗安全性的证据有限。

3．心脏起搏器和心脏除颤器

体内植入心脏起搏器或心脏除颤器的患者应避免 RFMN 治疗，因为存在射频干扰设备正常运行的潜在风险。

4．金属植入物

需要治疗的区域附近有金属植入物的患者不应使用 RFMN，因为有加热金属植入物并引起热灼伤的潜在风险。对于金属植入物不在目标区域附近的患者，强烈建议使用双极射频的 RFMN，因为射频将仅限于治疗区域电极之间。患者有金属牙植入物可以接受 RFMN 治疗。

十一、相对禁忌证

1．不切实际的患者期望值

不切实际的患者期望值是临床医生遇到的最常见的问题之一。RFMN 可以产生显著的临床改善，但临床医生不应夸大或过度销售 RFMN 的潜在益处。

2．瘢痕疙瘩或明显瘢痕形成史

对于有瘢痕疙瘩或异常瘢痕病史的患者，应告知其与治疗相关的潜在瘢痕形成的风险。

3．口唇疱疹病史

对于有口唇疱疹病史的患者，应告知其治疗后有激活疱疹的潜在风险。有严重口唇疱疹病史的患者，特别是如果要治疗口周区域，可在 RFMN 治疗之前 3 天开始进行预防性抗病毒治疗，一直持续

到完全再上皮化。

4．既往深层化学剥脱、深度激光换肤、手术或皮肤移植史

有深层化学剥脱、深层全域激光换肤或皮肤移植史的患者可能有皮肤附属器缺失或破坏，从而减慢或干扰了正常的皮肤愈合过程，故临床医生对这些患者应更加谨慎。临床医生还必须了解患者的手术史，因为皮肤厚度和质量可能会受到影响。例如，在接受过面颈部提升术的患者中，之前颈部较薄的皮肤被移位到原本皮肤更厚的下颌骨上。因此，必须相应地调整微针穿透深度。

5．异维 A 酸的使用

由于历史上曾有治疗后出现瘢痕疙瘩或增生性瘢痕的病例报告，故建议避免对最近或正在使用异维 A 酸的患者进行消融手术。然而，最近的研究表明，RFMN 可安全地用于服用低剂量异维 A 酸的患者。尽管在此观点上仍存在争议，最终应该基于患者的医疗需求做决定。

6．表现出 Koebner（同形反应）现象的皮肤病

应告诫存在 Koebner 现象的皮肤病患者，如银屑病、白癜风或扁平苔藓，在疾病得到良好控制并且稳定数月之后，再接受 RFMN 治疗。否则，会出现治疗后加重其疾病的风险。

十二、预处理和术后处理

鼓励 RFMN 术前 30 ~ 60 分钟使用局部麻醉药。特别是在治疗更深层次的结构，如腋窝多汗症或治疗暴露时间 ≥ 2 秒时，可以进行神经阻滞或肿胀麻醉。抗焦虑药、吸入笑气、镇静音乐、"聊天"或其他破坏疼痛闸门控制学说的方法也可以用来提高患者的舒适度。

强烈建议在 RFMN 治疗后坚持光防护，特别是对于肤色较深的人，以尽量减少炎症后色素沉着

的风险。厚涂润肤剂、含锌的防护霜或含有生长因子的血清也可以在 RFMN 后使用，以促进伤口愈合。RFMN 后通常不需要预防性外用或口服抗生素。临床医生还必须强调，严格遵守推荐的治疗后护理方案是必要的。患者不应偏离此方案或在治疗区域使用任何自己的外用产品，因为这些产品可能会增加刺激、过敏或肉芽肿反应的风险。

🔲 小结

　　RFMN 是一种有效的治疗方式，适用于所有皮肤类型。尽管 RFMN 的效果缓慢且是渐进的，但其疗效更持久，可以安全地与其他治疗联合应用，在没有显著增加不良反应风险的情况下可以提高疗效。

扩展阅读

Abtahi-Naeini B, Naeini FF, Saffaei A, et al. Treatment of primary axillary hyperhidrosis by fractional microneedle radiofrequency: is it still effective after long-term follow-up? *Indian J Dermat*. 2016;61(2):234.

Afify AA, Fawzy HM, Al-Rubaiay NHA, Abdallah M. Fractional microneedling radiofrequency in striae alba: do growth factors add value? *J Cosmet Dermatol*. 2020;19(10):2583–2590.

Ahn GR, Kim JM, Park SJ, Li K, Kim BJ. Selective sebaceous gland electrothermolysis using a single microneedle radiofrequency device for acne patients: a prospective randomized controlled study. *Lasers Surg Med*. 2020; 52(5):396–401.

Alexiades M, Berube D. Randomized, blinded, 3-arm clinical trial assessing optimal temperature and duration for treatment with minimally invasive fractional radiofrequency. *Dermatol Surg*. 2015;41(5):623–632.

Alexiades M, Munavalli G, Goldberg D, Berube D. Prospective multicenter clinical trial of a temperature-controlled subcutaneous microneedle fractional bipolar radiofrequency system for the treatment of cellulite. *Dermatol Surg*. 2018;44(10):1262–1271.

Alexiades-Armenakas M, Rosenberg D, Renton B, Dover JS, Arndt KA. Blinded, randomized, quantitative grading comparison of minimally invasive, fractional radiofrequency and surgical face-lift to treat skin laxity. *Arch Dermat*. 2010;146(4):396–405.

Alexiades-Armenakas M, Newman J, Willey A, et al. Prospective multicenter clinical trial of a minimally invasive temperature-controlled bipolar fractional radiofrequency system for rhytid and laxity treatment. *Dermatol Surg*. 2013;39(2):263–273.

Al-Muriesh M, Huang C, Ye Z, Yang J. Dermoscopy and VISIA imager evaluations of non-insulated microneedle radiofrequency versus fractional co₂ laser treatments of striae distensae. *J Eur Acad Dermatol Venereol*. 2020;34(8):1859–1866.

An MK, Hong EH, Suh SB, Park EJ, Kim KH. Combination therapy

of microneedle fractional radiofrequency and topical poly-lactic acid for acne scars: a randomized controlled split-face study. *Dermatol Surg*. 2020;46(6):796–802.

Atkins D, Best D, Briss PA, et al. Grading quality of evidence and strength of recommendations. *BMJ (Clinical Research Ed.)*. 2004;328(7454):1490.

Chae WS, Seong JY, Jung HN, et al. Comparative study on efficacy and safety of 1550 nm Er:glass fractional laser and fractional radiofrequency microneedle device for facial atrophic acne scar. *J Cosmet Dermatol*. 2015;14(2):100–106.

Cho SB, Park J, Zheng Z, Yoo KH, Kim H. Split-axilla comparison study of 0.5-MHz, invasive, bipolar radiofrequency treatment using insulated microneedle electrodes for primary axillary hyperhidrosis. *Skin Res Technol*. 2019;25(1):30–39.

Faghihi G, Poostiyan N, Asilian A, et al. Efficacy of fractionated microneedle radiofrequency with and without adding subcision for the treatment of atrophic facial acne scars: a randomized split-face clinical study. *J Cosmet Dermatol*. 2017;16(2):223–229.

Fatemi Naeini F, Abtahi-Naeini B, Pourazizi M, Nilforoushzadeh MA, Mirmohammadkhani M. Fractionated microneedle radiofrequency for treatment of primary axillary hyperhidrosis: a sham control study: radiofrequency for treatment of PAH. *Aust J Dermatol*. 2015;56(4):279–284.

Fatemi Naeini F, Behfar S, Abtahi-Naeini B, Keyvan S, Pourazizi M. Promising option for treatment of striae alba: fractionated microneedle radiofrequency in combination with fractional carbon dioxide laser. *Dermatol Res Prac*. 2016;2016:1–7.

Gold M, Taylor M, Rothaus K, Tanaka Y. Non-insulated smooth motion, micro-needles RF fractional treatment for wrinkle reduction and lifting of the lower face: international study. *Lasers Surg Med*. 2016;48(8):727–733.

Hantash BM, Ubeid AA, Chang H, Kafi R, Renton B. Bipolar fractional radiofrequency treatment induces neoelastogenesis and neocollagenesis. *Lasers Surg Med*. 2009;41(1):1–9.

Jeon IK, Chang SE, Park GH, Roh MR. Comparison of microneedle fractional radiofrequency therapy with intradermal botulinum toxin a injection for periorbital rejuvenation. *Dermatol*. 2013;227(4):367–372.

Jung JW, Kim WO, Jung HR, Kim SA, Ryoo YW. A face-split study to evaluate the effects of microneedle radiofrequency with Q-Switched Nd:YAG laser for the treatment of melasma. *Ann Dermatol*. 2019;31(2):133.

Kim JK, Roh MR, Park GH, Kim YJ, Jeon IK, Chang SE. Fractionated microneedle radiofrequency for the treatment of periorbital wrinkles. *J Dermatol*. 2013;40(3):172–176.

Kwon HH, Park HY, Choi SC, Bae Y, Jung JY, Park GH. Novel device-based acne treatments: comparison of a 1450-nm diode laser and microneedling radiofrequency on mild-to-moderate acne vulgaris and seborrhoea in Korean patients through a 20-week prospective, randomized, split-face study. *J Eur Acad Dermatol Venereol*. 2018;32(4):639–644.

Kwon H, Park H, Choi S, et al. Combined fractional treatment of acne scars involving non-ablative 1,550-nm erbium-glass laser and micro-needling radiofrequency: a 16-week prospective, randomized split-face study. *Acta Derm Venereol*. 2017;97(8):947–951.

Kwon HH, Choi SC, Jung JY, Park GH. Combined treatment of melasma involving low-fluence Q-Switched Nd:YAG laser and fractional microneedling radiofrequency. *J Dermatol Treat*. 2019;30(4):352–356.

Kwon SH, Choi JY, Ahn GY, et al. The efficacy and safety of microneedle monopolar radiofrequency for the treatment of periorbital wrinkles. *J. Dermatol Treat*. 2019;32(4):460–464.

Lee SJ, Goo JW, Shin J, et al. Use of fractionated microneedle radiofrequency for the treatment of inflammatory acne vulgaris in 18 korean patients. *Dermatol Surg*. 2012;38(3):400–405.

Lee SJ, Kim JI, Yang YJ, Nam JH, Kim WS. Treatment of periorbital wrinkles with a novel fractional radiofrequency microneedle system in dark-skinned patients. *Dermatol Surg*. 2015;41(4):615–622.

Lin L, Huo R, Bi J, Meng Z, Cao Y. Fractional microneedling radiofrequency treatment for axillary osmidrosis: a minimally invasive procedure. *J Cosmet Dermatol*. 2019;18(1):115–120.

Liu TM, Sun YM, Tang ZY, Li YH. Microneedle fractional radiofrequency treatment of facial photoageing as assessed in a split-face model. *Clin Exp Dermatol*. 2019;44(4):e96–102.

Lu W, Wu P, Zhang Z, Chen J, Chen X, Ewelina B. Curative effects of microneedle fractional radiofrequency system on skin laxity in asian patients: a prospective, double-blind, randomized, controlled face-split study. *J Cosmet Laser Ther*. 2017;19(2):83–88.

Min S, Park SY, Yoon JY, Suh DH. Comparison of fractional microneedling radiofrequency and bipolar radiofrequency on acne and acne scar and investigation of mechanism: comparative randomized controlled clinical trial. *Arch Dermatol Res*. 2015;307(10):897–904.

Park JY, Lee EG, Yoon MS, Lee HJ. The efficacy and safety of combined microneedle fractional radiofrequency and sublative fractional radiofrequency for acne scars in asian skin. *J Cosmet Dermatol*. 2016;15(2):102–107.

Park SY, Kwon HH, Yoon JY, Min S, Suh DH. Clinical and histologic effects of fractional microneedling radiofrequency treatment on rosacea. *Dermatol Surg*. 2016;42(12):1362–1369.

Rummaneethorn P, Chalermchai T. A comparative study between intradermal botulinum toxin a and fractional microneedle radiofrequency (FMR) for the treatment of primary axillary hyperhidrosis. *Lasers Med Sci*. 2020;35(5):1179–1184.

Ryu H-W, Kim S-A, Jung HR, Ryoo Y-W, Lee K-S, Cho J-W. Clinical improvement of striae distensae in korean patients using a combination of fractionated microneedle radiofrequency and fractional carbon dioxide laser. *Dermatol Surg*. 2013;39(10):1452–1458.

Schünemann, H, J Brożek, G Guyatt, and A Oxman. *Handbook for Grading the Quality of Evidence and the Strength of Recommendations Using the GRADE Approach*; n.d.

Seo KY, Kim DH, Lee SE, Yoon MS, Lee HJ. Skin rejuvenation by microneedle fractional radiofrequency and a human stem cell conditioned medium in Asian skin: a randomized controlled investigator blinded split-face study. *J Cosmet Laser Ther*. 2013;15(1):25–33.

Seo KY, Yoon MS, Kim DH, Lee HJ. Skin rejuvenation by microneedle fractional radiofrequency treatment in asian skin; clinical and histological analysis. *Lasers Surg Med*. 2012;44(8):631–636.

Serdar ZA, Tatlıparmak A. Comparison of efficacy and safety of fractional radiofrequency and fractional Er:YAG laser in facial and neck wrinkles: six-year experience with 333 patients. *Dermatol Ther*. 2019;32(5):e13054.

Shin JU, Lee SH, Jung JY, Lee JH. A split-face comparison of a fractional microneedle radiofrequency device and fractional carbon dioxide laser therapy in acne patients. *J Cosmet Laser Ther*. 2012;14(5):212–217.

Sobhi RM, Mohamed IS, Sharkawy DAE, Wahab MAEFAE. Comparative study between the efficacy of fractional micro-needle radiofrequency and fractional CO_2 laser in the treatment of striae distensae. *Lasers Med Sci*. 2019;34(7):1295–1304.

Tan MG, Jo CE, Chapas A, Khetarpal S, Dover JS. Radiofrequency microneedling: a comprehensive and critical review. *Dermatol Surg*. 2021;47(6):755–761.

Tatlıparmak A, Aksoy B, Shishehgarkhaneh LR, Gökdemir G, Koç E. Use of combined fractional carbon dioxide laser and fractional microneedle radiofrequency for the treatment of acne scars: a retrospective analysis of 1-month treatment outcome on scar severity and patient satisfaction. *J Cosm Dermatol*. 2020;19(1):115–121.

Vejjabhinanta V, Wanitphakdeedecha R, Limtanyakul P, Manuskiatti W. The efficacy in treatment of facial atrophic acne scars in asians with a fractional radiofrequency microneedle system. *J Eur Acad Dermatol Venereol*. 2014;28(9):1219–1225.

Weiner SF. Radiofrequency microneedling: overview of technology, advantages, differences in devices, studies, and indications. *Facial Plast Surg Clin North Am*. 2019;27(3):291–303.

Yu A-J, Luo Y-J, Xu X-G, et al. A pilot split-scalp study of combined fractional radiofrequency microneedling and 5% topical minoxidil in treating male pattern hair loss. *Clin Exp Dermatol*. 2018;43(7):775–781.

Zeng R, Liu Y, Zhao W, et al. A split-face comparison of a fractional microneedle radiofrequency device and fractional radiofrequency therapy for moderate-to-severe acne vulgaris. *J Cosmet Dermatol*. 2020;19(10):2566–2571.

Zhang M, Fang J, Wu Q, Lin T. A prospective study of the safety and efficacy of a microneedle fractional radiofrequency system for global facial photoaging in chinese patients. *Dermatol Surg*. 2018;44(7):964–970.

第 13 章
有色皮肤的激光治疗

刘媛媛 夏志宽 杨 鑫 廖 勇 译

☑ 概要和关键点

- 对有色皮肤进行激光、光和仪器治疗安全有效。
- 治疗前后防晒、联合美白剂和外用皮质类固醇激素可降低炎症后色素沉着的风险。
- 对于接受激光治疗黄褐斑的患者,防晒对于疾病管理至关重要。
- 波长较长的激光和光源能够有效针对真皮色素沉着,治疗有色皮肤时更安全,可以最大限度地减少对表皮黑素细胞的损伤。
- 色素性病变治疗过程中的透照法(玻片压诊法)可以减少侧支血管损伤的风险。
- 虽然 585/595 nm 脉冲染料激光(PDL)和 532 nm 磷酸钛氧钾(KTP)以及三硼酸锂(LBO)激光对有色皮肤治疗的安全性已被证明,但由于 1064 nm Nd:YAG 激光波长更长,色素吸收更少,因此可优先选择用于治疗血管性病变。

- 皮秒激光可有效靶向真皮色素(Hori 痣、Ota 痣和文身色素),并且可安全地用于有色皮肤的治疗。
- 有色皮肤接受 Q 开关激光治疗时,通常需要降低激光强度并增加治疗次数。较长的治疗时间间隔有助于最大限度地减少色素沉着或色素减退的风险。
- 微针治疗为有色皮肤提供了一种微创的激光疗法替代方案,其出现色素沉着的风险较低;然而,通常可能需要进行多次治疗。
- 点阵等离子体射频是一种新兴的安全替代传统激光的设备,主要用于治疗瘢痕、皮肤松弛和皱纹。
- 皮肤紧致设备是一种"非色素靶向"设备,适用于所有肤色类型,对皮肤色素沉着的影响最小,甚至几乎没有直接影响。
- 在进行激光或光治疗前,检查患者是否存在躯体变形障碍是需要考虑的重要因素之一。

一、引言

21 世纪标志着美国人口多样性的巨大改变。根据皮尤研究中心的数据,随着移民和通婚增加,预计人口将增长至 4.38 亿,其中超过 50% 为传统上的少数族裔群体(亚裔、非裔和西班牙裔)。在皮肤学领域,掌握不同肤色患者的治疗及护理方法至关重要。该多样化的群体更广泛地包括非裔、非裔美国人、非裔加勒比人、亚裔、印度裔、中东裔、拉丁裔和混血 / 多族裔个体。他们的肤色属于 Fitzpatrick 皮肤分型Ⅳ~Ⅵ型,其特点是对紫外线

照射的反应较低。

在治疗少数族裔患者的皮肤疾病时需要特别谨慎,有色皮肤与Ⅰ~Ⅲ型皮肤存在较大差异。与Ⅰ~Ⅲ型皮肤相比,有色皮肤含有许多较大的黑素小体,内含更多的黑色素,并且黑素小体更稳定,广泛地分散至每个角质细胞中,而并非聚集存在。黑素小体生物学上的这种差异导致有色皮肤的光保护作用增强。但是,这也给治疗有色皮肤疾病带来了挑战,其中色素沉着是激光治疗中常见且不容忽视的并发症。

谨慎选择激光类型和治疗参数对于防止非必要

的色素沉着至关重要。由于黑色素是一种靶色基，在有色皮肤的治疗中极具挑战性。本章的目的是探讨在不同族裔患者的皮肤中使用激光与光治疗时所面临的挑战，并为临床皮肤科医生提供相应的安全使用指导。本章还将重点介绍临床治疗经验、并发症的预防及患者管理。

二、有色皮肤患者的评估

治疗前，所有患者都必须进行完整的病史收集和体格检查。病史应包括既往治疗史、并发症、目前的紫外线防护措施；此外，最重要的是评估患者对治疗的预期。检查时，首先要评价治疗区的皮肤状态，并检查其他区域是否存在手术或创伤后皮肤色素沉着或瘢痕疙瘩，这将助于指导预后。初次预约者应注重进行正确的诊断，并评估激光治疗是否适用于相关疾病。辅助工具可以帮助确认诊断结果。对于患有黄褐斑的患者，伍德灯或紫外光照检查是区分表皮和真皮色素沉着的有效方法。玻片压诊法和皮肤镜检查可能在评估难辨认的病变维度发挥作用。对于皮肤镜下具有相关特征的孤立性病变，在进行治疗前应考虑活检。

一旦确诊，应就激光、光疗以及替代疗法（神经调节剂及注射疗法）的选择进行讨论。在考虑患者预期和临床诊断后，再决定是否进行激光 / 光疗。患者的预期包括其主诉、疗效的时间轴、治疗费用、预期的休工期以及并发症。需要注意一个常见的误区，即认为只有在无活动性痤疮皮损的情况下才能进行治疗。然而，有些设备如 650 ms 1064 nm Nd：YAG 激光，则适用于治疗活动性痤疮皮损。

另一个挑战是黄褐斑的治疗。医生应告知寻求治疗黄褐斑的患者：局部应用美白剂和防晒仍是黄褐斑的主要治疗方法，而激光则是化学剥脱后的次要甚至是三线治疗选择。局部用药仍然是

治疗和维持疗效的关键。在明确患者预期及治疗目标后，应详细告知患者治疗风险和可能出现的相关并发症，并签署知情同意书。在此期间，患者提出的所有问题应得到解答，必要时给予患者时间充分考虑。

病史和初步检查是评判任何绝对或相对禁忌证的参考条件。需要重点关注一种可能出现的禁忌证，即躯体变形障碍（body dysmorphic disorder，BDD）。这类患者往往过度地、普遍地对想象中的躯体畸形或夸大实际的疾病过度关注。禁忌证的性质应根据具体情况进行评估。Marques 等对 401 名白人、亚裔和黑人女性的研究中未发现白人和黑人患者在外貌及躯体关注度方面存在统计学上的显著性差异。然而，与白人相比，亚裔患者对体形的关注较少，而更多地关注肤色和头发类型。医生对这些独特差异的认知对于治疗不同族裔的皮肤美容患者非常重要。对于较严重的患者常常需要转诊给精神科医生进行治疗。

激光治疗的相对禁忌证包括近期有瘢痕疙瘩或增生性瘢痕形成的病史、妊娠期、治疗部位存在活动性炎症疾病或感染，以及免疫功能低下等。对于要进行全剥脱性激光换肤术的患者，应考虑近 6 个月内有无系统性使用维 A 酸类药物的情况。

在初次就诊时，讨论的关键内容应包括患者的预期。在检查过程中，应给予患者机会明确其主诉及预期，主要由于患者的诉求可能与医生的关注点不同。应制订切实可行的治疗目标以解决患者的顾虑，至少包括对满足患者预期所需治疗次数的预判。此外，应完成相关术后护理的咨询。考虑到有色皮肤患者色素沉着的风险较高，应重点关注治疗期间和治疗后 6 周的防晒。应提供关于术后护理的书面指南，强调需要定期使用防晒霜，并根据需要使用局部类固醇或美白剂。对于正在接受激光治疗黄褐斑的患者而言，防晒是缓解病情的关键。

在进行正式评估和设定治疗目标后，应获得患

者的书面知情同意。包括告知患者手术风险和益处，并尽可能解答患者提出的所有问题。在此期间，可告知患者治疗方案和并发症风险。治疗前允许患者将知情同意书带回家，以给予患者充分的考虑时间。这些措施对部分患者可以起到很好的安抚作用。

三、炎症后色素沉着

炎症后色素沉着（postinflammatory hyperpigmentation, PIH）是有色皮肤患者最关注的十大问题之一。它通常发生在炎症性皮损暴发之后，包括痤疮、毛囊炎或各种皮疹。然而，它也可以是医源性的，如微创干预治疗（如激光及其他光电治疗）的结果。患者的皮损通常表现为界线不清的色素沉着斑点或斑片，其分布、大小、形状与暴发的炎性皮损类似。局部治疗仍然是治疗有色皮肤PIH的金标准。初步治疗应重点关注紫外线（UV）防护措施，包括经常使用SPF 30或更高的广谱防晒霜，并在治疗期间和治疗后即刻严格防晒。含氧化锌、二氧化钛和氧化铁的物理防晒剂由于同时能够阻挡可见光而成为首选。

在制订防晒措施后，应考虑局部使用美白药物。局部美白剂通常包括维A酸类、氢醌、局部类固醇、壬二酸和氨甲环酸等，也包括美白成分如曲酸（作者推荐的非处方局部药物）、烟酰胺、抗坏血酸或阿魏酸等。氢醌是最常用的美白剂，在有色皮肤中的疗效证据最充足。其可以4%或更高的处方或2%的非处方制剂单独使用，而且耐受性良好。罕见的不良反应包括外源性褐黄病，通常发生在较高浓度和长期使用时。目前，氢醌是Kligman三联疗法中的主要成分之一（Kligman配方：4%氢醌、中等至强效的局部类固醇和维A酸）。

患者经过防晒和局部美白药物等一线、二线治

疗失败后，化学剥脱和系统性药物（口服氨甲环酸）也可作为三线治疗手段。有色皮肤首选浅表剥脱术，由于损伤仅限于表皮层，风险较低。对于有色皮肤治疗相关的色素沉着有多种治疗选择。鉴于接受激光和光电治疗的有色皮肤患者并发PIH并非罕见，临床医生必须掌握可用于有色皮肤色素沉着的治疗方案。本部分将重点介绍如何通过选择适当的激光类型和参数将有色皮肤患者色素沉着的风险降至最低。

作者对与治疗相关PIH的治疗选择包括：

● 超浅表化学剥脱术：使用水杨酸或杏仁酸，每3~4周一次，直至症状消失或达到临床平台期。

● 在治疗前至少提前2周使用4%氢醌预处理。

● 在治疗后至少3天使用中效皮质类固醇激素或在治疗后2天使用高效皮质类固醇激素。

四、应用于有色皮肤的激光和光疗

激光和光疗可以提供一种有效且相对无创的方法来治疗光老化、色素沉着、瘢痕和面部年轻化。相对于非有色皮肤（Ⅰ~Ⅱ型皮肤），有色皮肤患者中表皮层富含黑色素，术后色素沉着的风险并不少见，因此治疗存在独特的挑战。与治疗相关的色素沉着可能是由于黑色素作为竞争性非靶色基而意外受损，或是由于正常愈合过程中，部分患者PIH的特异性风险所致。通过适当的培训、较长时间间隔的治疗和保守的激光参数设置，有色皮肤患者也能获得类似的美容效果，而全光谱激光是一种安全有效的治疗选择。

激光选择应侧重于识别正确的靶色基：水、血红蛋白或黑色素，以实现临床目标。激光选择的其他考虑因素包括能够调整微创治疗参数，可通过使用较低的能量密度来实现。此外，对于剥脱性激光与非剥脱性激光的选择，剥脱性激光能够提供更快速和更显著的效果，但由于表皮层的

均匀片状破坏，导致色素沉着的风险增加；而非剥脱性激光则产生微小热损伤区，保持了大部分表皮的完整性。辅助工具也有助于减少色素沉着。在血管激光治疗（585/595 nm PDL）期间，使用简单的透照法（玻片压迫血管）可将血液从血管腔中驱离，在不影响疗效的前提下减少有色皮肤患者紫癜和色素沉着的风险。通过适当的参数设置、辅助工具和合适的激光选择，包括强脉冲光（IPL）在内的广谱激光可用于有色皮肤患者。对于 IPL，采用降低能量、增加治疗频次并与冷却降温设备相结合，可使其成为这些患者的安全治疗选择。

（一）剥脱性点阵激光

激光器：2940 nm Er：YAG 激光、10 600 nm 二氧化碳激光。

适应证：痤疮萎缩性瘢痕、创伤或手术瘢痕以及皮肤年轻化。

剥脱性点阵激光（ablative fractionated lasers，AFL）是经典的换肤激光。与全剥脱性激光不同，点阵激光通过在真皮中造成特定深度的点状小孔，而非均匀去除皮肤，来刺激胶原蛋白增生。其以水作为靶色基，汽化剥脱皮肤以诱导胶原蛋白再生。与非剥脱治疗相比，在一次或两次治疗中即可获得显著改善。然而考虑到高凝固温度可能导致色素沉着的风险增加，因此需要谨慎使用。有色皮肤患者色素沉着的风险不低于 30%，其他风险包括感染、恢复期延长和瘢痕。虽然剥脱性点阵激光在 Ⅰ ～ Ⅲ 型皮肤中使用最安全，但在有色皮肤中也已被证明是一种安全有效的治疗选择。Manuskiatti 等在对 24 名亚裔患者接受 2940 nm Er：YAG 和 10 600 nm 二氧化碳激光联合的研究中发现，仅两次治疗后，萎缩性瘢痕就出现明显改善。另有研究表明，剥脱性点阵激光在 Ⅳ ～ Ⅴ 型皮肤中也取得了较好疗效（Gold 2012）。

要点 1

- 选择较低密度的能量用于较深肤色类型，尤其是在治疗瘢痕或深层皱纹时，以实现更深层次的治疗效果。
- 减少单次激光治疗过程中的遍数有助于预防色素沉着，通过增加治疗疗程可以安全地获得预期疗效。
- 在作者的个人经验中，治疗前至少 2 周使用 4% 氢醌进行预处理，并在治疗后至少连续外用 3 天中效皮质类固醇激素，可有效减少色素沉着。
- 在治疗后连续外用两天（每天两次）高效皮质类固醇激素可以降低色素沉着的风险。

（二）非剥脱性点阵激光

激光器：1927 nm/1550 nm 激光、1927 nm 铥激光、1927 nm 半导体激光、1064 nm 钕：钇铝石榴石激光、1550 nm 铒激光、1440 nm 半导体激光、755 nm 和 1064 nm 点阵皮秒激光。

适应证：黄褐斑、嫩肤、瘢痕及色素沉着。

非剥脱性点阵激光（nonablative fractionated lasers，NAFL）为较深肤色类型提供了一种比剥脱性激光更安全的选择，通过产生网格状微小热损伤区，可使角质层基本保持完整，仅产生部分真皮损伤。一系列非剥脱性点阵激光治疗可产生与单次剥脱性点阵激光相似的美容效果，并且恢复期更短。Kono 等比较了 30 名亚裔患者接受 1550 nm 非剥脱性点阵激光进行嫩肤治疗的疗效和安全性，采用半脸（split face）模式自身对照，将患者分为三组，每组接受不同水平的能量和密度。研究结果表明，与高能量相比，高密度与色素沉着的风险增加以及患者满意度降低有关。安全有效地使用点阵激光换肤应注意采用较低的密度，以最大限度地减少色素沉着的风险。

对于有色皮肤患者，非剥脱性点阵激光主要用于痤疮瘢痕和皮肤年轻化的治疗。Marmon 等对 10 名亚裔患者进行 1440 nm 半导体激光治疗，每间隔 2 周进行 4 次治疗后，细纹、毛孔和皮肤粗糙度均得到改善。Lee 等对 27 名患者采用 1550 nm 铒激光治疗光老化相关的色素沉着，获得了类似效果。

非剥脱性点阵激光也可作为应用局部美白剂与化学剥脱术治疗顽固性黄褐斑的安全替代方法。已证明有色皮肤患者使用 1927 nm 铥激光和 1550 nm 铒激光具有良好疗效。激光治疗通常需要与严格的防晒措施以及局部类固醇激素药膏联合使用，以最大限度地减少色素沉着的风险。由于治疗后存在反弹性色素沉着的风险，治疗后继续保持良好的防晒非常重要。

适度的参数设置、适当的冷却、较长的治疗间隔和严格的防晒措施都是保证非剥脱性点阵激光和剥脱性点阵激光治疗安全有效的关键。

要点 2

- 如果在治疗瘢痕时使用较高的能量，则应使用较低的密度以降低色素沉着的风险。
- 每次治疗过程中应尽量减少激光的重叠。例如，在每个区域进行 8 次激光干预，可先在每个区域完成 4 次激光治疗，然后返回并完成下一组 4 次治疗。同样明智的做法是，先在每个区域进行 4～6 次的初始治疗，再根据患者的反应增加治疗。

（三）血管激光

激光器：585/595 nm 脉冲染料激光（PDL）、532 nm KTP/1064 nm Nd：YAG 激光、1064 nm Nd：YAG 激光、532 nm KTP 或 LBO 激光。

适应证：鲜红斑痣、面部红斑、毛细血管扩张和瘢痕。

血管激光靶向血红蛋白诱导血管损伤，氧合血红蛋白的吸收峰主要在 577 nm 和 700～1100 nm，吸收范围较小。585 nm PDL 与血红蛋白吸收峰密切相关，是一种经典的血管激光器。在较深肤色的患者中使用 585/595 nm PDL 和 532 nm KTP 或 LBO 激光可能具有挑战性，主要由于它们与黑色素吸收重叠，增加术后色素沉着的风险。1064 nm Nd：YAG 激光由于波长较长，被认为是治疗有色皮肤患者血管病变的一种更安全的替代方案。

Asahina 等评估了 595 nm PDL（7 mm 光斑，10 ms 脉冲持续时间，12 J/cm^2）在Ⅳ型皮肤患者鲜红斑痣治疗中的疗效，发现 67% 的患者在间隔 8 周的 4 次治疗后获得优异或良好的疗效。约 17% 的患者出现色素沉着，14% 的患者出现色素减退。

Bae 和 Geronemus 报道使用 585 nm PDL 激光治疗非裔美国儿童鲜红斑痣，皮肤分型为Ⅴ和Ⅵ型，得到了类似的结果，未出现色素沉着。

由于对血管肿瘤的诊断不足以及医生对色素沉着风险的顾虑，血管激光在有色皮肤患者的临床治疗中通常未得到充分利用。然而，有色皮肤患者应考虑使用合适的参数和较长的波长，例如 1064 nm Nd：YAG 激光。根据作者的经验，使用 585 nm PDL 激光治疗成年患者鲜红斑痣时，可通过设置较保守的参数并增加疗程频次以获得极好的疗效（图 13.1）。

要点 3

- 使用 585/595 nm PDL、532 nm KTP 或 LBO 和 1064 nm Nd：YAG 激光可以安全地治疗有色皮肤患者的血管病变。
- 由于 1064 nm Nd：YAG 激光对黑色素吸收的风险较低，可能是对有色皮肤患者最安全的波长。
- 基于治疗部位调整能量设置可以最大限度地提高临床效果。

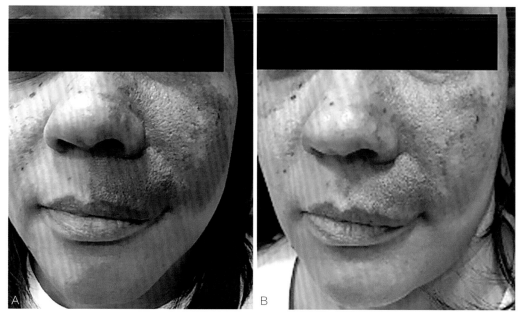

图 13.1 595 nm 脉冲染料激光治疗 IV 型皮肤鲜红斑痣。A. 治疗前；B. 10 次治疗后

（四）混合激光

激光器：1470/2940 nm 的组合激光。

适应证：换肤、嫩肤、瘢痕。

1470 nm/2940 nm 混合激光器是首款将非剥脱性（1470 nm）和剥脱性（2940 nm）两种波长依次递送至治疗区的混合激光器。1470 nm 波长通过产生聚焦的真皮凝固以刺激胶原蛋白新生，而 2940 nm 波长提供的剥脱作用分别达到 700 μm 和 100 μm 的皮肤深度。Waibel 等评估 1470 nm/2940 nm 混合激光对皮肤分型为 I ～ IV 型的 34 名女性患者的疗效和安全性，患者包括亚裔和西班牙裔。该研究进行了间隔 1 个月的两次激光治疗，83% 的患者毛孔得到改善，63% 的患者肤

要点 4

- 作者的经验表明，类似于剥脱性点阵激光，在治疗前至少 2 周使用 4% 氢醌预处理，并在治疗后至少连续 3 天使用中效局部皮质类固醇激素可减少色素沉着。
- 低密度和缓慢持续的移动操作有助于热量均匀分布。

质得到改善。选择低密度和低能量来治疗有色皮肤患者更为安全。

（五）脱毛激光

激光器：694 nm 红宝石激光、755 nm 翠绿宝石激光、810 nm 半导体激光、1064 nm Nd：YAG 激光以及 IPL。

脱毛激光以毛囊黑色素为靶色基，毛囊黑色素在毛发的生长期最敏感，可诱导细胞凋亡。这是一种安全有效的替代电解和传统脱毛（刮剃、蜡脱、其他化学破坏）的方法，适用于复发性毛囊炎或其他脱毛方法并发症所致的过度色素沉着的患者。由于激光必须通过竞争表皮黑色素才能到达毛囊，使用时需要认真考虑。有色皮肤治疗时需进行充分的冷却，选择更长的波长和脉冲持续时间，以降低色素沉着和瘢痕形成的风险。

较长的波长可进行更有针对性的治疗。迄今为止，美国食品药品监督管理局（FDA）批准了两种适用于有色皮肤脱毛的激光设备，即 810 nm 半导体激光器和 1064 nm Nd：YAG 激光器。两种

激光都具有穿透真皮的长波长，长脉冲持续时间（810 nm 半导体激光器为 100 ms 以上，1064 nm Nd：YAG 激光器为 30 ms 以上），并同时进行表皮冷却。1064 nm Nd：YAG 激光被认为是有色皮肤中皮肤分型 Ⅳ~Ⅵ 型脱毛的金标准。由于其长波长，能量被黑色素吸收较少，调整能量以达到毛囊周围出现红斑作为治疗的终点反应。与 810 nm 半导体激光相比，1064 nm Nd：YAG 激光的缺点在于波长较长而黑色素吸收少，降低了其功效。Galadari 报告，经过 810 nm 半导体和 1064 nm Nd：YAG 激光的连续治疗，患者毛发密度分别降低了 40% 和 35%。然而，疗效的轻度下降必须与安全性进行权衡。对于面积较小的治疗区域，一次治疗即可显著改善（图 13.2）。

进一步的研究比较了 755 nm 翠绿宝石激光、810 nm 半导体激光、1064 nm Nd：YAG 激光以及 IPL 在深色皮肤类型中的疗效和安全性，发现差异很小。Dorgham 在对 237 名皮肤分型为 Ⅲ~Ⅵ 型的患者进行系统回顾研究时评估了这些差异。这项大规模研究发现，与 IPL 及激光组内相比，激光组之间的安全性和疗效基本相似，具有统计学意义。值得注意的是，与 IPL 相比，激光治疗后短暂的急性疼痛增加，其中以 1064 nm Nd：YAG 激光最常见。然而，1064 nm Nd：YAG 激光治疗组中色素沉着的发生率总体较低。

要点 5

- 在治疗深色皮肤患者时，755 nm 翠绿宝石激光在极低脉冲、最大光斑尺寸下，可被认为是 1064 nm Nd：YAG 激光有效和安全的替代方法。
- 建议在进行全面治疗前，先选择一个治疗区进行测试性治疗。
- 在对深色皮肤进行 IPL 激光脱毛时应格外谨慎，由于其波长不具特异性，且导致色素沉着的风险较高。

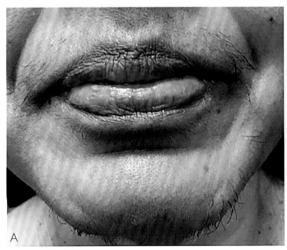 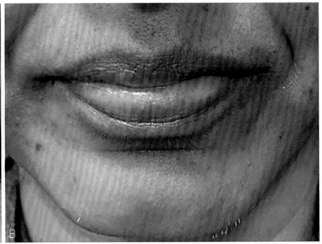

图 13.2　使用 1064 nm Nd：YAG 激光治疗 Ⅳ 型皮肤患者多毛症。A. 治疗前；B. 1 个疗程后的效果

（六）650 μs 1064 nm 激光

适应证：活动性痤疮、色素沉着、黄褐斑、脱毛和须部假性毛囊炎。

650 μs 1064 nm Nd：YAG 激光被认为是治疗有色皮肤最安全的激光之一，其长波长能够绕过黑色素色基。鉴于 Nd：YAG 激光脉冲持续时间相对较短（0.65 ms），且波长较长，该激光应用于有色皮肤患者取得了巨大进展。在脱毛过程中，脉冲持续时间小于毛囊周围皮肤 0.8 ms 的热弛豫时间，因此，无须冷却即可进行无痛治疗。该激光的独特之处还在于其非接触性，使用准直光束，不受能量密度或光斑大小的影响。

常见的应用包括治疗活动性痤疮、痤疮瘢痕和色素沉着。痤疮瘢痕治疗中与低剂量异维 A 酸联合使用，已在中重度痤疮和萎缩性瘢痕患者中获得惊人疗效。在黄褐斑治疗中，激光与半胱氨酸乳霜联合使用能够成功靶向有色皮肤患者的真皮色素。在 Wong 等的一项初步研究中，3 名患者接受 4 次激光治疗，每次治疗间隔 1 个月，未出现色素沉着以及治疗相关疼痛，并且疗效显著。

> **要点 6**
>
> ● 采用 650 μs 1064 nm 激光靶向真皮色素沉着，联合传统的美白剂靶向表皮色素，可有效治疗有色皮肤患者的黄褐斑。

（七）皮秒激光

激光器：波长包括 532 nm、670 nm、730 nm、785 nm、1064 nm。

适应证：黄褐斑、炎症后色素沉着、文身去除、良性色素性病变、皮肤年轻化、痤疮瘢痕和毛孔缩小。

皮秒激光器能产生极短的脉冲持续时间（300~750 ps），可用于靶向内源性色素（色斑和太田痣）和外源性色素（文身）以及色素性疾病如黄褐斑。值得注意的是，低能量、高频率参数可用于治疗持久性色素异常性红斑（图 13.3）。这些超短脉冲产生的机械性损伤多于热损伤，不良损伤小。当使用点阵模式时，对改善光老化相关的色素沉着、轻度痤疮瘢痕和细小皱纹都非常有效。

研究发现，皮秒激光在治疗有色皮肤 Hori 痣方面疗效较好。Ding 等对 225 名中国患者（Ⅲ~Ⅳ型皮肤）进行回顾性研究，66% 的患者在治疗后 Hori 痣外观明显改善；平均激光参数设置

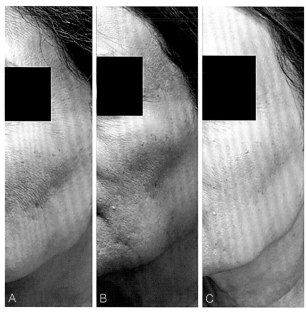

图 13.3 A. 低脉冲皮秒激光治疗前；B. 低脉冲皮秒激光首次治疗后；C. 低脉冲皮秒激光 2 次治疗后

包括 750 ps 脉冲持续时间、2.0~4.5 mm 光斑大小、5 Hz 频率和 1.26~6.37 J/cm² 能量密度；患者接受 1~4 次治疗，治疗次数增加与疗效呈正相关，38% 的患者在一次治疗后就获得显著改善。这突显出皮秒激光起效快、疗效好。与 Q 开关激光相比，皮秒激光通常需要更少的治疗次数即可获得临床改善。

加入衍射透镜阵列将皮秒激光转变为非剥脱性点阵激光。Haimovic 等证明，这种改进的激光使得较深肤色（Ⅵ型）的痤疮瘢痕和萎缩纹的疗效得到显著改善。对该类患者使用的参数为：光斑 6 mm，能量密度 0.71 J/cm²，脉宽 750~850 ps。患者耐受性良好，术后轻度红斑自行消退。

皮秒激光也逐渐被应用于去除文身色素沉着。Kono 和 Chan 比较了 532 nm 和 1064 nm 皮秒激光与纳秒 Q 开关激光的疗效。1064 nm 皮秒激光被证明对黑色文身有效，532 nm 皮秒激光则适用于红色和绿色文身。治疗过程中，5.4% 的患者出现反常性反黑。

> **要点 7**
>
> - 衍射透镜阵列或微透镜阵列手柄通过全息透镜将皮秒激光点阵化，以诱导非热学爆破效应，使用1064 nm波长可高度安全有效地治疗较深肤色的痤疮瘢痕和不规则皮肤纹理。与非剥脱性点阵激光或剥脱性点阵激光相比，这是一种很好的替代疗法，几乎无休工期。
> - 尽管需要更多的治疗，但出现色素沉着的风险很小。
> - 这些治疗通常无须局部麻醉。
> - 建议在有色皮肤中使用低密度及低能量。

（八）Q 开关激光

激光器：Q 开关 1064 nm Nd:YAG 激光、755 nm Q 开关翠绿宝石激光和 694 nm Q 开关红宝石激光。

适应证：去除文身、雀斑和黄褐斑、太田痣/Ito 痣、Hori 痣和贝克痣。

Q 开关激光器具备高功率、短脉冲（纳秒级）。对于有色皮肤，建议使用较低的能量密度。因此，需要更多的治疗次数才能获得与非有色皮肤相当的疗效。低能量密度的 1064 nm Nd:YAG 激光通常被称为激光净肤（激光美白），对 III 型和 IV 型皮肤耐受性良好且有效。Kaminaka 等研究了 1064 nm Nd:YAG 激光对日本 22 名雀斑和日光性黑子患者的疗效，这些患者接受了 10 次治疗，所有患者均有所改善。尽管可对有色皮肤使用较低能量密度的 Q 开关激光，但色素减退是一个重要的问题。Shah 和 Aurangabadkar 回顾了 10 项使用 Q 开关 1064 nm Nd:YAG 激光治疗黄褐斑的研究，受试者接受 10~12 周的治疗，能量密度为 $0.8 \sim 2 \text{ J/cm}^2$。虽然黄褐斑有所改善，但治疗 2 个月后出现斑点状色素减退等不良反应，以及反弹性色斑、点状白斑、痤疮样皮疹和瘀点等并发

症。可通过减少治疗频率以及能量密度来减少或消除上述风险。

Q 开关激光对去除有色皮肤患者的文身也很有效。Bukhari 等对 20 名阿拉伯女性患者（皮肤类型 III~IV 型）的研究中发现，蓝黑色文身色素被成功去除，且未出现严重并发症。这些患者接受平均能量密度为 6 J/cm^2（范围 $4.0 \sim 7.5 \text{ J/cm}^2$）的 Q 开关 755 nm 翠绿宝石激光治疗 3~6 次，每次间隔 6~12 周。较长波长的黑色素吸收率低，从而降低了色素沉着的风险。

> **要点 8**
>
> - 鉴于出现斑点状色素减退有时是永久性的，故对有色皮肤使用 Q 开关激光时需谨慎。
> - 增加治疗间隔时间并减少治疗次数可将这种风险降至最低。

五、强脉冲光

适应证：皮肤年轻化、雀斑、面部潮红和毛细血管扩张及脱毛。

强脉冲光（IPL）是一种非破坏性、宽频、非激光光源（515~1200 nm），能传输大部分可见光的高强度脉冲。IPL 与激光不同，其非单色，而是提供一系列广泛的波长范围。通过使用各种滤光片来过滤发射光谱，可有效治疗包括以血管性和色素性为靶点的皮肤问题以及去除多余毛发等。

Shin 等进行了一项针对 26 名韩国患者面部色素不均的研究，间隔 4 周进行 3 次 IPL 治疗。84% 的患者色素性病变的外观有所改善，58% 的患者皱纹有所改善。作者建议在治疗有色皮肤患者时使用更长的脉冲持续时间，并将 IPL 的使用限制在 IV 型及以下的皮肤类型。

- 使用 IPL 进行皮肤治疗时，需要注意治疗头与皮肤之间必须保持紧密接触，以避免烫伤。如果手柄与皮肤不贴合，热量分布将不均匀，可能导致并发症，尤其是在较深肤色的人群中更易发生。
- 较低能量多次治疗以获得所需的治疗终点反应，比使用高能量更安全。
- 除接触式冷却外，将治疗与冷却设备相结合有助于保护皮肤、减少色素沉着风险，并能增加患者的舒适度。
- 治疗后立即冰敷。通常作者会在治疗后立即涂抹一层中效皮质类固醇激素药膏。

六、微针治疗

适应证：黄褐斑、痤疮、瘢痕、皮肤年轻化及色素沉着。

微针治疗是一种安全且微创的皮肤重塑手术。它在表皮和浅表真皮中产生许多微穿孔。血管破裂被认为会诱发各种血小板源性生长因子的激活，促进皮肤重塑和再生。微针可以自动方式或手动滚动方式使用，在皮肤上进行多次穿刺，使局部药物能够通过透皮输送更好地穿越角质层，进一步增强换肤效果。随着皮肤科医生对其的广泛应用，改良型微针也不断涌现。它们包括射频（RF）微针（见第 12 章）和微等离子体射频（见下文），利用高频能量刺激胶原新生。

微针对有色皮肤通常被认为比传统的光疗换肤术、皮肤磨削术和化学剥脱术更安全，主要由于表皮基本保持完整，恢复速度更快。此外，无色基作为治疗靶点，色素沉着的风险也很小。考虑到表皮的超浅渗透，通常需要多次治疗才能获得显著的临床效果（图 13.4）。

微针治疗已成功应用于痤疮瘢痕、痤疮、黄褐斑和所有皮肤类型的皮肤年轻化治疗。Fabbrocini 等报道，50 名 Ⅲ～Ⅵ 型肤质患者在间隔 4 周的 3 次治疗后，不均匀皮肤纹理减少 31%。Kim 等报道 Ⅲ～Ⅴ 型皮肤患者经过 3 次间隔 4 周的治疗，皮脂分泌量和活动性痤疮病灶数量均有所减少。针对黄褐斑病例，微针治疗可被更频繁地应用于增强局部美白剂的渗透，从而降低了黄褐斑面积严重程度指数评分（Melasma Area Severity Index score）。氨

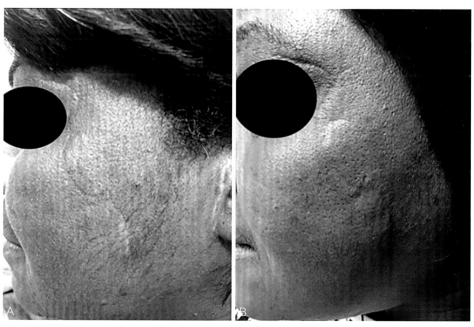

图 13.4　微针治疗 Ⅴ 型皮肤患者的瘢痕。A. 治疗前；B. 4 次治疗后

甲环酸和其他复合美白剂已经成功地与微针联合使用。

要点 10

　　微针治疗用于较深肤色类型安全性较好，由于无热量释放，故能减少治疗后的红斑和炎症。

七、微等离子射频

　　适应证：皮肤年轻化和痤疮瘢痕。

　　微等离子射频（Microplasma RF）是一种经 FDA 认证的微剥脱高频（> 40 MHz）单极设备，结合了射频和等离子体技术。它作为一种点阵式换肤设备，利用金属针将射频能量以网格状传输至皮肤。其提供了一种快速（< 20 分钟）的传统激光替代方案，具有类似的治疗效果，并且治疗次数较少，恢复时间短。

　　Zhang 和 Fei 等在一项对照研究中评估了 33 名亚裔患者（Ⅲ ~ Ⅳ 型皮肤）接受微等离子射频和 10 600 nm 二氧化碳激光治疗痤疮萎缩性瘢痕的疗效，结果显示射频组不良反应较少。在该研究中，受试者接受 3 次治疗，平均间隔 8 周（6 ~ 12 周）。二氧化碳激光组的参数为：20 ~ 25 mJ 能量，2 ~ 4 密度（每次覆盖面积为 10% ~ 20%/cm^2），进行单次不重叠的治疗。点阵微等离子射频组的患者共完成 4 遍滚轮治疗头的治疗（50 ~ 60 W）。治疗 6 个月后观察到类似的临床改善（无统计学差异），射频组的一过性红斑较少，并且未出现 PIH（二氧化碳激光组 1/3 的患者出现 PIH）。

　　在具有高 PIH 风险的有色皮肤中，点阵微等离子射频可以作为传统剥脱性激光更安全且同样有效的替代方法，但要采用保守的治疗参数以减少 PIH 的风险。与可耐受更高参数的非有色皮肤相比，临床改善较小。点阵等离子还可基于需求提供类似于化学剥脱或近似于二氧化碳点阵激光的疗效，且恢复时间较短（图 13.5）。

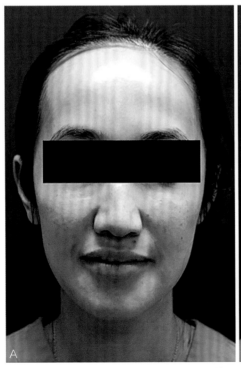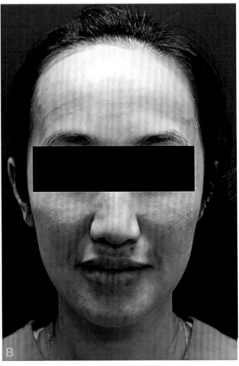

图 13.5　对Ⅳ型皮肤患者进行点阵等离子射频治疗。A. 治疗前；B. 治疗后即刻

八、皮肤紧致设备

皮肤紧致设备是一种非手术、无创或微创的治疗方法，用于改善皮肤松弛。常用的设备包括红外激光、高强度聚焦超声（high-intensity focused ultrasound，HIFU）、单极和双极射频。由于红外、超声波和射频不被皮肤色素吸收，它们对所有皮肤类型都是安全的且耐受性良好。它们通过加热真皮胶原蛋白以刺激新胶原蛋白合成，从而改善皮肤松弛。其治疗耐受性很好，不良反应极少。肿胀和红斑比较罕见，热烧伤、皮下结节和瘢痕形成也很少见。红外激光已被成功用于Ⅳ～Ⅴ型皮肤的治疗。

Chua 等对 21 例Ⅳ～Ⅴ型皮肤患者进行 3 个疗程的治疗，发现皮肤松弛程度改善了 87%。63 次治疗中仅有 7 次出现治疗相关的短暂性色素沉着这一罕见并发症。在进行 1～2 次 HIFU 治疗后，也得到了类似的结果，临床疗效显著。

小结

全球范围内有色人群的人口结构不断变化，促使不同种族患者的美容治疗需求逐渐增加。长期以来，激光和其他基于能量的治疗在Ⅰ～Ⅲ型皮肤中具有良好的疗效和安全性。然而，当激光应用于有色皮肤时，会面临一些挑战，Ⅳ～Ⅵ型皮肤患者出现炎症后色素沉着（PIH）的风险较高，而色素减退也时有发生。只有患者做好预防措施（紫外线防护），医生充分了解上述的独特挑战，并在治疗中选择适合、保守的治疗参数，才能使这些设备在不同种族肤色的患者中安全有效地使用。

扩展阅读

Alexis AF, Obioha JO. Ethnicity and aging skin. *J Drugs Dermatol.* 2017;16(6):s77–s80.

Alster TS, Bryan H, Williams CM. Long-pulsed Nd:YAG laser-assisted hair removal in pigmented skin: a clinical and histological evaluation. *Arch Dermatol.* 2001;137(7):885–889.

Asahina A, Watanabe T, Kishi A, et al. Evaluation of the treatment of port-wine stains with the 595-nm long pulsed dye laser: a large prospective study in adult Japanese patients. *J Am Acad Dermatol.* 2006;54(3):487–493.

Bae YS, Ng E, Geronemus RG. Successful treatment of two pediatric port wine stains in darker skin types using 595 nm laser. *Lasers Surg Med.* 2016;48(4):339–342.

Battle E, Suthamjariya K, Alora M. Very long pulses (20-200 ms) diode laser for hair removal on all skin types. *Lasers Surg Med.* 2000(12 suppl):21–24.

Battle EF, Jr. The 810 nm diode laser: a safe, effective modality to meet a growing population need. *J Drugs Dermatol.* 2011;10(12 suppl):s8–s9.

Battle F, Battle S. Clinical evaluation of safety and efficacy of fractional radiofrequency facial treatment of skin type VI patients. *J Drugs Dermatol.* 2018;17(11):1169–1172. 1.

Budamakuntla L, Loganathan E, Suresh DH, et al. A randomised, open-label, comparative study of tranexamic acid microinjections and tranexamic acid with microneedling in patients with melasma. *J Cutan Aesthet Surg.* 2013;6(3):139–143.

Bukhari IA. Removal of amateur blue-black tattoos in Arabic women of skin type (III-IV) with Q-switched alexandrite laser. *J Cosmet Dermatol.* 2005;4:107–110.

Chan CS, Dover JS. Nd:YAG laser hair removal in Fitzpatrick skin types IV to VI. *J Drugs Dermatol.* 2013;12(3):366–367.

Chandrashekar BS, Sriram R, Mysore R, Bhaskar S, Shetty A. Evaluation of microneedling fractional radiofrequency device for treatment of acne scars. *J Cutan Aesthet Surg.* 2014;7(2):93–97.

Chua SH, Ang P, Khoo LS, Goh CL. Nonablative infrared skin tightening in Type IV to V Asian skin: a prospective clinical study. *Dermatol Surg.* 2007;33(2):146–151.

Cohen BE, Elbuluk N. Microneedling in skin of color: A review of uses and efficacy. *J Am Acad Dermatol.* 2016;74(2):348–355.

Cook-Bolden F. A novel 0.65 millisecond pulsed 1064 nm laser to treat skin of color without skin cooling or anesthetics. *J Drugs Dermatol.* 2011;10(12 suppl):s10–s11.

Ding H, Yang Y, Guo L, Lin T. Use of a picosecond alexandrite laser for treating acquired bilateral nevus of ota-like macules in chinese patients. *Lasers Surg Med.* 2020;52(10):935–939.

Dorgham NA, Dorgham DA. Lasers for reduction of unwanted hair in skin of colour: a systematic review and meta-analysis. *J Eur Acad Dermatol Venereol.* 2020;34(5):948–955.

Fabbrocini G, De Vita V, Monfrecola A, et al. Percutaneous collagen induction: an effective and safe treatment for post-acne scarring in different skin phototypes. *J Dermatolog Treat.* 2014;25(2):147–152.

Galadari I. Comparative evaluation of different hair removal lasers in skin types IV, V, and VI. *Int J Dermatol.* 2003;42(1):68–70.

Goel A, Krupashankar DS, Aurangabadkar S, Nischal KC, Omprakash HM, Mysore V. Fractional lasers in dermatology--current status and recommendations. *Indian J Dermatol Venereol Leprol*. 2011;77(3):369–379.

Gold MH, Manturova NE, Kruglova LS, Ikonnikova EV. Treatment of moderate to severe acne and scars with a 650-microsecond 1064-nm laser and isotretinoin. *J Drugs Dermatol*. 2020;19(6):646–651. 1.

Gold MH. Clinical evaluation of the safety and efficacy of a novel superficial and deep carbon dioxide fractional system in the treatment of patients with skin of color. *J Drugs Dermatol*. 2012;11(11):1331–1335.

Goldberg DJ. Current trends in intense pulsed light. *J Clin Aesthet Dermatol*. 2012;5(6):45–53.

Haimovic A, Brauer JA, Cindy Bae YS, Geronemus RG. Safety of a picosecond laser with diffractive lens array (DLA) in the treatment of Fitzpatrick skin types IV to VI: a retrospective review. *J Am Acad Dermatol*. 2016;74(5):931–936.

Halachmi S, Orenstein A, Meneghel T, Lapidoth M. A novel fractional micro-plasma radio-frequency technology for the treatment of facial scars and rhytids: a pilot study. *J Cosmet Laser Ther*. 2010;12(5):208–212.

Hu S, Yang CS, Chang SL, Huang YL, Lin YF, Lee MC. Efficacy and safety of the picosecond 755-nm alexandrite laser for treatment of dermal pigmentation in Asians—a retrospective study. *Lasers Med Sci*. 2020;35(6):1377–1383.

Ismail SA. Long-pulsed Nd:YAG laser vs. intense pulsed light for hair removal in dark skin: a randomized controlled trial. *Br J Dermatol*. 2012;166(2):317–321.

Johnson B, Marrone S, Om A. Novel combination of a 650-microsecond neodymium-doped yttrium aluminium garnet 1,064-nm laser and cysteamine cream for the treatment of melasma: a case study. *J Clin Aesthet Dermatol*. 2020;13(3):28–30.

Kaminaka C, Furukawa F, Yamamoto Y. The clinical and histological effect of a low-fluence Q-switched 1,064-nm neodymium: yttrium-aluminum-garnet laser for the treatment of melasma and solar lentigenes in asians: prospective, randomized, and split-face comparative study. *Dermatol Surg*. 2017;43(9):1120–1133.

Kasai K. Picosecond laser treatment for tattoos and benign cutaneous pigmented lesions (secondary publication). *Laser Ther*. 2017;26(4):274–281. 31.

Kim M, Shin JY, Lee J, Kim JY, Oh SH. Efficacy of fractional microneedle radiofrequency device in the treatment of primary axillary hyperhidrosis: a pilot study. *Dermatology*. 2013;227(3):243–249.

Kim ST, Lee KH, Sim HJ, Suh KS, Jang MS. Treatment of acne vulgaris with fractional radiofrequency microneedling. *J Dermatol*. 2014;41(7):586–591.

Kolinko VG, Littler CM, Cole A. Influence of the anagen:telogen ratio on Q-switched Nd:YAG laser hair removal efficacy. *Lasers Surg Med*. 2000;26(1):33–40.

Kono T, Chan HH, Groff WF, et al. Prospective direct comparison study of fractional resurfacing using different fluences and densities for skin rejuvenation in Asians. *Lasers Surg Med*. 2007;39(4):311–314.

Kono T, Chan HHL, Groff WF, Imagawa K, Hanai U, Akamatsu T. Prospective comparison study of 532/1064 nm picosecond laser vs 532/1064 nm nanosecond laser in the treatment of professional tattoos in asians. *Laser Ther*. 2017;29(1):47–52. 20.

Lee HS, Lee JH, Ahn GY, et al. Fractional photothermolysis for the treatment of acne scars: a report of 27 Korean patients. *J Dermatolog Treat*. 2008;19(1):45–49.

Mahmoud BH, Srivastava D, Janiga JJ, Yang JJ, Lim HW, Ozog DM. Safety and efficacy of erbium-doped yttrium aluminum garnet fractionated laser for treatment of acne scars in type IV to VI skin. *Dermatol Surg*. 2010;36(5):602–609.

Manuskiatti W, Iamphonrat T, Wanitphakdeedecha R, Eimpunth S. Comparison of fractional erbium-doped yttrium aluminum garnet and carbon dioxide lasers in resurfacing of atrophic acne scars in Asians. *Dermatol Surg*. 2013;39(1 Pt 1):111–120.

Marmon S, Shek SY, Yeung CK, Chan NP, Chan JC, Chan HH. Evaluating the safety and efficacy of the 1,440-nm laser in the treatment of photodamage in Asian skin. *Lasers Surg Med*. 2014;46(5):375–379.

Marques L, LeBlanc N, Weingarden H, et al. Body dysmorphic symptoms: phenomenology and ethnicity. *Body Image*. 2011;8(2):163–167.

Mirza FN, Mirza HN, Khatri KA. Concomitant use of isotretinoin and lasers with implications for future guidelines: an updated systematic review. *Dermatol Ther*. 2020;33(6):e14022.

Mojeski JA, Almashali M, Jowdy P, et al. Ultraviolet imaging in dermatology. *Photodiagnosis Photodyn Ther*. 2020;30:101743.

Mulholland RS. Radio frequency energy for non-invasive and minimally invasive skin tightening. *Clin Plast Surg*. 2011;38(3, vi):437–448.

Passel J. Cohn D. U.S. Population projections: 2005-2050. Pew Research Center, Washington, DC; 2008. https://www.pewresearch.org/hispanic/2008/02/11/us-population-projections-2005-2050/.

Preissig J, Hamilton K, Markus R. Current laser resurfacing technologies: a review that delves beneath the surface. *Semin Plast Surg*. 2012;26(3):109–116.

Puiu T, Mohammad TF, Ozog DM, Rambhatla PV. A comparative analysis of electric and radiofrequency microneedling devices on the market. *J Drugs Dermatol*. 2018;17(9):1010–1013. 1.

Rokhsar CK, Fitzpatrick RE. The treatment of melasma with fractional photothermolysis: a pilot study. *Dermatol Surg*. 2005;31(12):1645–1650.

Shah SD, Aurangabadkar SJ. Laser toning in melasma. *J Cutan Aesthet Surg*. 2019;12(2):76–84.

Shin JW, Lee DH, Choi SY, et al. Objective and non-invasive evaluation of photorejuvenation effect with intense pulsed light treatment in Asian skin. *J Eur Acad Dermatol Venereol*. 2011;25(5):516–522.

Sommer S, Sheehan-Dare RA. Pulsed dye laser treatment of port-wine stains in pigmented skin. *J Am Acad Dermatol*. 2000;42(4):667–671.

Trivedi MK, Yang FC, Cho BK. A review of laser and light therapy in melasma. *Int J Womens Dermatol*. 2017;3(1):11–20. 21.

Waibel S, Pozner J, Robb C, Tanzi E. Hybrid fractional laser: a multicenter trial on the safety and efficacy for photorejuvenation. *J Drugs Dermatol*. 2018;17(11):1164–1168.

Wall TL. Current concepts: laser treatment of adult vascular lesions. *Semin Plast Surg*. 2007;21(3):147–158.

Wanitphakdeedecha R, Sy-Alvarado F, Patthamalai P, Techapichetvanich T, Eimpunth S, Manuskiatti W. The efficacy in treatment of facial melasma with thulium 1927-nm fractional laser-assisted topical tranexamic acid delivery: a split-face, double-blind, randomized controlled pilot study. *Lasers Med Sci*. 2020;35(9):2015–2021.

Wind BS, Kroon MW, Meesters AA, et al. Non-ablative 1,550 nm fractional laser therapy versus triple topical therapy for the treatment of melasma: a randomized controlled split-face study. *Lasers Surg Med*. 2010;42(7):607–612.

Wong CSM, Chan MWM, Shek SYN, Yeung CK, Chan HHL. Fractional 1064 nm picosecond laser in treatment of melasma and skin rejuvenation in asians, a prospective study. *Lasers Surg Med*. 2021;53(8):1032–1042.

Zhang Z, Fei Y, Chen X, Lu W, Chen J. Comparison of a fractional microplasma radio frequency technology and carbon dioxide fractional laser for the treatment of atrophic acne scars: a randomized split-face clinical study. *Dermatol Surg*. 2013;39(4):559–566.

第 14 章
光和能量源设备治疗痤疮

刘振锋　刘丽红　廖　勇　陈　桐　杨蓉娅　译

☑ 概要和关键点

- 12~24 岁的人群中大约有 85% 患有痤疮，许多患者甚至到成年还在与痤疮作斗争。
- 痤疮会给患者带来非常负面的情绪，会导致抑郁和焦虑、自我形象不佳以及持久的瘢痕。
- 很多患者很难通过规范化的痤疮治疗达到持久效果，这使激光和光成为治疗难治性患者时可以考虑的重要方式。
- 激光和基于光的设备不仅能够以更快的方式治疗痤疮，还能同时改善痤疮瘢痕。

一、引言

痤疮是美国最常见的皮肤疾病，每年有多达 5000 万美国人患病。12~24 岁人群中有 85% 患有痤疮，并且可以持续到成年。与传统痤疮治疗方法相比，激光和光设备有许多益处，包括相对于外用及口服治疗，副作用更少，降低了抗生素耐药性的风险，见效更快，最大限度地减少了瘢痕以及持续治疗的时间（表 14.1）。

治疗痤疮的激光和光源分为两大类，一类是破坏痤疮丙酸杆菌的设备，包括蓝光、红光、绿激光、黄激光和强脉冲光（IPL），另一类是直接破坏皮脂腺的设备（红外激光）。作者讨论了各种光电设备的基本原理及其在治疗痤疮中的作用，以及哪些设备在临床中被证明最有帮助。此外，作者还详细介绍了在光动力治疗中使用连续的激光和光来激活 5- 氨基酮戊酸（ALA）。

表 14.1　治疗寻常痤疮的激光和光疗法

激光和光	波长
蓝光	415 nm
红光	630 nm
脉冲染料激光（PDL）	585~595 nm
强脉冲光（IPL）	500~1200 nm
磷酸钛氧钾（KTP）激光	532 nm
Nd：YAG 激光	1064 nm
Nd：YAG 激光	1320 nm
铒玻璃激光	1540 nm
铒玻璃激光	1550 nm
其他	1726 nm

二、光动力治疗

在历史上，使用光来治疗痤疮可以追溯至 20 世纪 40 年代。不同类型的紫外线灯已被用于破坏毛囊部位的细菌和加速痤疮皮损的消退。现在使用一种更安全的光输送系统，致癌的 UVB 和 UVA 光源不再用于治疗痤疮。每个活细胞都通过内源性 ALA 合成原卟啉，包括原卟啉 IX （protoporphyrinIX，PpIX）。当 ALA 外用给药时，癌前和癌细胞以及血管和皮脂腺会产生越来越多的光活性卟啉，包含 PpIX。

光动力疗法（PDT）需要光、光敏剂和氧气。

ALA 是卟啉 – 亚铁血红素途径合成的第一个化合物产物，可内源性转化为光敏剂 PpIX。局部外用 ALA 绕过了 ALA 合酶，以及限制调控亚铁血红素生成的限速酶。由于 PBG- 脱氨酶活性的增加和铁螯合酶活性的降低，导致 PpIX 在靶组织中积累（图 14.1）。在暴露于可见光光谱（400 ~ 410 nm 和 635 nm）时，PpIX 被氧化并产生活性氧物质，破坏靶细胞（图 14.2）。痤疮丙酸杆菌可产生内源性

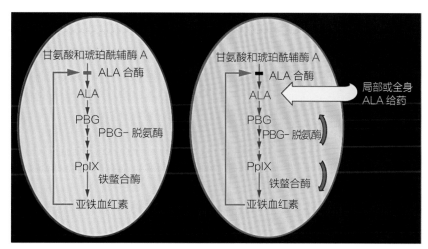

图 14.1　应用 5- 氨基酮戊酸（ALA）绕过亚铁血红素对 ALA 合酶的限速作用。在快速增殖的细胞中，PBG- 脱氨酶活性的增加和铁螯合酶活性的降低导致原卟啉 IX（PpIX）在这些组织中的高积累。

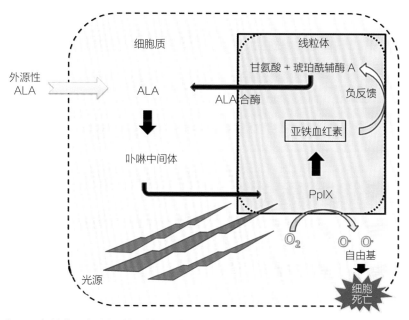

图 14.2　光动力疗法（PDT）的作用机制。外源性 5- 氨基酮戊酸（ALA）进入卟啉 – 亚铁血红素途径，并内源性转化为原卟啉 IX（PpIX）。一旦 PpIX 被适当波长的光激活，就会产生单线态氧自由基，从而破坏靶细胞 [引自：Ozog DM, Rkein AM, Fabi SG, et al. Photodynamic therapy: a clinical consensus guide. Dermatol Surg. 2016; 42（7）: 804-827.]

卟啉，包括 PpIX 和粪卟啉Ⅲ，这使其成为 PDT 的一个极好的靶点。

ALA 是最常用的光敏剂，氨基酮戊酸甲酯（MAL）是 ALA 最常见的衍生物。ALA 分子量低，可轻松穿透角质层。在美国，外用 ALA 以 20%溶液的形式出售，商品名称为 Levulan Kerastick（DUSA Pharmaceuticals，Inc.，Wilmington，MA）。自 1999 年以来，它已获得美国食品药品监督管理局（FDA）批准，配合蓝光用于治疗面部、头皮或上肢的非角化型光线性角化病（AKs）。10%ALA 凝胶制剂被设计成联合红光治疗，并以 Ameluz（Ameluz；Biofrontera，Inc.，Wakefield，MA）的商品名销售。凝胶制剂通过纳米乳化技术增强皮肤渗透性，具有更长的保质期（在冰箱中长达 12 周），并能在涂抹 3 小时后照射治疗区域。20%ALA 与赋形剂混合后的溶液超过 2 小时必须丢弃。

加入甲酯基使 MAL 更具脂溶性并增强渗透性，但必须通过胞内酶去甲基化为 ALA。在欧洲广泛使用的 MAL 已在美国停售。它曾在美国以 16.8% 乳霜剂型销售，并以 Metvixia（Galderma Laboratories，L.P.，Ft.Worth，TX）的商品名上市。

（一）预处理

有光敏性疾病、卟啉病史或对 ALA 过敏的患者禁止接受 PDT 治疗。由于使用的是可见光光谱的波长，同时使用光敏药物时不用担心。在应用 ALA 之前将皮肤脱脂可以实现药物的均匀分布。通常使用丙酮，然而由于其低闪点与皮肤侵蚀相关的疼痛，目前已用其他方法代替。Peikert 团队提出，丙酮和硫霉素在头皮化学剥脱前的脱脂能力相同。也可以使用异丙醇、肥皂、羟基 / 水杨酸清洁剂或清洁毛巾。

皮肤脱脂后可使用多种方法来破坏角质层以增加 ALA 的渗透。4 cm×4 cm 纱布用力摩擦是增加皮肤对 ALA 吸收的一个最简单且经济有效的方法。Lee 等证明了使用微磨削设备（Pepitia-C，Mattioli Engineering，Florence，Italy）后对 ALA 的吸收增加了 40~50 倍。该装置通过喷嘴喷射氧化铝晶体，可调节压力（15~25 cmHg），对角质层产生研磨作用。同样，Zhou 和 Banga 在无毛大鼠身上使用 15 英寸汞氧化铝晶体进行微磨削（Microclear Vortx System，Lasermax services，Inc.，Atlanta，GA），证明了烟酰胺（一种亲水分子）的渗透性增加，亲脂性分子的渗透性未见增加。应用 ALA 之前通过微针对皮肤进行预处理也被证明可以增加 ALA 的渗透，并不增加疼痛和红斑。作者在临床实践中发现非颗粒不锈钢振动桨（Vibraderm，Esthetica Inc，Allentown，PA）是局部应用 ALA 前去除角质层的有效方法。

（二）治疗

不同的激光和光可用来激活 PDT 中的卟啉。蓝光和红光以及 IPL（500~1200 nm）和脉冲染料激光（PDL）（585~595 nm）靶向 PpIX 的吸收峰。PpIX 的主要吸收峰在 415 nm，也称为 Soret 带，位于可见光蓝光光谱范围内（图 14.3）。在可见光红光光谱范围内 630 nm 处为 PpIX 的第二个吸收峰。505 nm、540 nm 和 580 nm 处也有较小的吸收峰。IPL 的优点是能靶向针对血管、色素甚至胶原蛋白。PDL 主要靶向氧合血红蛋白，这使其能够有效地针对红斑性炎症皮损。

Hongcharu 等在 2000 年发表了首个使用 ALA 治疗寻常痤疮的临床试验。22 名受试者接受 4 种不同类型的治疗（20%ALA + 红光治疗，单独 ALA 治疗，单独红光治疗，未治疗的对照组）。受试者按随机数字法分为两组，一组使用 Levulan Kerastick 单次治疗，另一组使用 Levulan Kerastick 治疗 4 次，治疗 3 小时后使用 550~700 nm 宽光源，总能量为 150 J/cm²。只有 ALA 联合红光治疗

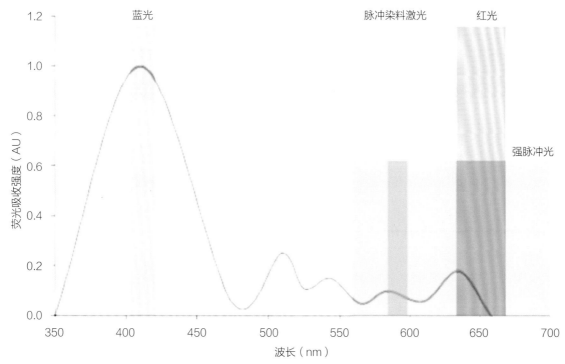

图 14.3 原卟啉 IX 吸收峰, 主要吸收峰在 415 nm 处, 也称为 Soret 带。在 505 nm、540 nm、580 nm 和 630 nm 处也有较小的吸收峰 [引自: Friedmann DP, Goldman MP, Fabi SG, Guiha I. The effect of multiple sequential light sources to activate aminolevulinic acid in the treatment of actinic keratoses: a retrospective study. J Clin Aesthet Dermatol. 2014; 7 (9): 20-25.]

组在痤疮改善方面有统计学意义, 而接受 4 次治疗组比接受单一治疗组改善更明显。活检显示单次治疗组和多次治疗组的皮脂腺大小均缩小。在多次治疗组中, 症状持续改善, 治疗后 20 周出现皮脂腺完全破坏, 细菌荧光也减弱。

自 Hongcharu 等进行首次临床试验以来, 学界进行了大量相关研究。2003 年, Gold 等对中重度痤疮患者进行了一项研究, 将 ALA 涂抹在患处并联合高强度蓝光照射 30 ~ 60 分钟, 每周 1 次, 持续 3 个月。结果显示 ALA 联合蓝光治疗组改善 60% (单独蓝光治疗组改善 43%)。Goldman 和 Boyce 使用 ALA 和蓝光治疗轻中度痤疮, 发现 ALA 联合蓝光治疗较单纯蓝光治疗改善更明显。

Gold 等在 2004 年发表了另一项研究, ALA 外敷 1 小时后用 IPL (430 ~ 1100 nm, 脉宽 35 ms, 能量密度 3 ~ 9 J/cm^2) 激活, 每周 1 次, 连续 4 周。治疗耐受性良好, 最终治疗 12 周后, 患者痤疮皮

损平均减少了 72%。Rojanamatin 和 Choawawanich 对 14 例患者进行了治疗, 其中一侧面部运用 20% ALA 溶液封闭治疗 30 分钟, 随后使用 IPL 治疗; 另一侧面部仅用 IPL 治疗。治疗 12 周后, ALA 处理侧皮损数量减少了 87.7%, 而单独 IPL (Quantum SR, ESC Medical Systems Ltd., now Lumenis, Yokneam, Israel) 治疗侧减少 67%。参数设置为: 双脉冲模式下 560 ~ 590 nm 的滤光片, 总能量密度 25 ~ 30 J/cm^2 (首个脉冲在 2.4 ~ 3.6 ms, 第二个子脉冲在 4 ~ 6 ms), 脉冲延迟时间为 20 ~ 40 ms。

Alexiades-Armenakas 证明通过长脉冲 PDL (LP PDL) 激活的 PDT 平均约治疗 2.9 次, 痤疮皮损能得到 100% 的清除, 并能维持 13 个月。

ALA 外敷 45 分钟, 随后用 LP PDL (595 nm, 7.0 ~ 7.5 J/cm^2, 10 ms 脉宽, 10 mm 光斑, 30 ms 的动态冷却喷雾, 延迟 30 ms)。在接受 ALA 联合 LP PDL 治疗的患者中, 每次治疗的清除率为 77%;

而单独使用 LP PDL 治疗的对照组中，清除率仅为 32%；在传统痤疮治疗（口服抗生素、避孕药和局部药物）的对照组中，清除率为 20%。

关于 ALA 的最佳外敷时间，Sakomoto 团队检测了在不同的时间间隔下猪耳 ALA 的蓄积。活检显示小汗腺 30 分钟出现荧光，毛囊 30 分钟出现荧光，皮脂腺在 45 ~ 75 分钟开始出现荧光。所有位点的荧光在 3 小时达到最大强度。Oh 等进行了一项半侧脸随机对照研究，比较了 30 分钟和 3 小时的 ALA 外敷时间，一侧面部应用 ALA，随后进行 IPL，对侧仅用 IPL 治疗。受试者分别在一侧面部外敷 ALA 30 分钟或 3 小时后进行 IPL 治疗，对侧面部仅进行 IPL 治疗。每月一次，3 次为一个疗程。在减少痤疮皮损方面，3 小时组与单纯 IPL 组相比，统计学上有显著性差异；30 分钟组不足以减少痤疮皮损计数。三组患者的皮脂分泌量均有所减少。较长的 ALA 外用时间并未导致副作用增加。

由于存在多个卟啉吸收峰，使用多个激光和光设备激活 ALA 可以提高 PDT 治疗痤疮的疗效。脉冲激光的峰值功率高，曝光时间短，可提高疗效并减少疼痛。Friedmann 等发表了一项回顾性综述，证明了多种连续光源在面部和（或）躯干部中、重度痤疮患者中激活 ALA 的安全性和有效性。研究发现，与单纯蓝光、蓝光 + IPL、蓝光 + PDL 相比，使用蓝光 + PDL + IPL 治疗对痤疮改善更明显，但无统计学差异。重要的是激光和光设备数量的增加并没有增加不良事件。Palm 和 Goldman 发现红光和蓝光在 MAL-PDT 治疗光老化方面同样有效。

在作者的临床实践中，在准备和皮肤脱脂后，ALA 外敷 1 小时，随后使用 PDL 单独治疗并使用 IPL 治疗面部非毛发区域。最后，患者同时接受红光和蓝光治疗。这两种光联用是因为红光穿透组织更深，蓝光可减少角质形成细胞的炎症（图 14.4）。每 4 ~ 8 周进行一次治疗，直到病灶清除（表 14.2）。值得注意的是，PDL 和 IPL 还具有改善痤疮瘢痕的额外好处。

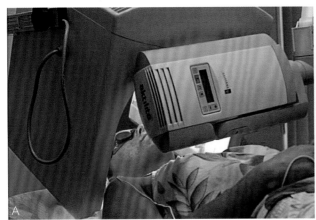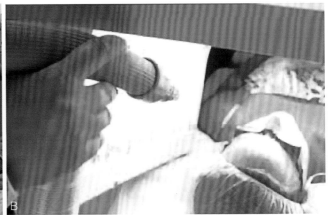

图 14.4　A. 同时接受红光和蓝光治疗；B. 冷气喷射以保持舒适（照片由 Dr.Goldman 提供）

表 14.2　光动力疗法的治疗方案

预处理	• 微磨削去除角质层，使用不锈钢非颗粒表面磨削 5 分钟（Vibraderm，Esthetica Inc.） • 酒精脱脂	
治疗	• 应用 ALA • 使用以下光源激活 ALA：	
	A 脉冲染料激光 • Cynergy 或 VBeam • 波长：595 nm • 光斑：5 ~ 7 mm • 脉冲持续时间：10 ~ 40 ms • 能量密度：5 ~ 12 J/cm² • 冷却：Cryogen（30 ~ 40 ms/20 ms；VBeam）vs. 强制冷空气（同步）2 遍，主要作为后处理	**B 强脉冲光** • Lumenis 1 或 M22，Lumenis，Inc.，San Jose，CA • 滤光片：560 nm（Fitzpatrick 皮肤分型Ⅰ ~ Ⅲ型） • 脉冲持续时间：3 ~ 5 ms，双脉冲，延迟 10 ~ 30 ms • 能量密度：15 ~ 22 J/cm² • 冷却：冷冻蓝宝石水晶（15×35 mm），冷偶联凝胶 + 强制冷空气后处理
	C 蓝光 • BLU-U，DUSA Parmaceuticals Inc.，Wimington，MA • 峰值波长：417 nm • 持续时间：16 min，40 s • 能量：10 J/cm²	**D 红光** • Aktilite CL128，Photocur Inc.，Princeton，NJ • 峰值波长：630 nm • 持续时间：8 min • 能量：37 J/cm²
	*C 和 D 通常同时进行，采用辅助强制空气冷却	
治疗后 护理	• 立即使用物理防晒霜 • 治疗区域严格防晒 24 ~ 36 小时 • 按照作者的标准方案随访 1 周	

（三）治疗后护理

患者治疗后的 36 小时内，从早到晚避免户外活动至关重要。治疗后立即使用氧化锌或二氧化钛防晒霜。应该注意的是，大多数防紫外线防晒霜（包括含有氧化锌或二氧化钛的防晒霜）除非厚涂一层，否则不会阻挡可见光。如果患者在治疗后感到麻木或刺痛，他们最有可能的原因是暴露于可见光下，通常是日光灯或穿透窗户的阳光。PDT 最常见的副作用有红斑、结痂、瘙痒和轻度水肿，通常持续 5 ~ 7 天（图 14.5 和图 14.6）。

LEVULAN（ALA 产品）

1 周的进展情况

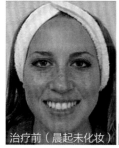
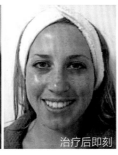
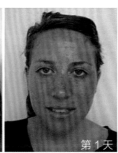
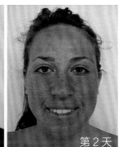
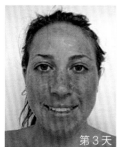
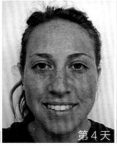
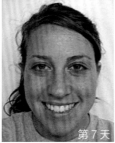
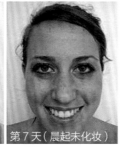

图 14.5　接受 5- 氨基酮戊酸光动力疗法（ALA-PDT）治疗痤疮后 1 周的变化（照片由 Dr. Goldman 提供）

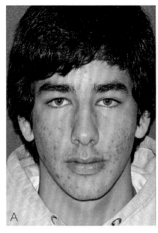
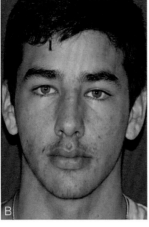

图 14.6　17 岁男性患者接受两次 PDT 治疗。ALA 外敷 1 小时，然后用脉冲染料激光，同时照射红光和蓝光。A. 治疗前；B. 间隔 1 年，第 2 次治疗后 1 年随访（照片由 Dr. Goldman 提供）

三、可见光光疗

（一）蓝光

痤疮丙酸杆菌是一种厌氧细菌，其细胞内产生大量的粪卟啉Ⅲ和原卟啉Ⅸ。这两种卟啉在吸收蓝光时都具有光敏性。蓝光疗法通过光激活细菌产生的内源性卟啉而对痤疮丙酸杆菌发挥抑菌作用。此外，蓝光还可以减少角质形成细胞的炎症反应。使用蓝光治疗的数项研究表明，其可有效治疗痤疮。Kawada 团队的一项研究探讨了高强度、窄谱、蓝光光疗对轻中度痤疮患者的疗效。在这项开放标签研究中，患者每周接受两次治疗，持续时间长达 5 周，痤疮皮损减少了64%，两名患者出现干燥症状，没有患者因不良反应而停止治疗。此外，体外研究表明蓝光照射可减少痤疮丙酸杆菌。

另一项研究对 35 名痤疮患者每周使用两次高强度蓝光治疗，持续 4 周，治疗使炎症性和非炎症性丘疹计数减少 68%，未见不良事件报告。Gold 等的一项研究评估了 25 名轻中度痤疮患者，他们被随机分配到 1% 克林霉素组和蓝光组

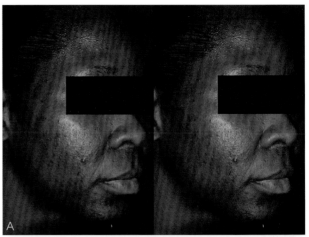
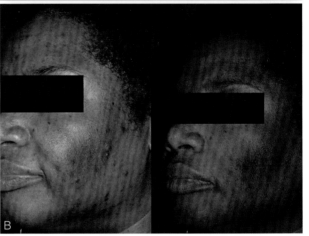

图 14.7　A. 治疗前；B. 蓝光治疗后（照片由 Dr.Goldman 提供）

（图 14.7）。蓝光疗法组的炎性寻常痤疮皮损平均减少了 34%，而局部外用 1% 克林霉素溶液组为14%。一项研究表明，每天自行应用蓝光治疗 8 周，炎症性和非炎症性皮损减少 20%～30%。

（二）单一红光

红光在激活卟啉方面效果较差，但能够穿透皮肤深层，直接作用于皮脂腺。另外，红光也有抗炎作用。Na 团队进行了一项半脸对照研究，探讨红光治疗轻中度痤疮的疗效。研究对 28 例患者每日治疗两次，每次 15 分钟，连续 8 周，结果显示治疗使炎症性和非炎症性皮损显著减少，视觉评分从3.9 降至 1.9。

（三）红光和蓝光

蓝光和红光的作用机制及穿透层次不同。数项研究表明，这两种治疗方式对痤疮具有协同作用。Papageorgiou 团队报道，同时使用红光和蓝光，每天使用共 12 周，比单纯蓝光或 5% 过氧化苯甲酰效果更显著。一项研究调查了使用 455 nm 蓝光和 630 nm 红光家用面罩的疗效，每天应用 15 分钟，持续 12 周，与面罩联合水杨酸（1%）和视黄醇（2.5%）以及过氧苯甲酰（2.5%）相比，单独使用面罩在减少炎症病变（24%）方面具有优势。

（四）强脉冲光

在数项研究中，IPL 被研究用于治疗寻常痤疮，要么作为单独的治疗选择，要么作为 PDT 的激发光源。强脉冲光治疗痤疮的作用机制有几方面，一个是对供应皮脂腺血管的热破坏作用，这与皮脂生成减少和腺体大小有关。Barakat 等在基线和 6 次 IPL 治疗后 2 周进行了组织病理学检查和皮脂腺表面积测量，结果也支持了这一点。研究显示 IPL 治疗后皮脂腺表面积显著减少。IPL 还通过下调肿瘤坏死因子 α 和上调转化生长因子 β1/smad3 信号通路发挥抗炎作用。

Chang 团队对 30 名患有轻中度痤疮的韩国女性进行了一项半脸对照、开放、前瞻性试验，发现使用 IPL 530～750 nm 痤疮滤光片治疗可改善痤疮红斑、不规则色素沉着和肤色不均，但对炎症性痤疮皮损计数没有影响。Yeung 团队在 30 名接受 IPL 治疗的中国患者身上验证了上述结果。

绝大多数对痤疮患者进行 IPL 治疗的研究显示炎症性和非炎症性皮损均减少。IPL 治疗痤疮皮损的疗效为 34%～88%，平均改善率为 40%～60%。在这些研究中，IPL 的治疗次数从 4 至 8 次不等。

四、激光治疗

（一）脉冲染料激光

脉冲染料激光（PDL）是一种波长 595 nm 的非剥脱性激光，通常用于治疗血管病变。据报道，PDL 可有效治疗炎症性痤疮皮损（图 14.8）。Seaton 等的研究揭示了 PDL 通过上调转化生长因子 β 改善炎症性痤疮的作用机制，转化生长因子 β 是一种促进炎症消退的关键免疫抑制细胞因子。该研究未发现对痤疮丙酸杆菌或皮脂腺有直接影响。在安慰剂对照试验中，41 名患有轻中度面部炎症性痤疮的成年人被随机分配到 PDL 组或安慰剂治疗组，PDL 治疗的患者显示炎症性皮损计数减少了 49%。在 Leheta 等的研究中，45 例轻度痤疮患者被随机分为三组：PDL 治疗组，每 2 周一次 PDL 治疗；外用药治疗组；25% 三氯乙酸化学剥脱组。在 12 周时，两种治疗方案之间没有统计学差异，但在随访期间，PDL 组的缓解率显著高于对照组。

Sami 团队对 45 例中重度痤疮患者分别接受 PDL、IPL 或蓝 - 红组合 LED 三种方法治疗，持续治疗直到 90% 的皮损改善。接受 PDL 治疗的患者平均需要 4 个疗程，接受 IPL 治疗的患者平均需要 6 个疗程，接受蓝 - 红光联合治疗的患者平均需要 10 个疗程。

（二）脉冲绿色激光

磷酸钛氧钾（KTP）激光是一种 532 nm 波长的激光器，过去用于治疗玫瑰痤疮和毛细血管扩张。其在治疗寻常痤疮中的应用研究很少。虽然其确切的作用机制尚不清楚，但有人推测是血管的选择性光热作用或激光对痤疮丙酸杆菌和（或）皮脂腺的光动力学效应。

Baugh 等在一项半脸对照研究中探索了 KTP

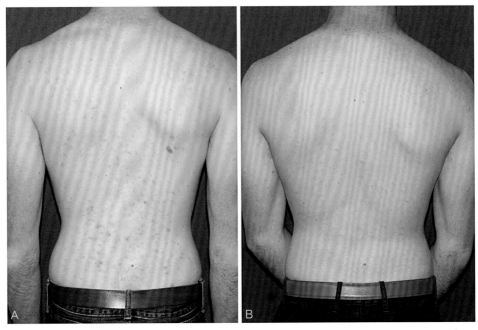

图 14.8 背部炎症性痤疮患者应用 3 次 PDL 治疗成功（照片由 Dr.Goldman 提供）

激光在半侧面部的应用。每个受试者在 2 周内接受了 4 次激光治疗。在最终治疗后的 1 周和 4 周，米凯尔森痤疮严重程度评分的初步分析显示平均分别减少了 34.9% 和 20.7%。无明显不良事件的报道。38 例患者的一侧面部接受了每周 1 次和每周 2 次的 KTP 治疗。两组患者的米凯尔森痤疮严重程度评分均有改善，但每周 1 次治疗与 2 次治疗未发现有统计学差异。

（三）1064 nm Nd：YAG 激光

1064 nm 掺钕钇铝石榴石（Nd：YAG）激光最常用于文身和脱毛、色素性皮损、面部年轻化和痤疮瘢痕，但越来越多的证据支持其用于治疗寻常痤疮。

1064 nm 波长的主要靶色基是水、血红蛋白和黑色素。激光脉冲深入真皮，引起真皮组织的弥漫性加热，包括过度活跃的皮脂腺。1064 nm Nd：YAG 激光治疗痤疮可减轻细胞炎症反应和降低炎症细胞因子白细胞介素 8（IL-8，与表皮增生相关）、基质金属蛋白酶 9（MMP -9）、Toll 样受体 -2

（TLR-2，由痤疮丙酸杆菌激活）、核因子 -κB（NF-κB）和肿瘤坏死因子 -α（TNF-α）的表达，并上调 TGF-β 的表达，从而减轻炎症，促进创面愈合和胶原新生，抑制角质形成细胞增殖。

部分论文详细介绍了 1064 nm Nd：YAG 激光对治疗 Fitzpatrick 皮肤分型 Ⅰ～Ⅵ型寻常痤疮患者有效。不同研究的激光参数不同，使用光斑大小为 6～15 mm，能量密度为 1.1～50 J/cm²，脉冲持续时间为 5 ns 至 60 ms。对肤色较深的患者使用较低的能量参数。治疗后的终点反应是在整个治疗区域出现均匀、轻度的红斑。皮肤冷却包括冷气冷却、动态冷却装置（dynamic cooling device，DCD）喷雾或冷冻蓝宝石尖端加冷超声凝胶，有助于在使用该设备时保护表皮。报告的副作用包括水肿、干燥、结痂、灼烧、炎症后色素沉着和色素减退。

1064 nm Nd：YAG 激光已被证明可使部分患者的炎症性痤疮皮损数量减少 50%～100%，而其他患者则效果改善不明显。非炎症性痤疮皮损的数量也相应减少，尽管减少的程度低于炎症性痤疮皮损（20%～75%）。

通常进行多次治疗后才会出现明显的改善，但治疗后的效果能维持数周至数年。此外，该设备还可以改善整体皮肤质地（例如毛孔大小、炎症后红斑、皮脂生成、痤疮瘢痕和肤色）。

1064 nm Nd：YAG 激光器与 PDL 设备也进行了治疗痤疮的疗效对比。一项半脸对照研究发现，585 nm/1064 nm 联合激光和 585 nm 激光在减少炎症性痤疮皮损方面没有显著差异，但前者在治疗非炎症性皮损方面明显更好。

在另一项对比 1064 nm 和 595 nm 激光治疗的半脸对照研究中，两者在减少炎症性痤疮皮损和红斑方面同样有效，但受试者更倾向于选择 1064 nm 激光，因为在操作过程中造成的不适感与不良反应更少。

（四）1320 nm Nd：YAG 激光

使用 1320 nm 波长激光治疗痤疮的研究仍有争议。1320 nm 波长穿透深度为 1.5 mm，这使其成为靶向位于真皮类似深度的皮脂腺的理论选择。然而，1320 nm 与较长波长的红外激光相比，对脂肪的吸收系数较低，散射损失显著，需要更高的能量和加热更大体积的组织才能对皮脂腺造成显著的临床损伤。

1320 nm 系统是基于 Q 开关 Nd：YAG 激光器，结合了一个制冷剂输送系统和实时温度监测，以避免表皮损伤。在一项研究中，使用该设备共进行了 3 次治疗，每次治疗间隔 3 周，使用 10 mm 的光斑和相应变化的能量密度，以保持表皮峰值温度在 40 ~ 45 ℃。在最后一次治疗后 1 周，与未治疗侧相比，激光治疗侧的粉刺略有减少（27%），但这种改善是短暂的，8 周后改变不明显。两侧在炎症性皮损计数、盲法评分或皮脂分泌方面无显著差异。患者认为在治疗侧有轻微的改善和皮肤出油减少。不良反应为少数患者出现短暂的色素沉着和水疱。虽然使用了表面麻醉，但患者仍会感到中到重度的不适感。许多患者仍然表示倾向于该激光治疗

而非传统的痤疮治疗，主要原因是便捷。

与传统的 1320 nm Nd：YAG 激光相比，点阵 1320 nm 激光具有更高的能量和更短的治疗间隔。一项对 35 例 Fitzpatrick 皮肤分型 Ⅰ ~ Ⅳ 型患者的研究显示了该激光的治疗前景，患者进行了 6 次治疗，每次间隔 2 周，结果显示炎症性和非炎症性皮损分别减少 57% 和 35%，皮脂水平降低 30%。改善效果可持续到末次治疗后 12 周。

（五）1540 nm 和 1550 nm 铒：玻璃激光

使用 1540 nm 和 1550 nm 的铒激光治疗痤疮已被证实具有良好的效果，在治疗后仅有轻微的不适感。1540 nm 和 1550 nm 的波长主要被约 400 μm 深度的真皮层和皮脂腺中的水吸收。由于表皮黑色素对该类激光的选择性吸收较低，因此被认为对深色皮肤患者是安全的。

两项对活动性痤疮患者的研究采用了闪光灯泵浦 1540 nm 铒激光，可以发射单脉冲或串脉冲。患者接受 4 次治疗，每隔 2 ~ 4 周进行一次。在第一次治疗后不久就有显著改善，并持续到痤疮皮损减少超过 70%，并且效果在末次治疗后维持 24 个月。几乎所有受试者均报告皮肤油性减少，组织学研究显示皮脂腺及毛囊皮脂腺滤泡逐渐稀疏和微小化，没有明显的表皮损伤。治疗的耐受性良好，有轻微的疼痛，不需要麻醉，这是由于使用了 4 mm 大小的光斑以及设备的接触式冷却机制。当直接在炎症性皮损处治疗时，不适感最大，可以通过在每次脉冲前有足够的冷却时间来减少不适感。

1540 nm 和 1550 nm 的非剥脱性点阵激光已知可以改善痤疮瘢痕，并证实对活动性痤疮有效。当使用 1540 nm 设备进行 4 次治疗，每次治疗间隔 4 周（每次治疗包括 3 次全面部处理，光斑直径 10 mm，密度 100 微束 /cm²，能量 50 ~ 60 mJ / 微束，脉宽 10 ms），大多数患者痤疮改善了

50% ~ 100%。负责治疗的皮肤科医生和一名盲法观察员报告了类似的结果。皮脂腺分泌、毛孔大小和瘢痕皆有明显改善。使用 1550 nm 非剥脱性点阵激光的研究表明，在治疗后 2 年内，痤疮皮损减少了约 75%，相关病理学检测证实皮脂腺萎缩。

五、粒子辅助激光治疗

选择性地将外源性靶色基输送至毛囊皮脂腺单位可提高激光治疗痤疮的有效性。一种在 800 nm 处具有强烈光吸收的镀金二氧化硅微粒的悬浮液被用于这一目的。关于这些微粒的研究表明在治疗后 28 周，痤疮皮损的数量减少了 61%。镀金微粒足够小，可以穿透毛囊漏斗部，但又大到足以阻止金微粒非选择性扩散通过角质层。它们可以通过按摩、振动或超声波来传递。然后将皮肤暴露于 800 nm 半导体激光脉冲下，每隔 1 ~ 2 周进行一次治疗，共进行 3 次。显微镜评估显示，热损伤对皮脂腺和毛囊漏斗有优先选择，平均深度 470 μm（最大深度 1430 μm），而周围的真皮和表皮被保留。该治疗的耐受性良好，报告的疼痛评分较低。不良反应包括短暂的红斑和水肿，但没有观察到水疱、烧伤、瘢痕、文身或全身反应。皮肤和内脏器官的金浓度仍低于既定的安全阈值，并在治疗后不久恢复到基线水平。

2019 年的一篇综述报告称，一种局部银光粒子化合物与 810 nm 和 1064 nm 激光联合使用的两项试验获得了与金微粒相似的疗效，但未能达到主要疗效终点。开发金和银纳米粒子的两家公司目前都已经倒闭。作者认为早期研究结果是积极的，通过增加粒子进入毛囊的渗透来提高疗效是必要的。这些研究目前已经停止。

前文讨论过的红外波长是针对水并造成非特异性的皮肤损伤，但专门针对皮脂腺的激光目前正在研究中。皮脂在约 1720 nm 处有一个相对吸收峰。在这个波长下，激光诱导的皮脂吸收热量是水的两倍，对脂肪的吸收系数至少是 1320 nm、1450 nm、1540 nm 激光的 10 倍。接近 1720 nm 的激光可以选择性地靶向位于皮肤表面以下 2 mm 的富含脂质的皮脂腺。

正在开发的一种设备是 1726 nm 光纤激光器，它使用多脉冲策略，允许皮脂腺逐渐加热（Accure Laser，Boulder，CO）。空气冷却系统和使用热成像的实时温度监测可以防止达到危险的表皮温度。治疗后 24 ~ 72 小时，在治疗区域出现延迟性红色丘疹，这似乎表明了与皮脂腺破坏相关的成功的临床终点。这些丘疹在 1 周内消失，无明显后遗症。1720 nm 激光的早期研究显示组织学上的皮脂腺坏死，周围真皮、表皮和其他毛囊结构得以保存。这种选择性损伤与痤疮皮损计数的显著减少有关，患者不但满意度高，而且仅有中度不适。在撰写本文时，这些初步研究的结果即将发表。

📖 小结

在许多研究中，激光和光疗已被证明是治疗寻常痤疮的一种安全和有效的选择。遗憾的是，这些治疗都没有被政府医保或商业保险批准进行报销，因此患者不得不承担激光或光治疗痤疮的费用。作者建议，对标准痤疮治疗方法无效或希望快速获得治疗效果的患者使用激光和光联合光敏剂治疗，其具有更少的全身性副作用，降低了抗生素耐药性的风险，可以快速和长期治疗痤疮，同时改善瘢痕。

扩展阅读

Alexiades-Armenakas M. Long-pulsed dye laser-mediated photodynamic therapy combined with topical therapy for mild to severe comedonal, inflammatory, or cystic acne. *J Drugs Dermatol.* 2006;5(1):45–55.

Ali MM, Porter RM, Gonzalez ML. Intense pulsed light enhances transforming growth factor beta1/S mad3 signaling in acne-prone skin. *J Cosmetic Dermatology.* 2013;12(3):195–203.

Angel S, Boineau D, Dahan S, Mordon S. Treatment of active acne with an Er:glass (1.54 μm) laser: A 2-year follow-up study. *J Cosmetic Laser Ther*. 2006;8(4):171–176.

Ashkenazi H, Malik Z, Harth Y, Nitzan Y. Eradication of *Propionibacterium acnes* by its endogenic porphyrins after illumination with high intensity blue light. *FEMS Immunology & Med Microbiology*. 2003;35(1):17–24.

Bakus AD, Yaghmai D, Massa MC, Garden BC, Garden JM. Sustained benefit after treatment of acne vulgaris using only a novel combination of long-pulsed and Q-switched 1064-nm Nd:YAG lasers. *Dermatologic Surg*. 2018;44(11):1402–1410.

Barakat MT, Moftah NH, El Khayyat MA, Abdelhakim ZA. Significant reduction of inflammation and sebaceous glands size in acne vulgaris lesions after intense pulsed light treatment. *Dermatologic Ther*. 2017;30(1):e12418.

Baugh WP, Kucaba WD. Nonablative phototherapy for acne vulgaris using the KTP 532 nm laser. *Dermatologic Surg*. 2005;31(10):1290–1296.

Bogle MA, Dover JS, Arndt KA, Mordon S. Evaluation of the 1,540-nm erbium:glass laser in the treatment of inflammatory facial acne. *Dermatologic Surg*. 2007;33(7):810–817.

Bolton JZ-LL, Goldman MP. *Atrophic Scar Management. The scar book: formation, mitigation, rehabilitation, and prevention*. Philadelphia: Wolters Kluwer; 2017:388.

Chalermsuwiwattanakan N, Rojhirunsakool S, Kamanamool N, Kanokrungsee S, Udompataikul M. The comparative study of efficacy between 1064-nm long-pulsed Nd:YAG laser and 595-nm pulsed dye laser for the treatment of acne vulgaris. *J Cosmetic Dermatology*. 2021;20(7):2108–2115.

Chang SE, Ahn SJ, Rhee DY, et al. Treatment of facial acne papules and pustules in Korean patients using an intense pulsed light device equipped with a 530-to 750-nm filter. *Dermatologic Surg*. 2007;33(6):676–679.

Choi Y, Suh H, Yoon M, Min S, Lee D, Suh D. Intense pulsed light vs. pulsed-dye laser in the treatment of facial acne: a randomized split-face trial. *J Eur Acad Dermatology Venereology*. 2010;24(7):773–780.

Dahan S, Lagarde JM, Turlier V, Courrech L, Mordon S. Treatment of neck lines and forehead rhytids with a nonablative 1540-nm Er:glass laser: a controlled clinical study combined with the measurement of the thickness and the mechanical properties of the skin. *Dermatologic Surg*. 2004;30(6):872–880.

De Leeuw J, Van Der Beek N, Bjerring P, Martino Neumann H. Photodynamic therapy of acne vulgaris using 5-aminolevulinic acid 0.5% liposomal spray and intense pulsed light in combination with topical keratolytic agents. *J Eur Acad Dermatology Venereology*. 2010;24(4):460–469.

Deng H, Yuan D-F, Yan C-L, Ding X-A. Fractional 1320 nm Nd: YAG laser in the treatment of acne vulgaris: a pilot study. *Photodermatology, Photoimmunology & Photomed*. 2009;25(5):278–279.

Friedmann DP, Goldman MP, Fabi SG, Guiha I. A retrospective study of multiple sequential light and laser sources to activate aminolevulinic acid in the treatment of acne vulgaris. *Skinmed*. 2017;15(2):105–111.

Ganceviciene R, Meskauskas R, Berzanskyte A. Treatment of acne vulgaris with 1064 nm Nd: YAG laser. *J Laser Health Acad*. 2015;15:2–5.

Gold M. The utilization of ALA-PDT and a new photoclearing device for the treatment of severe inflammatory acne vulgaris—results of an initial clinical trial. *J Lasers Surg Med*. 2003;15(suppl):46.

Gold MH. Therapeutic and aesthetic uses of photodynamic therapy part two of a five-part series: lasers and light treatments for acne vulgaris promising therapies. *J Clin Aesthet Dermatol*. 2008;1(3):28–34.

Gold MH, Andriessen A, Biron J, Andriessen H. Clinical efficacy of self-applied blue light therapy for mild-to-moderate facial acne. *J Clin Aesthetic Dermatology*. 2009;2(3):44.

Gold MH, Bradshaw VL, Boring MM, Bridges TM, Biron JA, Carter LN. The use of a novel intense pulsed light and heat source and ALA-PDT in the treatment of moderate to severe inflammatory acne vulgaris. *J Drugs Dermatol*. 2004;3(6 suppl):S15–S19.

Gold MH, Rao J, Goldman MP, et al. A multicenter clinical evaluation of the treatment of mild to moderate inflammatory acne vulgaris of the face with visible blue light in comparison to topical 1% clindamycin antibiotic solution. *J Drugs Dermatology: JDD*. 2005;4(1):64–70.

Goldman MP, Boyce SM. A single-center study of aminolevulinic acid and 417 NM photodynamic therapy in the treatment of moderate to severe acne vulgaris. *J Drugs Dermatol*. 2003;2(4):393–396.

Hong JS, Jung JY, Yoon JY, Suh DH. Acne treatment by methyl aminolevulinate photodynamic therapy with red light vs. intense pulsed light. *Int J Dermatology*. 2013;52(5):614–619.

https://www.aad.org/media/stats-numbers. Accessed March 15, 2021.

https://www.accessdata.fda.gov/drugsatfda_docs/label/2016/208081s000lbl.pdf. Accessed February 14, 2021.

https://www.levulanhcp.com/assets/pdf/levulan-prescribing-information.pdf. Accessed February 14, 2021.

https://www.levulanhcp.com. Accessed February 7, 2021.

https://www.myvibraderm.com/light-microscopy/. Accessed February 20, 2021.

Hongcharu W, Taylor CR, Chang Y, Aghassi D, Suthamjariya K, Anderson RR. Topical ALA-photodynamic therapy for the treatment of acne vulgaris. *J Invest Dermatol*. 2000;115(2):183–192.

Isarría MJ, Cornejo P, Muñoz E, Royo de la Torre J, Moraga JM. Evaluation of clinical improvement in acne scars and active acne in patients treated with the 1540-nm non-ablative fractional laser. *J Drugs Dermatol*. 2011;10(8):907–912.

Jung JY, Choi YS, Yoon MY, Min SU, Suh DH. Comparison of a pulsed dye laser and a combined 585/1,064-nm laser in the treatment of acne vulgaris. *Dermatologic Surg*. 2009;35(8):1181–1187.

Jung JY, Hong JS, Ahn CH, Yoon JY, Kwon HH, Suh DH. Prospective randomized controlled clinical and histopathological study of acne vulgaris treated with dual mode of quasi-long pulse and Q-switched 1064-nm Nd:YAG laser assisted with a topically applied carbon suspension. *J Am Acad Dermatology*. 2012;66(4):626–633.

Kalisiak MS, Rao J. Photodynamic therapy for actinic keratoses. *Dermatol Clin*. 2007;25(1):15–23.

Kawada A, Aragane Y, Kameyama H, Sangen Y, Tezuka T. Acne phototherapy with a high-intensity, enhanced, narrow-band, blue light source: an open study and in vitro investigation. *J dermatological Sci*. 2002;30(2):129–135.

Kawana S, Tachihara R, Kato T, Omi T. Effect of smooth pulsed light at 400 to 700 and 870 to 1,200 nm for acne vulgaris in Asian skin. *Dermatologic Surg*. 2010;36(1):52–57.

Kennedy JC, Pottier RH. Endogenous protoporphyrin IX, a clinically useful photosensitizer for photodynamic therapy. *J Photochem Photobiol B*. 1992;14(4):275–292.

Lee G-S. Inflammatory acne in the Asian skin type III treated with a square pulse, time resolved spectral distribution IPL system: a preliminary study. *Laser Ther*. 2012;21(2):105–111.

Lee WJ, Jung HJ, Kim JY, Lee SJ, Kim DW. Effect of photodynamic therapy on inflammatory acne using 3% liposomal 5-aminolevulinic acid emulsion and intense-pulsed light: a pilot study. *J Dermatology*. 2012;39(8):728.

Lee WR, Tsai RY, Fang CL, Liu CJ, Hu CH, Fang JY. Microdermabrasion as a novel tool to enhance drug delivery via the skin: an animal study. *Dermatol Surg*. 2006;32(8):1013–1022.

Leheta TM. Role of the 585-nm pulsed dye laser in the treatment of acne in comparison with other topical therapeutic modalities. *J Cosmetic Laser Ther*. 2009;11(2):118–124.

Liu Y, Zeng W, Hu D, et al. The long-term effect of 1550 nm erbium:glass fractional laser in acne vulgaris. *Lasers Med Sci*. 2016;31(3):453–457.

Mei X, Shi W, Piao Y. Effectiveness of photodynamic therapy with topical 5-aminolevulinic acid and intense pulsed light in Chinese acne vulgaris patients. *Photodermatol Photoimmunol Photomed*. 2013;29(2):90–96.

Mikolajewska P, Donnelly RF, Garland MJ, et al. Microneedle pre-treatment of human skin improves 5-aminolevulininc acid (ALA)- and 5-aminolevulinic acid methyl ester (MAL)-induced PpIX production for topical photodynamic therapy without increase in pain or erythema. *Pharm Res*. 2010;27(10):2213–2220.

Mohanan S, Parveen B, Annie Malathy P, Gomathi N. Use of intense pulse light for acne vulgaris in Indian skin—a case series. *Int J dermatology*. 2012;51(4):473–476.

Moneib H, Tawfik AA, Youssef SS, Fawzy MM. Randomized split-face controlled study to evaluate 1550-nm fractionated erbium glass laser for treatment of acne vulgaris—an image analysis evaluation. *Dermatologic Surg*. 2014;40(11):1191–1200.

Na JI, Suh DH. Red light phototherapy alone is effective for acne vulgaris: randomized, single-blinded clinical trial. *Dermatologic Surg*. 2007;33(10):1228–1233.

Nestor MS, Swenson N, Macri A, Manway M, Paparone P. Efficacy and tolerability of a combined 445nm and 630nm over-the-counter light therapy mask with and without topical salicylic acid versus topical benzoyl peroxide for the treatment of mild-to-moderate acne vulgaris. *J Clin Aesthetic Dermatology*. 2016;9(3):25.

Nestor MS, Swenson N, Macri A. Physical modalities (devices) in the management of acne. *Dermatologic Clin*. 2016;34(2):215–223.

Oh SH, Ryu DJ, Han EC, Lee KH, Lee JH. At comparative study of topical 5-aminolevulinic acid incubation times in photodynamic therapy with intense pulsed light for the treatment of inflammatory acne. *Dermatologic Surg*. 2009;35(12):1918–1926.

Orringer JS, Kang S, Maier L, et al. A randomized, controlled, split-face clinical trial of 1320-nm Nd:YAG laser therapy in the treatment of acne vulgaris. *J Am Acad Dermatology*. 2007;56(3):432–438.

Ozog DM, Rkein AM, Fabi SG, et al. Photodynamic therapy: a clinical consensus guide. *Dermatol Surg*. 2016;42(7):804–827.

Palm MD, Goldman MP. Safety and efficacy comparison of blue versus red light sources for photodynamic therapy using methyl aminolevulinate in photodamaged skin. *J Drugs Dermatol*. 2011;10(1):53–60.

Papageorgiou P, Katsambas A, Chu A. Phototherapy with blue (415 nm) and red (660 nm) light in the treatment of acne vulgaris. *Br J Dermatology*. 2000;142(5):973–978.

Peikert JM, Krywonis NA, Rest EB, Zachary CB. The efficacy of various degreasing agents used in trichloroacetic acid peels. *J Dermatol Surg Oncol*. 1994;20(11):724–728.

Rojanamatin J, Choawawanich P. Treatment of inflammatory facial acne vulgaris with intense pulsed light and short contact of topical 5-aminolevulinic acid: a pilot study. *Dermatologic Surg*. 2006;32(8):991–997.

Ross EV. Optical treatments for acne. *Dermatologic Ther*. 2005;18(3):253–266.

Sakamoto FH, Tannous Z, Doukas AG, et al. Porphyrin distribution after topical aminolevulinic acid in a novel porcine model of sebaceous skin. *Lasers Surg Med*. 2009;41(2):154–160.

Sami NA, Attia AT, Badawi AM. Phototherapy in the treatment of acne vulgaris. *J drugs dermatology: JDD*. 2008;7(7):627–632.

Seaton E, Charakida A, Mouser P, Grace I, Clement R, Chu A. Pulsed-dye laser treatment for inflammatory acne vulgaris: randomised controlled trial. *Lancet*. 2003;362(9393):1347–1352.

Seaton E, Mouser P, Charakida A, Alam S, Seldon P, Chu A. Investigation of the mechanism of action of nonablative pulsed-dye laser therapy in photorejuvenation and inflammatory acne vulgaris. *Br J Dermatology*. 2006;155(4):748–755.

Shaaban D, Abdel-Samad Z, El-Khalawany M. Photodynamic therapy with intralesional 5-aminolevulinic acid and intense pulsed light versus intense pulsed light alone in the treatment of acne vulgaris: a comparative study. *Dermatologic Ther*. 2012;25(1):86–91.

Shalita AR, Harth Y, Elman M, et al. Acne phototherapy using UV-free high-intensity narrow-band blue light: a three-center clinical study. Paper presented at: Lasers in Surgery: Advanced Characterization, Therapeutics, and Systems XI2001.

Shnitkind E, Yaping E, Geen S, Shalita AR, Lee W-L. Anti-inflammatory properties of narrow-band blue light. *J Drugs Dermatology: JDD*. 2006;5(7):605–610.

Taub AF. A comparison of intense pulsed light, combination radiofrequency and intense pulsed light, and blue light in photodynamic therapy for acne vulgaris. *J Drugs Dermatology*. 2007;6(10):1010.

Taub AF. Photodynamic therapy in dermatology: history and horizons. *J Drugs Dermatol*. 2004;3(1 suppl):S8–S25.

Taylor M, Porter R, Gonzalez M. Intense pulsed light may improve inflammatory acne through TNF-α down-regulation. *J Cosmetic Laser Ther*. 2014;16(2):96–103.

Wang SQ, Counters JT, Flor ME, Zelickson BD. Treatment of inflammatory facial acne with the 1,450 nm diode laser alone versus microdermabrasion plus the 1,450 nm laser: a randomized, split-face trial: TREATMENT OF INFLAMMATORY FACIAL ACNE. *Dermatologic Surg*. 2006;32(2):249–255.

Wanitphakdeedecha R, Tanzi EL, Alster TS. Photopneumatic therapy for the treatment of acne. *J drugs dermatology: JDD*. 2009;8(3):239.

Yeung CK, Shek SY, Bjerring P, Yu CS, Kono T, Chan HH. A comparative study of intense pulsed light alone and its combination with photodynamic therapy for the treatment of facial acne in Asian skin. *Lasers Surg Med: Off J Am Soc Laser Medicine Surg*. 2007;39(1):1–6.

Yeung CK, Shek SY, Yu CS, Kono T, Chan HH. Liposome-encapsulated 0.5% 5-aminolevulinic acid with intense pulsed light for the treatment of inflammatory facial acne: a pilot study. *Dermatologic Surg*. 2011;37(4):450–459.

Yilmaz O, Senturk N, Yuksel EP, et al. Evaluation of 532-nm KTP laser treatment efficacy on acne vulgaris with once and twice weekly applications. *J Cosmetic Laser Ther*. 2011;13(6):303–307.

Zhou Y, Banga AK. Enhanced delivery of cosmeceuticals by microdermabrasion. *J Cosmet Dermatol*. 2011;10(3):179–184.

第 15 章
激光和光电治疗的并发症及法律事项

刘丽红　廖　勇　刘媛媛　陈　桐　杨蓉娅　译

📝 概要和关键点

- 皮肤科中各种能量源设备的并发症和预防方法。
- 法律和专业维度的考虑，包括知情同意的定义，以及采取法律行动时知情同意的价值。
- 违背皮肤科医生医疗专业职责的数据。
- 过失行为和由此产生的法律后果。

一、引言

随着适应证和患者群体的扩大，能量源设备的应用一直在稳步增长。此类设备包括激光（基于波长靶向皮肤中各种色基的激光器）、射频和光疗设备，以及各种身体塑形技术，如冷冻溶脂和电磁肌肉刺激。

过去 30 年，我们对这些设备相关的潜在并发症的了解更为深入，通过采取限制不良反应和并发症的保障措施，使技术更加安全。遗憾的是，尽管我们尽了最大努力，不良事件仍然是医疗行业的现实。本章将讨论一些能量源设备的相关并发症，并概述医疗事故索赔和诉讼的法律要点。

二、知情同意

我们从知情同意开始，因为这为预期疗效和与任何治疗相关的潜在不良反应奠定了基础。我们的目的始终是避免不良事件，而当这些事件发生时，如果事先对患者进行过教育，患者就能更好地接受这些事件，尤其当这些不良事件可逆时，患者会有更高的满意度。在手术前讨论潜在的并发症，不仅可以在并发症发生时保持良好的医患关系，还可以为患者提供在特定条件或在给定时间间隔内进行治疗的理论依据。例如，患者可能更倾向于接受更少的次数和更高的能量来治疗病变。解释这种做法的潜在缺点如瘢痕或色素改变，无论是否最终造成了不良反应，都会增加患者的满意度。

知情同意应符合一定的最低标准。医师获得患者的同意，以确认患者有能力接受治疗，而患者必须了解治疗措施的有关情况、影响和未来的结果。

美国医学协会在同意书中概述了以下要求：诊断、干预的性质与目的、风险与益处、替代方案与其带来的风险与益处，以及不接受或接受治疗的风险和益处。不同地区在法律法规中对知情同意都有各自的定义。

知情同意可以是口头的，也可以是书面的。虽然在一些地区可能不要求书面同意书，但严谨的文件可以提供可靠的辩护，考虑到如果原告证明未获得知情同意，医疗事故案件就可能会败诉。重要的是，患者通常在手术前感到困惑或不知所措。阅读书面同意书能够为患者提供更多的机会和时间来了解信息，以便做出更确定的选择。

三、预防

初始评估包括准确识别患者对美容的主要关注点，这可能与医生感知到的不同。除了患者报告的遗传因素，根据患者的易晒伤史和易晒黑史，来确定 Fitzpatrick 皮肤分型比通过视觉来评估皮肤颜色更准确。了解患者对疗效、治疗时间和休工期方面的预期也很重要。应谨慎评估基础疾病，尤其是可能造成瘀斑、感染、过敏和影响愈合的疾病。其他考虑因素包括可能受到射频和电磁能装置影响的植入式装置和金属。应询问吸烟、饮酒及其他药物的使用情况，以及受日晒影响的职业和日常活动，以及进行术后护理的可行性。

既往手术史至关重要，因为它可以深入了解手术固有的潜在结果、麻醉过敏、血管迷走神经反应和术后护理。既往手术也可能改变患者的解剖结构，从而影响治疗计划。

四、并发症

能量源设备的并发症包括与麻醉、消毒剂、瘀斑、感染、瘢痕、神经损伤、色素改变和干扰植入式装置相关的并发症。

皮肤科医生进行的所有操作几乎都是在局部麻醉下完成的，少数情况下会使用镇静剂。麻醉药过敏包括 I 型超敏反应（荨麻疹、血管性水肿、过敏反应）或 IV 型过敏反应（迟发型超敏反应如接触性皮炎）。对利多卡因（酰胺类麻醉药）过敏较罕见，大多数情况下可以从患者能回忆起的手术史中辨认出来。大多数利多卡因过敏实际上是对麻醉药中的其他成分如防腐剂过敏。酯类麻醉药过敏反应更为常见。一些患者对局部麻醉药中的肾上腺素有反应，表现为心悸、心动过速和震颤，特别是当剂量较大或无意中注入血管时，可能导致患者认为他们对利多卡因"过敏"。将肾上腺素稀释到 1 ∶ 20 万

可以减轻症状，通常无须特殊治疗。

接触性皮炎通常在接触乳胶、皮肤清洁剂、黏合剂或局部抗生素后 1~7 天发生。乳胶过敏可表现为迟发型超敏反应或速发型反应。消毒剂用于微创手术前，如射频辅助吸脂术或皮肤紧致术。氯己定和碘伏很少引起过敏性接触性皮炎（0.5% 氯己定和 0.4% 碘伏）。术后局部应用抗生素如新霉素和杆菌肽可能是最常见的致敏因素。新霉素过敏的发生率为 2.5%~11.6%，杆菌肽过敏的发生率为 7.9%~8.7%。

血管性激光经常会造成瘀斑。虽然这一不良反应在大多数情况下可自行消退，但含铁血黄素沉积可能导致不良后果。从保守参数开始进行光斑测试可减少这种情况的发生。患者如服用易造成瘀斑的非处方药物（如维生素 E、鱼油、大蒜素等），应在进行此类操作前停止服用。口服山金车能减少除皱术后患者的瘀斑，但激光治疗后外用山金车不能提供保护。

剥脱性激光可显著破坏表皮屏障，易导致潜在的感染，通常发生在手术后 4~7 天。可向患者提供详细的伤口护理和清洁指导来降低风险，并询问疱疹史或当前存在的感染（如呼吸道感染或尿路感染）。对于有口唇疱疹病史的患者，建议在面部治疗时预防性使用抗病毒药物。

如果电信号被错误地感知为心脏停搏，电外科手术可诱发除颤器放电。与电干燥术和电灼术相比，电凝术是最安全的选择。一项针对 166 名 Mohs 外科医生的调查研究表明，71% 使用短脉冲，61% 使用最小功率，外科操作并发症的发生率为 0.8 例 /100 年。

能量源设备可能导致暂时性或永久性神经损伤，后者极为罕见。使用射频或超声治疗颏下区或面部时，应注意避开下颌缘神经。患者在手术后数小时内可因麻醉而出现短暂功能障碍，或在随后的数周至数月内因热损伤和炎症损伤而出现神经顿抑。

　　瘢痕之所以可怕源于其不可逆转。增生性瘢痕和瘢痕疙瘩可在剥脱性激光或射频热灼伤后发生。询问面部瘢痕疙瘩病史和仔细检查有助于指导风险管控。瘢痕疙瘩在深色皮肤类型中较常见，在非裔美国人和西班牙裔人群中的发生率分别为4.5% ~ 16%。胸部、肩部、上臂、下颌和耳垂等解剖部位的风险更大。

　　色素改变通常为暂时性的，但也可以是永久性的。在使用以黑色素为靶基的激光、血管性激光、剥脱性激光以及强脉冲光时，肤色较深的患者（Fitzpatrick Ⅲ ~ Ⅵ型）应格外小心。局部使用类固醇和积极防晒可减轻炎症后色素改变。向患者提供此类风险的咨询极为重要，因为这会促使他们坚持做好防晒（图 15.1 ~ 15.8）。

　　用于脂肪成形术和皮肤紧致的射频装置包括射频微针和皮下射频，可干扰心脏起搏器并导致致命

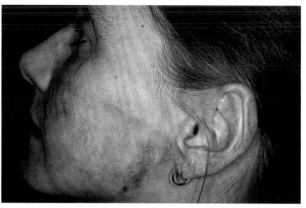

图 15.3　萎缩性瘢痕

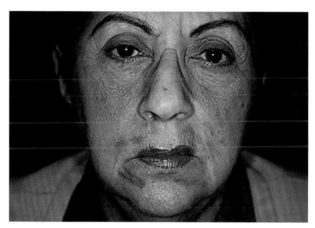

图 15.4　强脉冲光（IPL）导致的瘢痕

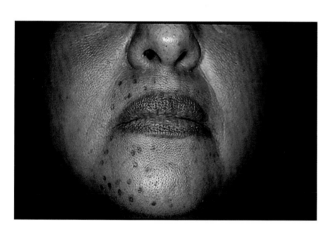

图 15.1　萎缩和色素沉着

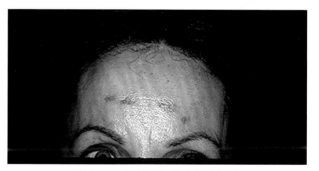

图 15.5　萎缩、红斑和色素沉着

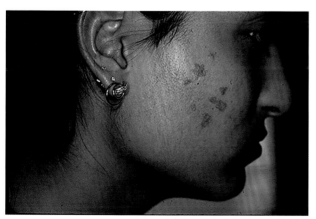

图 15.2　深色皮肤应用 532 nm 激光后出现色素沉着

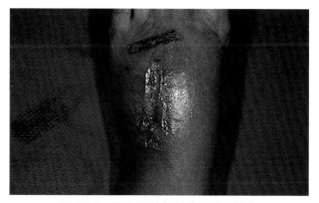

图 15.6　强脉冲光（IPL）导致的灼伤

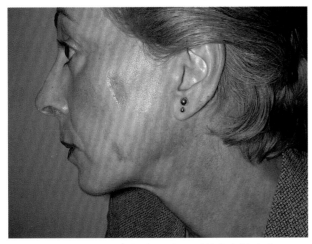

图 15.7 强脉冲光（IPL）导致的永久性瘢痕

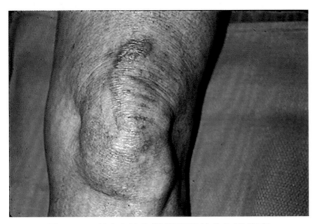

图 15.8 Nd：YAG 激光导致的永久性瘢痕

后果。高强度聚焦电磁（HIFEM）用于刺激肌肉收缩和肥厚，也应避免在有植入式装置的区域使用。在覆盖金属植入物的区域进行治疗也可能导致内脏器官损伤。

冷冻溶脂术通过冷冻温度诱导脂肪细胞凋亡，从而适度改善脂肪堆积区域。然而，也有反常性脂肪增生的报道，术前应告知患者。如出现这种情况，吸脂术是首选的治疗方法。

五、皮肤科医生的医疗专业职责

对美国医师保险协会登记系统进行的一项研究发现，239 756 起已了结的索赔案件中有 2704 起（1.1%）涉及皮肤科医生。其中 28.7% 的赔款平均

约为 137 538 美元。操作不当是最常见的指控，其次是误诊。

另一项对 1991—2015 年同一数据库中的 90 743 份索赔案件的研究显示，1.2% 的索赔案件不利于皮肤科医生。全职执业医师和个体执业医师比机构和联合诊所更容易被起诉，但该研究未针对每组就诊的患者数量进行评估。大多数针对皮肤科医生的索赔案件（67.8%）被撤回、驳回或放弃。从 2006—2015 年，利于被告的判决是利于原告判决的 7 倍。与手术有关的错误是最常见的索赔原因（$n=305$），其中 102 项得到赔付。皮肤手术是最常见的索赔原因，而色素障碍是最常见的不良结果。

另一项涉及 40 916 名医生和 233 738 名医生年的研究发现，皮肤科是最不可能被起诉的学科之一（次于儿科、精神科和家庭医学科），皮肤科的平均赔偿金额最低（117 832 美元）。

一项 1985—2012 年期间与皮肤激光手术相关的法律诉讼国家数据库研究确定了 174 例激光手术继发损伤的案例。诉讼报告的发生率随着时间的推移而增加，在 2010 年达到峰值。最常见的诉讼是激光脱毛。重要的是，非医生操作者占了很大比例，他们的主管医师被列为被告。未获得知情同意是最常见的可预防的原因。半数案件的判决有利于原告，平均赔偿金额为 380 719 美元。

一项对法律数据库（包括公开的联邦和州法院记录）的回顾性分析鉴定了涉及头颈部激光手术的案例。在 34 个案件中有 19 个（56%）判定被告的赔偿金额中位数为 15 万美元。皮肤年轻化、痤疮瘢痕、脱毛和血管病变是最常见的诉讼内容。

通过对 1991—2015 年 LexisNexus 数据库中剥脱性激光医疗事故案例的分析，发现有 42 起索赔。所称的损伤包括瘢痕（55%）、色素异常（14%）和感染（9.5%）。在判决有利于原告的案件中，未能获得知情同意是最常见的过失类型。

与其他专业相比，皮肤科医生面临索赔的可能性较小。皮肤科医生占内科医生的 1.4%，0.7% 的

索赔针对皮肤科医生。此外，大约 2% 的真正过失行为导致医疗事故索赔，但 17% 的医疗事故索赔由真正的过失造成。在 Mohs 外科医生的调查中，提起的诉讼包括手术部位错误（*n*=6）、功能结果（*n*=6）、术后结果（*n*=5）、美容结果（*n*=5）、肿瘤复发（*n*=5）、知情同意不当（*n*=3）、延迟诊断（*n*=2）、误诊（*n*=1）和其他（*n*=7）。

2006 年的一项研究调查了 2004 年执业的皮肤科医生，显示各州的医疗保险费用有很大差异。被美国医疗保险协会宣布为"危机州"的地区，其保费明显高于那些"目前状况良好"的地区。有些地区的非经济损失赔偿上限为 25 万美元，而在没有这项法案的地区保费更高。超过 10% 的时间用于美容治疗或超过 30% 用于非美容手术的皮肤科医生的保费更高。虽然保费远低于风险较高的专业，但保费增长率与其他专业相当。

六、法律后果

并发症可能会导致法律诉讼，也可能不会导致法律诉讼。过失诉讼的四大要素包括：职责、违反职责、原因和损害。成功的索赔要求满足这四个要素。皮肤科医生的职责是按照医疗标准执行操作。关于医疗标准中未规定的具体做法，应由该领域的专家和评审团的最终观点来界定。在针对皮肤科医生的案件中，后者应具有该领域专家通常拥有的知识和技能，并在类似场景和类似情况下应用这些技能治疗患者。如果评审团认为皮肤科医生治疗不当导致对患者的损害，医生则应承担相应的法律责任；相反，如果评审团认为被告作证的专家的证词，则符合医疗标准。因此，医疗标准通常是基于专家医师的证词。皮肤科医生被期望以一个客观标准的合理方式进行操作，而未必是最佳方式。例如，如果两种治疗皮肤病变的方法被认为是合理的，其中一种在疗效

和不良反应维度优于另一种，只要该领域的专家认为其合理，皮肤科医生就不会因为选择较差的方法而被认为低于医疗标准。最后，在许多司法管辖区，如果皮肤科医师在进行专业判断之前采取了恰当的治疗，那么由于"判断错误"而导致的不利结果，其本身并不违反医疗标准。

在特定的案件中，医疗标准的证据来源于与某一主题相关的法律、法规、医学指南、同行评审的出版物和教科书。医疗标准通常被认为是国家标准，尽管在某些情况下，各州之间可能存在差异。医疗标准是在类似医疗领域的大多数医生所遵循的做法，期望专家遵循这一现实。如果专家的实践方式与大多数人不同，那么他们将很难解释这种偏差。

医疗标准通常由专家证人阐明，其依据基于以下几点：①证人的个人执业行为；和（或）②在其经历中观察到他人的执业行为；和（或）③医学文献；和（或）④法规和（或）立法规则；和（或）⑤以定义明确的方式讨论主题的课程。

因此，由于医疗行业、法律体系和公众之间的差异，医疗标准通常是一个不断演变的概念。在特殊情况下，在国家指南或同行评审的出版物中对特定皮肤疾病的医疗标准有明确的概述和定义，但即使在这种情况下，这些指南也是一般性建议，医生可以（通常应该）根据自己的最佳判断进行个性化治疗。

美国皮肤病学会和美国皮肤外科学会等专业学会做出了大量努力，制定了针对各种疾病的标准治疗指南。这些指南可以提供关于什么是医疗标准的权威声明，并且当这些指南被作为证据提供时，法院将有几种选择。按照指南行事的皮肤科医生以及那些能够证明自己遵守了专业习惯的医生可同等程度免责。然而，如果指南未必与现行医疗实践相一致，那么将指南作为专业习惯的证据就存在问题。一个被广泛接受的临床标准可能是适当治疗的假定证据，但仍然需要专家证词来引入该标准并确定其

来源和相关性。

指南通常附有免责声明，从而削弱了其在诉讼中的辩护效力。美国医学协会建议，指南不应取代医生的自主判断。因此，这些指南不能被视为决定性的。

原告通常使用他们自己的专家，而非医生专家来定义医疗标准。虽然原告专家也可以参考临床实践指南，但医生的过失可以通过其他方式确立，包括：①审查医生被告的专家证人；②被告承认他或她有过失；③原告的证词，在极少数情况下，原告是有资格评价医生行为的医学专家；④对一般常识，外行也能理解过失情况，无须专家协助。

任何针对皮肤科医生给定的医疗事故诉讼理由往往很难预测其结果。然而，对上述原则的清晰理解将减少医生因过失而败诉的风险。

扩展阅读

Alonso D, Lazarus MC, Baumann L. Effects of topical arnica gel on post-laser treatment bruises. *Dermatol Surg.* 2002;28(8):686–688.

Aremu SK, Alabi BS, Segun-Busari S. The role of informed consent in risks recall in otorhinolaryngology surgeries: verbal (nonintervention) vs written (intervention) summaries of risks. *Am J Otolaryngol.* 2011;32(6):485–489.

Bendewald MJ, Farmer SA, Davis MD. Patch testing with natural rubber latex: the Mayo Clinic experience. *Dermatitis.* 2010;21(6):311–316.

Berman B, Flores F. The treatment of hypertrophic scars and keloids. *Eur J Dermatol.* 1998;8(8):591–595.

Bolognia J, Jorizzo JL, Rapini RP, et al, eds. *Dermatology.* 2nd ed. London: Mosby Elsevier; 2008.

El-Gamal HM, Dufresne RG, Saddler K. Electrosurgery, pacemakers and ICDs: a survey of precautions and complications experienced by cutaneous surgeons. *Dermatol Surg.* 2011;27(4):385–390.

Engel E, Livingston EH. Solving the medical malpractice crisis: use a clear and convincing evidence standard. *Arch Surg.* 2010;145(3):296–300.

Jalian HR, Jalian CA, Avram MM. Common causes of injury and legal action in laser surgery. *JAMA Dermatol.* 149(2):188–193.

Jena AB, Seabury S, Lakdawalla D, Chandra A. Malpractice risk according to physician specialty. *N Engl J Med.* 2011;365:629–636.

Juckett G, Hartman-Adams H. Management of keloids and hypertrophic scars. *Am Fam Physician.* 2009;80(3):253–260. 2009.

Kornmehl H, Singh S, Adler BL, Wolf AE, Bochner DA, Armstrong AW. Characteristics of medical liability claims against dermatologists from 1991 through 2015. *JAMA Dermatol.* 2018;154(2):160–166.

Lachapelle JM. Allergic contact dermatitis from povidone-iodine: a re-evaluation study. *Contact Dermatitis.* 2005;52(1):9–10.

Liippo J, Kousa P, Lammintausta K. The relevance of chlorhexidine contact allergy. *Contact Dermatitis.* 2011;64(4):229–234.

Lim KS, Kam PC. Chlorhexidine—pharmacology and clinical applications. *Anaesth Intensive Care.* 2008;36(4):502–512.

Moshell AN, Parikh PD, Oetgen WJ. Characteristics of medical professional liability claims against dermatologists: data from 2704 closed claims in a voluntary registry. *J Am Acad Dermatol.* 2012;66(1):78–85.

Perlis CS, Campbell RM, Perlis RH, Malik M, Dufresne RG Jr. Incidence of and risk factors for medical malpractice lawsuits among Mohs surgeons. *Dermatol Surg.* 2006;32(1):79–83.

Pierce RR, Martell DW. Ablative lasers: 24 years of medical malpractice cases in the United States. *Dermatol Surg.* 2018;44(5):730–731.

Resneck JS Jr. Trends in malpractice premiums for dermatologists: results of a national survey. *Arch Dermatol.* 2006;142(3):337–340.

Seeley BM, Denton AB, Ahn MS, Maas CS. Effect of homeopathic Arnica montana on bruising in face-lifts: results of a randomized, double-blind, placebo-controlled clinical trial. *Arch Facial Plast Surg.* 2006;8(1):54–59.

Sheth VM, Weitzul S. Postoperative topical antimicrobial use. *Dermatitis.* 2008;19(4):181–189.

Svider PF, Carron MA, Zuliani GF, Eloy JA, Setzen M, Folbe AJ. Lasers and losers in the eyes of the law: liability for head and neck procedures. *JAMA Facial Plast Surg.* 2014;16(4):277–283.

Yerra L, Reddy PC. Effects of electromagnetic interference on implanted cardiac devices and their management. *Cardiol Rev.* 2007;15(6):304–309.

专业词汇中英文对照
（按汉语拼音顺序排列）

Civatte 皮肤异色病　poikiloderma of Civatte
Fitzpatrick 皮肤分型　Fitzpatrick skin type
Hori 痣　Hori nevus
Klippel-Trénaunay 综合征　Klippel-Trénaunay syndrome，KTS
Koebner 现象（同形反应）　Koebner phenomenon
Q 开关 Nd:YAG 激光　Q-switched Nd:YAG laser
Q 开关翠绿宝石激光　Q-switched alexandrite laser
Q 开关红宝石激光　Q-switched ruby laser

A
5- 氨基酮戊酸　5-aminolevulinic acid, ALA
氨基酮戊酸甲酯　methyl aminolevulinic acid, MAL

B
瘢痕疙瘩　keloid
瘢痕形成　scarring
半导体激光　diode laser
鲍恩病　Bowen's disease
贝克痣　Becker nevus
表皮病变　epidermal lesion
表皮色素沉着　epidermal pigmentation
表现出 Koebner（同形反应）现象的皮肤病
　dermatologic diseases that exhibit Koebner phenomenon
波长　wavelength
剥脱性激光　ablative laser
剥脱性激光换肤术　ablative laser skin resurfacing
剥脱性点阵激光　ablative fractionated laser
卟啉 IX　porphyrin IX, PpIX
不切实际的患者期望值　unrealistic patient expectations

C
彩色文身　multi-colored tattoos
参数　parameters
长脉冲半导体激光　long-pulsed diode laser
长脉冲红宝石激光　long-pulsed ruby laser
长脉冲 Nd:YAG 激光　long-pulsed Nd:YAG laser
长脉冲染料激光　long-pulsed dye laser
长期疗效　long-term efficacy
超声辅助吸脂　ultrasound-assisted liposuction, UAL

超声设备　ultrasound devices
持久性红斑　prolonged erythema
唇部黑色素斑　labial melanotic macules
唇疱疹　orolabial herpes
翠绿宝石激光　alexandrite laser
痤疮瘢痕　acne scars
痤疮暴发　acne outbreaks
痤疮样皮损　acneiform eruptions

D
单纯疱疹病毒　herpes simplex virus, HSV
单极　monopolar
单极射频设备　monopolar radiofrequency devices
等离子体换肤系统　plasma resurfacing systems
低能量光疗　low-level light therapy, LLLT
点阵剥脱技术　fractional ablative technology
点阵非剥脱性激光　fractional nonablative laser
点阵光热作用　fractional photothermolysis, FP
点阵激光换肤术　fractional laser resurfacing
点阵皮秒激光　fractional picosecond laser
点阵微创双极射频　fractional minimally invasive bipolar radiofrequency
点阵微针射频　fractional microneedle radiofrequency，FMRF
电磁肌肉刺激　electromagnetic muscle stimulation，EMMS
电磁频谱　electromagnetic spectrum
多毛症　hirsutism

E
铒：玻璃激光　erbium: glass laser
铒钇铝石榴石激光　erbium: yttrium-aluminum-garnet（Er:YAG）laser
二氧化碳激光　carbon dioxide laser

F
发光二极管　light-emitting diode, LED
发色团 / 色基　chromophore
反黑　paradoxical darkening
非剥脱性点阵光热作用　nonablative fractional

photothermolysis, NAFR

非剥脱性激光　nonablative laser

非手术身体塑形　nonsurgical body contouring

肥胖　obesity

副作用　side effects

G

高强度聚焦超声　high-intensity focused ultrasound, HIFU

功率　power

汞合金文身　amalgam tattoo

光斑大小　spot size

光电协同　electro-optical synergy, ELOS

光动力疗法　photodynamic therapy, PDT

光老化　photoaging

光敏剂　photosensitizers

光谱移动　spectral shift

光热作用　photothermolysis

光线性唇炎　actinic cheilitis, AC

光线性角化病　actinic keratoses, AK

光子　photons

H

褐黑素　pheomelanin

黑色丘疹性皮肤病　dermatosis papulosa nigra, DPN

黑色素　melanin

黑素细胞痣　melanocytic nevi

红斑　erythema

红宝石激光　ruby laser

红蓝光　red and blue light

红色文身　red tattoo

红外光设备　infrared light devices

化学剥脱术　chemical peeling

患者评估和选择　patient evaluation and selection

患者评估和预期管理　patient evaluation and expectation management

黄褐斑　melasma

黄色文身　yellow tattoo

混合激光　hybird laser

活动性感染　active infection

J

肌肉调节和塑形　muscle toning and contouring

基底细胞癌　basal cell carcinoma, BCC

激光　laser

激光安全性　laser safety

激光辅助吸脂　laser-assisted liposuction, LAL

激光换肤术　laser resurfacing

激光剂量　laser dosimetry

激光脱毛　laser hair removal, LHR

家用脱毛设备　home-use devices for hair removal

甲基黄嘌呤　methylxanthines

睑外翻　ectropion

胶原蛋白重塑　collagen remodeling

角化病　keratoses

角化棘皮瘤　keratoacanthoma, KA

金属植入物　metal implants

紧肤　skin tightening

颈部皮肤色素异常　neck dyspigmentation

近红外激光　near-infrared laser

静脉湖　venous lakes

静脉畸形　venous malformations

局限性淋巴管瘤　lymphangioma circumscriptum

K

咖啡牛奶斑　café au lait macules, CALMs

可见光　visible light

可见光光疗　visible light phototherapy

口唇黑子　labial melanotic macules

溃疡　ulceration

L

蓝光　blue light

蓝痣　blue nevus

冷冻溶脂　cryolipolysis

冷却　cooling

利多卡因中毒　lidocaine toxicity

粒子辅助激光治疗　particle-assisted laser treatment

连续波　continous wave, CW

良性色素性病变　benign pigmentated lesion

临床终点　clinical endpoint

淋巴管瘤　lymphangioma

磷酸钛钾盐　potassium-titanyl-phospate, KTP

鳞状细胞癌　squamous cell carcinoma, SCC

流行病学　epidemiology

漏斗部　infundibulum

M

脉冲持续时间　pulse duration time

脉冲绿色激光　pulsed green laser

脉冲染料激光　pulsed dye laser, PDL

脉宽　pulse width

毛发再生　hair regrowth

毛发周期　hair cycle

毛囊　hair follicle

毛囊炎　folliculitis

毛细血管扩张　telangiectasia

玫瑰痤疮　rosacea

美容文身　cosmetic tattoo

蒙古斑　Mongolian spots

糜烂　erosions

米诺环素　minocycline

N

能量密度　fluence

脓疱疮　impetigo

钕：钇铝石榴石（Nd:YAG）激光　neodymium:yttrium-aluminum-garnet (Nd:YAG) laser

O

欧姆定律　Ohm's law

P

皮肤年轻化　skin rejuvenation

皮肤移植物　skin grafts

皮秒激光　picosecond laser, ps

皮下分离术　subcision

皮下微创射频　subdermal minimally invasive radiofrequency

皮炎　dermatitis

皮脂腺增生　sebaceous hyperplasia

Q

强聚焦超声　intense focused ultrasound, IFU

强脉冲光　intense pulsed light, IPL

毳毛　vellus

全域激光换肤　full field laser resurfacing

雀斑　freckles

R

热弛豫时间　thermal relaxation time, TRT

热损伤时间　thermal damage time, TDT

热致胶原重塑　thermal collagen remodeling

日光性黑子　solar lentigines

S

色基　chromophore

色素沉着　hyperpigmentation

色素减退　hypopigmentation

色素性皮损　pigmented lesions

射频　radiofrequency, RF

射频微针　radiofrequency microneedling

深层化学剥脱　deep chemical peel

深层激光换肤术　deep laser resurfacing

深肤色个体的局部换肤治疗　reginonal resurfacing in darker-skinned individuals

神经毒素　neurotoxins

神经肌肉电刺激　neuromuscular electrical stimulation, NMES

双极射频装置　bipolar radiofrequency devices

水疱形成　blister formation

T

太田痣　nevus of Ota

疼痛管理　pain control

体外冲击波疗法　extracorporeal shock wave therapy

填充剂　fillers

脱毛　hair removal

脱毛膏　depilatory creams

W

外用霜剂　topical creams

外用维 A 酸类　topical retinoids

微等离子射频　microplasma radiofrequency

微小热损伤区　microscopic thermal zone, MTZ

微针　microneedle

萎缩纹　striae

文身　tattoo

文身去除　tattoo removal

文身肉芽肿　tattoo granulomas

文身色素　tattoo pigments

物理治疗　physical manipulation

X

吸脂术　liposuction

峡部　isthmus

先天性真皮黑素细胞增多症　congenital dermal melanocytosis

先天性痣　congenital nevi

鲜红斑痣　port-wine stain, PWS

氙气闪光灯激光　xenon flash lamp laser

休止期　telogen

选择性光热作用　selective photothermolysis, SP

血管角化瘤　angiokeratomas

血管瘤　angioma

血管性病变　vascular lesions

血管激光　vascular laser

血红蛋白光吸收　hemoglobin optical absorption

寻常痤疮　acne vulgaris

Y

药物诱发的色素沉着　drug-induced hyperpigmentation

炎症后色素沉着　postinflammatory hyperpigmentation, PIH

衍射透镜阵列　diffractive lens array, DLA

腋窝多汗症　axillary hyperhidrosis

伊藤痣　nevus of Ito

钇 - 钪 - 镓 - 石榴石（YSGG）全域激光　yttrium-scandium-gallium-garnet(YSGG) full field laser

婴儿血管瘤　hemangioma infantile

樱桃状血管瘤　cherry angiomas

硬化性苔藓　lichen sclerosus

有色皮肤　ethnic skin

预期临床终点　expected clinical end point

Z

增生　hypertrichosis

窄谱紫外光　narrow band ultraviolet

粘连　synechia

真表皮病变　dermoepidermal lesion

真黑素　eumelanin

真空辅助双极射频　vacuum-assisted bipolar radiofrequency

真皮乳头　dermal papilla

真皮色素沉着　dermal pigmentation

脂肪乳头　papillae adipose

脂肪特异性激光　fat-specific laser

脂肪团　cellulite

脂溢性角化病　seborrheic keratoses

知情同意　informed consent

中红外激光　mid-infrared laser

终毛　terminal hair

皱纹和胶原刺激　rhytids and collagen stimulation

注射溶脂　injectable lipolysis

准分子激光　excimer laser

紫外线暴露　ultraviolet (UV) exposure

组织损伤　tissue destruction

组织相互作用　tissue interactions